医学信息检索与利用

主　编◎张　容
副主编◎冉　黎　丘　琦　李勇文　胡　臻
编　委◎伍　利　张沁兰　曾满江　吴丽娟
杨　莉　夏　莹　吕茜倩　姜冠兰
汤承蒙　张　甜　黄　玙　刘　娟
沈　博

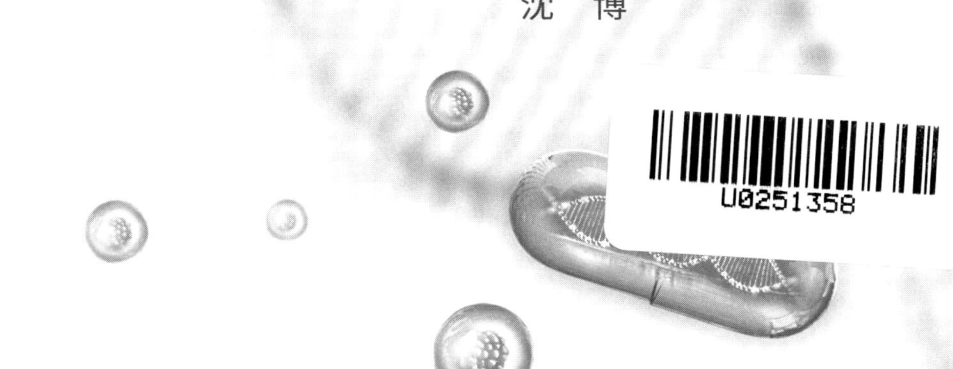

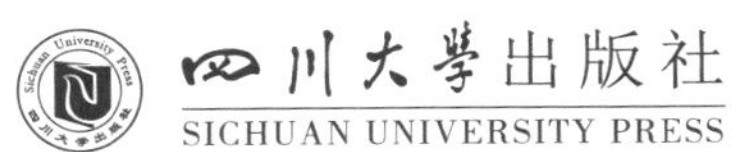

图书在版编目（CIP）数据

医学信息检索与利用 / 张容主编. — 成都 : 四川大学出版社, 2023.6（2025.1 重印）

ISBN 978-7-5690-6129-1

Ⅰ. ①医… Ⅱ. ①张… Ⅲ. ①医学信息—信息检索②医学信息—信息利用 Ⅳ. ① R-058

中国国家版本馆 CIP 数据核字（2023）第 086755 号

书　　名：医学信息检索与利用
　　　　　Yixue Xinxi Jiansuo yu Liyong

主　　编：张　容

选题策划：梁　平
责任编辑：梁　平
责任校对：傅　奕
装帧设计：裴菊红
责任印制：王　炜

出版发行：四川大学出版社有限责任公司
　　　　　地址：成都市一环路南一段 24 号（610065）
　　　　　电话：（028）85408311（发行部）、85400276（总编室）
　　　　　电子邮箱：scupress@vip.163.com
　　　　　网址：https://press.scu.edu.cn
印前制作：四川胜翔数码印务设计有限公司
印刷装订：成都金阳印务有限责任公司

成品尺寸：185mm×260mm
印　　张：19
字　　数：463 千字

版　　次：2023 年 7 月 第 1 版
印　　次：2025 年 1 月 第 2 次印刷
定　　价：59.00 元

扫码获取数字资源

四川大学出版社
微信公众号

前言

信息素养是全球信息化进程中人们必备的素养之一，也是大学生未来在信息社会获得良好发展的基本条件。2015年，联合国教科文组织发布的《教育2030行动框架》对信息素养提出了专门要求。2015年，美国大学和研究型图书馆协会（ACRL）向全球公开发布的《高等教育信息素养框架》为高校信息素养教育提供了新指南。2018年，教育部发布《教育信息化2.0行动计划》，提出信息素养全面提升行动。2020年，教育部发布《中国教育监测与评价统计指标体系（2020年版）》，首次将“学生信息素养达标率”纳入其中。

面临现代医学的迅速发展和医学模式的转变，医学生不仅需要扎实过硬的专业知识和坚定的职业操守，也必须具有敏锐的信息意识、娴熟的信息能力和良好的信息道德，凭借信息素养快速获取新的医学知识与技术，不断优化自身知识结构，适应社会服务的需要与科学研究的要求。

“医学信息检索与利用”主要面向高等医学院校学生，是一门关于如何查询、获取和利用医学信息的工具性课程，旨在培养医学生的信息素养和独立学习的能力。当学生初入医学院校时，面对海量信息资源，他们对于如何快速有效地找到自己所需要的知识往往束手无策。本书就是他们开启知识宝库的金钥匙，是他们提升信息素养的帮手。

本教材以原国家教委1992年5月印发的《文献检索课教学基本要求》等为基本指导，结合现代信息技术发展趋势以及《全球医学教育最低基本要求》对医学生的信息能力要求，强调以下编写原则：以“实用、够用”为原则，以医学院校学生的自主学习和临床医疗信息需求为出发点设计内容体系，内容深浅、详略得当；注重学生自主学习、协同学习和协同科研能力的培养；基础知识和检索技能相结合，以提升检索技能为主；便于医学信息检索课程教学的实施，既是课堂教材，也是自主学习和开展科研活动的重要参考工具书；根据不同的专业和学历层次可对内容进行灵活调整；注重培养学生的综合信息素质；适应信息技术飞速发展的客观实际，内容体系具有前瞻性。

本教材共十章。第一章概述信息素养和文献信息资源，信息检索原理、技术与策略；第二章讲解如何利用图书馆资源与服务；第三章主要讲解各类网络医学信息资源和搜索引擎等；第四至八章分别介绍中文医学文献检索工具、外文医学文献检索工具、引文检索与科研评价、专类文献检索以及循证医学资源检索；第九章主要内容为综合检索及各学科的检索案例分析；第十章主要内容为医学文献管理与利用。

张容设计本教材内容体系架构，完成60%以上内容的编写，并对全书进行统稿。李勇文、胡臻、刘娟编写第一章，胡臻、刘娟编写第二章，张容、曾满江、冉黎编写第三章，张沁兰、伍利、夏莹、张容编写第四章，冉黎、张容、张沁兰、黄玙编写第五章，张容、吕茜倩、姜冠兰编写第六章，吴丽娟、杨莉、汤承蒙编写第七章，冉黎、张容编写第八章，丘琦、张容、吕茜倩、吴丽娟编写第九章，丘琦、张容、姜冠兰编写第十章。

本教材在编写过程中得到了王伦安的大力支持。四川大学出版社为该教材的编审、出版提供了帮助。在此向各位参编人员、被引文献作者、被引网站等表示衷心感谢！

信息检索领域日新月异，囿于编者的学识与水平，书中难免有疏漏及不足之处，敬请各位专家学者和读者批评指正！

张　容

目　录

第一章　概论

第一节　医学教育与信息素养

一、信息素养的概念与内涵

信息素养（Information Literacy）是人们能够判断确定何时需要信息，并能够对信息进行检索、评价和有效利用的能力。信息素养包括信息意识、信息能力和信息伦理三方面。

信息意识指人的信息敏感程度，是人们从信息角度对自然界和社会的各种现象、行为、理论观点等的理解、感受和评价。通俗地讲，面对不懂的东西，能积极主动地去寻找答案，并知道到哪里、用什么方法去寻求答案，这就是信息意识。信息时代处处蕴藏着各种信息，能否很好地利用现有信息资料是人们信息意识强不强的重要体现。使用信息技术解决工作和生活中问题的意识是信息素养教育中最重要的一点。

信息能力是指能够有效地获取、加工和利用信息的能力，包括信息系统的基本操作能力，信息的采集、传输、加工处理和应用的能力，以及对信息系统与信息进行评价的能力等。这也是信息时代重要的生存能力。身处信息时代，如果只是具有强烈的信息意识和丰富的信息常识，而不具备较高的信息能力，还是无法有效地利用各种信息工具去搜集、获取、传递、加工、处理有价值的信息，不能提高学习效率和质量，无法适应信息时代对未来医务工作者的要求。信息能力是信息素质诸要素中的核心，医学生必须具备较强的信息能力，否则难以在信息社会中生存和健康发展。

信息伦理是指个人在信息活动中的道德情操，能够合法、合情、合理地利用信息解决个人和社会所关心的问题，使信息产生合理的价值。要使学生具有正确的信息伦理道德修养，应让学生学会对媒体信息进行判断和选择，自觉地选择对学习、生活有用的内容，自觉抵制不健康的内容，不组织和参与非法活动，不利用计算机网络从事危害他人信息系统和网络安全、侵犯他人合法权益的活动。

二、医学文献检索课程与信息素养

彼德·F. 德鲁克在《后资本主义社会》中说：知识的生产力大小会成为国家、产业、企业竞争地位的决定因素。[①] 也就是说，在现代信息数字化时代，生存的基本技能是终身学习的技能，即具有较强的信息发现、吸收、创新能力，信息素质的提高成为信息社会的根本。信息素质的提高既包含个体的提高也包含群体的提高。在知识经济时代，学习观念所发生的这种根本改变对学校教育提出了更高的要求，也对个人的学习提出了挑战。要有效解决信息总量剧增与个人学习能力有限之间的矛盾，信息数量激增与信息质量无保证之间的矛盾，网络共享的公平和开放原则与信息壁垒、数字鸿沟之间的矛盾，必须依靠人们信息素养的提高。

信息素养的提高不是一蹴而就的事情，必须接受专业的教育和经过专门的训练才能实现。英国作家、批评家塞缪尔·约翰逊（Samuel Johnson）曾将知识分成两类：一类是我们要掌握的学科知识，另一类是要知道在哪儿可以找到有关知识的信息。对信息素养的培养起始于我们对于“知道在哪儿可以找到有关知识的信息”能力的培养，即检索能力的培养。开设医学文献检索课程的目的就在于在适当的时候将适当的信息传递给适当的人，让读者“知道在哪儿可以找到有关知识的信息”，同时讲述检索方法与技巧，帮助读者循序渐进地培养自己发现、吸收、整理、评价与重组信息的能力。

对于医学生而言，在校学习期间不可能学到将来工作中所需的全部知识，因此，最重要的是培养独立获取知识的能力。文献检索就是培养医学生这种能力的一门重要课程。通过学习掌握文献检索的基本知识和方法，医学生不仅能在浩瀚的知识海洋里准确、迅速、全面、系统地找到所需要的文献资料，而且能掌握自我学习的方法和技术，提高终身学习的能力。这对于医学生增强信息意识和形成合理的知识结构、提高文化素养和专业本领，都具有深远的意义。

三、医学生信息素养能力标准

1999 年 6 月 9 日，受美国纽约中华医学基金会（简称 CMB）资助，国际医学教育组织（Institute for International Medical Education，简称 IME）在纽约成立，其主要工作是在定义“全球医学教育最基本要求”（Global Minimum Essential Requirements Medical Education，简称 GMER）方面发挥领导作用，使在任何国家培养的医生都能达到在医学知识、技能、职业态度、行为和价值观等方面的最基本要求。

国际医学教育组织将“最基本要求”归纳为 7 个领域和具体的 60 条标准。其中第 6 大项为“信息管理”能力，指出医疗实践和卫生系统的管理有赖于有效的源源不断的知识和信息，计算机和通信技术的进步对教育和信息的分析和管理提供了有效的工具和手段，使用计算机系统有助于从文献中寻找信息，分析病人的资料，因此，毕业生必须了解信息技术和知识的用途和局限性，并能够在解决医疗问题和决策中合理应用这些技术。本项设 5 条标准：从不同的数据库和数据源中检索、收集、组织和分析有关卫生和生物医学信息；从临床医学数据库中检索特定病人的信息；运用信息和通信技术帮助诊断、治疗和预防，以及对健康状况的调查和监控；懂得信息技术的运用及其局限性；保存医疗工作的记录，以便进行分析和改进。

---

① 彼得·F. 德鲁克. 后资本主义社会 [M]. 傅振焜，译. 北京：东方出版社，2009：155.

2000年由美国大学与研究图书馆协会（ACRL）通过的《美国高等教育信息素养能力标准》（*Information Literacy Competency Standards for Higher Education*）是世界上影响最大的信息素养标准，为全球高等教育提供了讨论信息素养的概念框架，被世界各国广泛采纳使用。该标准描述了具备较高信息素养的个体应具备的能力，包括5个指标，并更进一步细分为22个能力指标，具有很强的可操作性。标准的引言部分介绍了信息素养的概念并阐述了信息素养与信息技术、高等教育、标准利用以及评估之间的关系。

《美国高等教育信息素养能力标准》的5个大指标分别为：有信息素养的学生有能力决定所需信息的性质和范围；有信息素养的学生可有效地获取所需信息；有信息素养的学生能评价信息及其来源，并能把所选择的信息与原有的知识背景和评价系统结合起来；有信息素养的学生无论是个体还是团队的一员，都能有效利用信息实现特定的目标；有信息素养的学生懂得有关信息技术的使用所产生的经济、法律和社会问题，并能合理合法地获取信息。

我国教育部、卫生部于2008年9月印发了《本科医学教育标准：临床医学专业（试行)》。在基本要求中，对医学生的信息素养提出了明确要求。在思想道德与职业素质目标部分，提出了“树立终身学习观念，认识到持续自我完善的重要性，不断追求卓越”的信息素养要求；在技能目标部分，提出了“运用循证医学的原理，针对临床问题进行查证、用证的初步能力”“结合临床实际，能够独立利用图书资料和现代信息技术研究医学问题及获取新知识与相关信息”“具有自主学习和终身学习的能力”等信息素养要求。

在当今信息社会，以计算机和网络为核心的信息技术已逐渐渗透到社会的各个层面，深刻地影响和改变着人们的生活，信息和信息技术日益成为社会各个领域中最活跃、最具有决定意义的因素。医药卫生人才结构需求的重大变革对传统的高等医学教育标准和医学生信息素养提出了新的挑战。信息素养作为一种获取、评价和利用信息资源解决问题的能力，也是临床医疗工作的必要条件和医务人员的必备素质。对于医学生与医务工作者而言，信息素养不仅指平时必须具备的关于信息方面的一般观念、意识、知识与技能，还包括在从事医疗工作中所具备的信息处理技能，对信息进行筛选、鉴别和利用的能力，以及进行医学科学研究所应具备的获取、分析、利用信息的综合能力。

第二节　文献信息资源的类型与特点

一、文献信息资源类型的划分

1. 按载体划分

（1）书写型。

该类型一般以纸张或竹简为载体，由人工抄写而成，如手稿、书法作品、医生写的病案记录、各种原始记录和档案等。

（2）印刷型。

该类型是指以纸张为载体印刷而成的文献，目前仍是出版物的主要形式，也是馆藏文献的主要类型，如图书、期刊、特种文献等。

（3）缩微型。

该类型以感光材料为载体，用摄影的方法把文献记录在胶卷或胶片上，如缩微胶卷、缩微平片等。

（4）视听型。

该类型即视听资料或声像资料，包括唱片、录音带、录像带、电影片、幻灯片等。这种文献直接记录声音和图像，如心脏病变的杂音、外科手术过程，可给人以具体的视觉形象和听觉感受，犹如身临其境。

（5）机读型。

该类型是指以数字化技术将文献贮存在磁带、磁盘、磁鼓或光盘上，通过计算机阅读的文献。这种文献的存储容量大，检索速度快，使用方便，特别是在文献检索和全文存储方面显示出优越性，如电子图书、电子期刊、文献数据库等。

2. 按出版形式划分

（1）图书。

图书是现代印刷出版物中最常见的一种，内容广泛，通常系统地论述一个专题，是掌握一门学科的基本资料。在每一种正式出版的图书的版权页或其他明显部位都有一个由13位（2007年1月1日前为10位）数字或字母组成的国际标准书号（ISBN），这是一种国际通用的出版物代码，代表某种特定图书的某一版本，具有唯一性和专指性，读者可借此通过某些文献信息系统查询某种特定图书。图书根据其内容、作用可分为一般性图书和工具书。

①一般性图书。

一般性图书是图书馆的主要藏书之一，其共性是全面、系统地论述某一方面或专题内容。常见的图书有：

A. 教科书及其教学参考书（Textbook），反映本学科的基本知识，是教学的基本用书，内容比报刊成熟、定型。

B. 图谱（Atlas），是学习有关学科知识重要的参考书，如《正常人体解剖学图谱》。

C. 专著（Monograph），内容精、深，专业性强，往往是科学研究某一课题的总结或某一领域的历史发展、成果内容的集合。

D. 著作集或选集（Selection），是为纪念某名人或著名科学家出版的其生平所著的论文或记录其科学成就的文献。

E. 丛书（Series），是成套的图书，按专题分册单独出版或成套发行。

②工具书（Reference Book）。

工具书是广泛收集某一范围的知识或资料，并按特定体例或方式编排，能提供资料或资料线索而不是供系统阅读的图书。其特点是内容广泛、信息量大、概括性强、可信度高、便于检索。工具书主要有：

A. 字典、词典（Dictionary），是主要用于解释字的形、音、义，事物及术语的工具书，如《汉语大词典》《实用医学词典》等。

B. 百科全书（Encyclopedia），是综合性工具书，通过收集自然科学、社会科学、科学史以及名人传记等而成。按学科分册，一般卷册数多，从几册到上百册，如《中国大百科全书》《中国医学百科全书》等。

C. 年鉴（Yearbook），是概括评述一年中某学科或分支学科资料的参考书，每年出版一次，如《中国百科年鉴》《中国卫生年鉴》等。

D. 手册（Handbook），是汇编某一学科专业的基础知识、基本资料或数据供读者查阅用的工具书。如诊疗手册，内容包括常见病诊断和治疗原则、临床检验正常数值、常规操作方法等。

E. 指南（Guide），为一般性工具书，有参考图表、科技数据、工作方法、步骤、过程等。

F. 目录（Bibliography），又称书目，是以文献的自然出版形式为单位来记录文献，只供检索，主要报道实用的文献或收藏文献的情况，如《全国总书目》《科技新书目》等。

（2）期刊。

期刊是定期或不定期的连续出版物，有固定的刊名和出版形式，有年、卷、期号。期刊具有内容新颖、出版周期短、刊载论文速度快、品种多、涉及面广等特点，能及时反映科技水平、科研动态，是科技情报的主要来源。核心期刊指的是刊载与某一学科（或专业）有关的信息较多且水平较高、能够反映该学科最新成果和前沿动态、受到该专业读者特别关心的那些期刊。同图书的 ISBN 号一样，每种期刊均有一个由 8 位数字组成的国际标准连续出版物号（ISSN），ISSN 同样具有唯一性和专指性，因而成为读者查询某种刊物的一个检索途径。期刊种类众多，主要有：

①专业期刊/杂志（Journal）。

专业期刊/杂志是专业性、综合性的杂志，医学各学科的杂志属于医学专业杂志，如《中华医学检验杂志》。

②学报（Acta）。

学报是水平较高的科学杂志，由专业学会或高等院校出版，主要刊登学科的原始学术论文，如《北京大学学报（医学版）》。

③通报（Buletin）。

通报是综合报道性期刊，主要报道各学科的现状，如《中国药理学通报》。

④综述或述评（Review）。

综述或述评是对某一专题进行综合概括、深入评论叙述的期刊，如《眼科新进展》。

⑤文摘（Abstract）。

文摘是用文摘形式报道的期刊，如《中国医学文摘》和《健康文摘》等。

⑥索引（Index）。

索引是以题录形式报道的期刊，如美国《医学索引》（*Index Medicus*，简称 IM）和《传染病专题索引》等。

（3）特种文献。

特种文献为非书非刊的文献，包括专利文献、科技报告、学位论文、标准文献、技术档案、政府出版物、会议录等，举例如下：

①专利文献（Patent Document）。

专利文献是由国家专利局公布或正式归档的与专利有关的文献，包括专利说明书、专利公报、专利分类表、专利索引以及从专利申请到批准全过程的一切文件和资料等。

②科技报告（Scientific&Technical Report）。

科技报告是某项科研项目提出的正式报告或进展情况的报告，内容具体、专深，反映新的科研课题和高科技方面的信息。

③学位论文（Disertation）。

学位论文是学术界培养的博士、硕士生，通过科学研究、实验研究及论文答辩，取得学位资格的论文。这些论文有很好的参考价值，但大多不公开出版发行，属图书馆特藏。

④标准文献（Standard Document）。

标准文献是对产品或工程质量所作的技术规定，具有一定法律效力，很多标准是从事生产建设和科研工作的依据。

⑤技术档案（Technical Archives）。

技术档案是科技工作中形成的技术性文献，如科研规划、设计方案、工程图表、实验记录、病案记录等。这类资料由专业人员整理，可靠性强，具有较高的使用价值。

⑥政府出版物（Government Publication）。

政府出版物是指各国政府及其所属机构出版的文献资料，内容广泛，有行政和科技之分，包括政府法规、方针政策、统计资料等。

⑦会议录（Proceding）。

会议录是综合报道学术会议讨论交流的论文、报告及情况的一种出版物。

二、文献的级别

医学文献根据其内容、结构、性质及加工程度可分为一次文献、二次文献、三次文献和零次文献四个级别。

1. 一次文献（Primary Document）

一次文献又称原始文献，是作者以生产和科研成果为依据而创作的原始论文。其特点是含有前所未有的发明创造，或者新的见解和理论。专题著述、期刊论文、科技报告、专利文献、学位论文、会议资料等均属一次文献，是科技文献的主体。但由于其量大、分散而无序，给读者的查找与利用带来极大的不便。

2. 二次文献（Secondary Document）

二次文献是将分散无组织的一次文献进行收集、整理、压缩、加工，并按一定的顺序组织编排而成的检索工具，包括目录、题录、文摘、索引等。二次文献通常由图书情报机构组织编辑出版，是对一次文献进行加工，如著录文献特征、摘录内容要点、标引文献主题、按学科进行分类等，使之成为有组织、有系统的检索工具。

从上述定义的引申来看，二次文献信息是关于文献的文献、关于信息的信息。因此，现在网上的百度、谷歌等主题指南、搜索引擎都是关于数据库和网页的信息集合，其功能和作用等同于上述二次文献，所以称其为网络检索工具。相对于一次文献而言，二次文献从分散到集中、从无序到有序、从繁杂到简约，因而具备了可查检的便捷性，可用于解决读者查阅所需特定文献线索的问题。正因为如此，包括网上检索工具在内的二次文献及其利用也就成为文献信息检索的核心内容。

3. 三次文献（Tertiary Document）

三次文献是对一、二次文献进行综合分析研究，作出系统整理和概括的论述文献。三次文献是对知识、情报的第三次加工，是利用二次文献收集大量相关一次文献，对其内容进行分析综合、重新组织加工而成。属于三次文献的有综述、述评、进展、现状、发展趋势等期刊文献和百科全书、年鉴、手册等参考工具书。三次文献具有信息量大、综合性强和参考价值大等特点，可使读者不必大量阅读一次文献，就可比较全面地了解某一专题、某一领域当前的研究水平、动态。

4. 零次文献（Zero Document）

零次文献指未经信息加工，直接记录在载体上的原始信息，如实验数据、观测记录、调查材料等。这些未融入正式交流渠道的信息往往反映的是研究工作取得的最新发现，或是遇到的最新问题，或是针对某些问题的最新想法等，而这一切无疑是启发科研人员的思路，形成创造性思维的最佳素材。

此外，学术界还将通过非正式交流渠道获得的非正式出版物称作灰色文献（Grey Literature）。灰色文献和零次文献的概念内涵有一定程度的重叠，但作为一般的专业人员，可不必严格区分这两个概念。

三、医学文献信息的特点

随着生命科学世纪的到来，医学科学技术迅速发展，作为记录医学信息知识的载体和保存、传播医学知识的医学文献，表现出以下发展特征和趋势。

1. 文献数量庞大，增长速度加快

科技文献中，医学及生物科学文献总量非常庞大，增长速度为各学科之首。以占文献总量 70%的期刊为例，全世界期刊总数有 14 万余种，其中生物医学刊已超过 21000 种，约占 1/7。美国《科学引文索引》（SCI）按引文数量排列的前 500 种期刊中，医学期刊约占 1/3。其他各类文献中，医学类文献所占比例基本相似。

2. 学科交叉渗透，内容分散重复

现代科学技术发展的一种趋势是科学门类高度分化又高度综合，新的分支和边缘交叉学科不断产生，学科之间互相渗透，致使文献分散，在内容与结构上又产生交叉。医学论文不仅会刊载在医学专门期刊上，还会大量地刊载在一些综合性期刊和其他相关科学领域的期刊上。前些年，文献重复发表的现象屡见不鲜，出现一文多刊、转载互译等现象。如此分散、交叉、重复，明显增加了查寻搜集文献的难度，而且大大增加了文献量的冗余。

3. 知识更新频繁，文献发表滞后

科学技术的发展，对科学奥秘的探索和认识不断深化，知识更新越来越频繁，导致记录知识的文献老化速度加快。19 世纪，文献老化速率为 50 年左右，而如今已缩短到 5～10 年。国外研究发现，生物医学文献的半衰期为 3 年，物理学为 4.6 年，化学为 8.1 年，植物学为 10 年，数学为 10.5 年，地理学为 16 年，可见生物医学文献的老化速率较快。此外，医学文献的发表速度比医学文献增长的速度要慢得多，原因是大量的文献不能及时发表。论文从编辑部收到稿件至正式发表可长达一两年之久，使得一些文献正式发表时已失去了某些应有的价值。为此，科技人员之间往往采取直接交换手稿复本、参观访问、会议交流等有效途径获取未发表的文献。

4. 语种不断增多，交流传播加速

20 世纪初，只要掌握英、德、法三种语言，就可阅读全世界 92％以上的科技文献，如今全世界的科技期刊涉及的文种已达 70～80 种之多。医学文献涉及的文种也相当多，如 PubMed 报道了 55 种语言的文献。文种增加给读者阅读文献造成了障碍，影响了信息情报的交流与传递。

由于现代交通、通信和印刷技术的发展，情报信息载体的磁性化、机读化以及多媒体和国际互联网的广泛应用，为情报信息的快速传递和交流提供了非常便利的条件，医学文献信息的用户，可以通过互联网在瞬间获取所需要的文献。

5. 文献信息向数字化方向发展

随着计算机、数据存储、数据传输以及通信技术的发展，文献信息由传统的纸质印刷向电子化、网络化、数字化方向发展。20 世纪 60 年代，美国国立医学图书馆首创医学文献分析和检索系统（MEDLARS）。1989 年，中国医学科学院医学信息研究所建成中国生物医学文献数据库，向全国医学相关机构提供光盘数据检索服务。

互联网是将各个国家、各个部门、各个领域的不同信息、资源连成一个整体的超级信息资源网络，用户可以通过各种信息查询工具访问所有的信息资源。1996 年美国国立医学图书馆免费开放该馆的 MEDLINE（即 PubMed）等 15 个数据库。我国 2000 年 4 月正式启动“中国数字图书馆”工程，将浩如烟海的、各种形式的文献资料加以数字化处理，使之流通于全球信息网络。它是经过分类、编辑、整理、加工而成的有序文献资源，与互联网上的网页信息资源有区别。目前，数字资源已成为读者利用文献信息资源的主要类型。

第三节　信息检索原理

一、信息检索概述

信息检索是指利用一定的检索算法，借助于特定的检索工具，针对用户的检索需求，从结构化或非结构化的数据中获取有用信息的过程。我们可以把整个信息检索过程划分为三个方面：信息的存储与组织、信息的检索、信息的展示。图 1－3－1 给出了信息检索三个方面衔接的原理示意图。

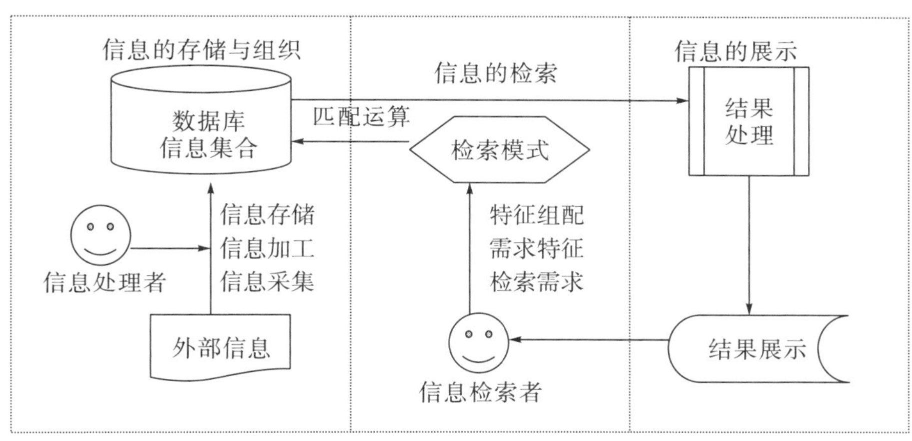

图 1－3－1　信息检索原理示意图

最早的计算机情报检索的试验是美国海军兵器中心于 1954 年完成的。这虽然只是一个试验性的项目，但它无疑开创了计算机信息检索的先河。20 世纪 90 年代以来，特别是随着互联网的发展，人们面对的检索对象更加复杂，检索的需求更加强烈，能够获得的信息类型也更丰富多彩，人们解决各类问题时都希望在数据库或互联网中寻找答案。

信息检索对象包括文献、数据、事实等。在学习、工作乃至日常生活中，凡同信息需求有关的问题，均可通过检索各类信息系统来达到获取相应信息的目的。检索方式一般分为手工检索和计算机检索。计算机检索经历了联机检索、光盘检索、网络检索几个阶段，现在人们基本通过网络检索来获取相应信息。

二、信息的组织

从图 1－3－1 可以看出，信息检索全过程包括信息的存储与组织、信息的检索两个过程，信息的存储与组织是基础，信息组织得越科学、规范，信息检索的质量和效率就越高。信息组织是一种普遍的社会行为，是一切人类活动有条不紊地运行的前提。信息组织将无序的信息按其外部特征和内容特征有序化，然后进行重新控制，其目的在于提供可控性的高效信息服务。

分类法、主题法以及书目控制法是传统信息组织的重要方法。网络环境下，传统分类法既受到挑战，也面临着新的发展机遇。传统分类法的知识系统性和标识语言的通用性及其族性检索能力是其他情报检索语言所不具备的，也是无法取代的，因此，它在新的信息环境下仍然得到广泛使用。使用分类法组织网络分类目录并提供浏览方式进行查询，具有直观、信息质量高等优点，也为信息的浏览检索提供了技术保障。用主题词组织与揭示信息具有直接和直观的特点，在网络环境下，有相当一部分网络资源浏览器与引擎都采用主题词来组织和揭示信息。由此可见，分类法与主题法是各种网络信息资源最基本、最主要的组织法与检索法。在下一部分的信息检索语言部分，将对分类法和主题法进行更详细的介绍。

目录组织向来都是信息组织的重要组成部分，在网络环境下，其重要性仍然是非常突出的。人们普遍认为，网络信息资源急需像传统文献资源一样进行编目，并提供目录检索。目前网络资源编目模式分为介入与不完全介入两种。前者完全由编目人员提供信息源的书目描述数据，后者的描述数据可由信息提供者、信息源的管理维护人员等多种主体提供。也就是说，一种方法是由编目工作者进行书目控制，另一种方法则是由信息提供者在提供信息的同时提供信息的描述数据。前者主要以 USMARC 格式的研究为主，而后者则主要以元数据的研究为主。

信息组织技术包括搜索引擎、元数据、数据挖掘、数据仓库、知识发现、标记语言、数据库技术、自动跟踪技术、机器翻译技术、信息检索的推拉技术、虚拟图书馆技术、专业指引库技术、智能代理技术、多媒体技术、人工智能技术等。搜索引擎作为网络环境下重要的信息组织工具，自出现之日起就备受人们的关注，图书情报界、计算机界以及信息产业界的众多学者对此展开了深入而有效的研究。我们将在第三章给大家讲解搜索引擎在信息检索中的应用技术。

三、信息检索语言

检索语言是用于描述信息系统中信息的内容特征或外表特征和表达用户信息提问的专门语言，是人与信息系统对话的媒介。在各种信息检索系统中，信息都必须被标引或赋予某种简洁的含义，大多数还具有唯一性、科学性、实用性及一定权威性和标准化的标识或编码，既便于计算机处理，又有利于信息的广泛交流与共享。

虽然检索语言主要是信息专业工作者在自然语言基础上创建并使用的，但是由于检索语言是检索者与检索系统实现共同理解的基础，检索者有必要学习其中的主要规则、基本原理，才能理解一致，减少漏检和误检，提高检索效率。同时，许多医学信息系统，特别是临床信息系统的建设过程中，还离不开临床医生的密切合作和参与。

1. 信息检索语言的种类

从表现形式上看，信息检索语言就是文献信息检索系统中的标识系统，能提供多种多样的检索点，如著者、分类号、主题词、关键词等。信息检索语言在各种文献检索系统中无处不在，它种类繁多，各具特点，各有优势又或多或少存在缺陷。在实际应用中，常有两种或多种检索语言用于同一检索系统以供选择使用或者相互取长补短。近年来，在强大的计算机信息技术支持下研制和开发的新型检索语言集成系统，已使网络文献信息智能化检索初见端倪，用户的检索提问可以用短语甚至句子等自然语言形式输入，系统能够进行自动分析，形成检索策略并进行检索。检索技术的进步很大程度上得益于检索语言研究成果的应用。

（1）文献外表特征检索语言。

这是依据文献的外表特征，如文献题名、著者等作为标识和检索点而设计的检索语言。

一是文献题名索引系统，以书名、刊名等作为标识的字顺索引系统，如书名目录、引用期刊一览表等。

二是以文献上署名的个人作者、译者、编者或学术团体名称作为标识的字顺索引系统，如著者索引专利权人索引。

三是文献序号索引系统，以文献特有序号为标识的索引系统，如专利号索引、技术标准号索引等。

四是社会科学、引文索引系统，这是利用科学文献末尾所附引用文献、参考文献目录，揭示科学论文系统之间引证和被引证关系而编制的索引系统，如 SCI、SSCI、CSCI、CSSCI 等，第六章第一节将对此做详细介绍。

（2）文献内容特征检索语言。

描述文献内容特征的检索语言主要有分类检索语言和主题描述语言两大类。

2. 分类检索语言及其应用

分类检索语言是将各种知识领域（学科及其研究问题）的类目按照知识分类原理进行系统排列，以代表类目的分类号（字母、数字等）作为文献标识的一类检索语言。

在分类检索语言中，应用比较普遍的是传统的等级体系图书分类法，它以科学分类为基础，结合文献特征，采用概念逻辑分类的一般规则，层层划分，构成具有上位类和下位类隶属、同位类并列的概念等级体系。它直接体现知识分类的概念等级系统，主要特点是按学科、专业集中文献，从知识分类的角度揭示文献在内容上的区别与联系，提供以学科分类为出发点的检索途径。

国内外有多种广泛使用的著名等级体系分类法，如我国的《中国图书馆分类法》（简称《中图法》），以及美国的《国会图书馆分类法》（LCC）、《杜威十进分类法》（DDC）、《美国国立医学图书馆分类法》（NLMC）等。

在我国，《中图法》不仅广泛应用于各类型图书馆的藏书排架和组织目录体系，还较多地应用于文献数据库，如中国生物医学文献数据库（CBM）、维普中文科技期刊全文数据库、全国报刊索引数据库、中国学术期刊全文数据库等大型的中文文献数据库等；同时还应用于一些数字图书馆，如“超星数字图书馆”，提供了电子图书的《中图法》浏览检索。国际比较著名的图书分类法 LCC、DDC、UDC（国际十进分类法）等也用于联机信息检索系统和网络信息资源的组织与检索。

但是，传统图书分类法毕竟是为图书、期刊等文献而设计的，很难完全适应网络动态信息，并且类目体系庞大，分类规则和技术复杂，不易掌握。所以，目前传统图书分类法的应用还比较有限，绝大多数网络信息资源的分类目录使用自创的分类法。例如，搜狐的分类体系结构有 15 个大类（频道），涵盖了 50000 多个不同层次的子类目，形成了一个十分庞大的树状结构，几乎涉及所有的行业或者领域。它采用了“纵向成枝、横向成网”“主题法与分面组配法结合”的分类方式，根据网站的主题，首先把网站分为 15 个大类（频道），再按细分主题层层分下去。其次，根据不同用户的使用习惯，以及不同的分类标准，把不同类目下“相关”的类目“链接”起来，从而形成搜狐的“网状”分类体系。尽管如此，门户网站公司的自创分类法仍存在许多缺陷，算不上真正意义上的分类法，还有很多需要完善的地方。

（1）《中图法》。

《中图法》是我国各类型图书馆应用最广泛的分类法，我国绝大多数大学图书馆、专业图书馆、公共图书馆都使用《中图法》进行馆藏文献的分类排架和编制分类目录。同时，《中图法》在我国的图书发行、数据库的论文标引以及网络信息资源组织与检索等多领域也有广泛应用。

①基本大类。

《中图法》将文献分为 22 个基本大类，见表 1－3－1。

表 1－3－1 《中图法》基本大类

A 马克思主义、列宁主义、毛泽东思想、邓小平理论	N 自然科学总论
B 哲学、宗教	O 数理科学和化学
C 社会科学总论	P 天文学、地球科学
D 政治、法律	Q 生物科学
E 军事	R 医药、卫生
F 经济	S 农业科学
G 文化、科学、教育、体育	T 工业技术
H 语言、文字	U 交通运输
I 文学	V 航空、航天
J 艺术	X 环境科学、安全科学
K 历史、地理	Z 综合性图书

②医药、卫生大类下的二级类目。

“R 医药、卫生”大类下再分二级类目 17 个，见表 1－3－2。

表 1－3－2 《中图法》医药、卫生大类下的二级类目

R1 预防医学、卫生学	R74 神经病学与精神病学
R2 中国医学	R75 皮肤病学与性病学
R3 基础医学	R76 耳鼻咽喉科学
R4 临床医学	R77 眼科学

续表

R5 内科学	R78 口腔科学
R6 外科学	R79 外国民族医学
R71 妇产科学	R8 特种医学
R72 儿科学	R9 药学
R73 肿瘤学	

③层累标记制。

类目按照概念之间的逻辑隶属关系，再往下逐级展开，划分出更专指、更具体的类目。如 R363.15 精神因素，它的上级类目从上至下依次是：

R 医药、卫生

R3 基础医学

R36 病理科学

R363 病理生理学

R363.1 病因学

R363.14 生物因素

R363.15 精神因素

《中图法》的分类号采用字母与阿拉伯数字相结合的混合制号码，用一个字母标志一个大类，以字母的顺序反映大类的序列，在字母后用数字表示大类下类目的划分。数字的编号制度使用小数制，即首先编号顺序字母后的第一位数字，然后是顺序第二位，以此类推。

④复分号。

复分是增加类目的细分化程度、提高类目专指度的分类措施，是图书分类法的重要组成部分。《中图法》的复分表有通用复分表和专用复分表两大类，这些复分表的号码不能单独使用，只能加在主分类号后面作为共性区分的标识。《中图法》通用复分表有8个，如总论、地区、时代、民族和种族等。专用复分表专供某些类目进一步细分使用。

（2）国际疾病分类法（ICD）。

疾病分类就是根据疾病的病因、病理、临床表现和解剖位置等特性，将疾病分门别类，把同类疾病分在一起，并使其成为一个有序的组合。其目的是系统地记录、分析、解释和比较来自不同国家和地区以及在不同时间段的死亡和疾病数据。

《国际疾病分类法》的全称是《国际疾病及相关健康问题统计分类法》（The International Statistical Clasification of Diseasesand elated Health Problems，简称ICD），它是一种能够让使用者按照既定标准将疾病单位纳入类目的系统，可以将疾病诊断和许多健康问题的词句转换成数字编码，从而易于对数据进行贮存、检索和分析。学习疾病分类法是临床工作的需要，既可以提高医学生的信息素质，也可扩展医学视野。

ICD 是国际上统一使用的疾病分类法，由世界卫生组织（WHO）编撰。

3. 主题描述语言及其应用

主题描述语言是用于表达文献主题内容的词语标识系统，应用较多的是主题词法和关键词法。

（1）主题词法。

主题词（Subject Headings）又称叙词（Descriptor），是来自文献、用户及医学专家并经严格控制，用以表达文献主题或信息需求的单义词或代码。主题词语言是在吸取了多种检索语言优点的基础上形成的一种检索语言，具有较优越的检索功能，适用于计算机化的文献检索，是发展最快、应用最广的检索语言。

采用主题词法编制的索引称为主题索引（Subject Index）。美国国立医学图书馆（NLM）编制的《医学主题词表》（Medical Subject Headings，简称 MeSH）是使用最多的一种主题检索语言，用于标引、揭示每一篇文献的主题内容，可提高检索的准确率。

主题词具有以下特点：采用指定的词语——主题词，来专指或网罗相应的概念，也就是适当归并某个概念的同义词、近义词、拼法变异词及缩写等，以保证这个“主题词”与这个概念唯一对应；采用参照系统将某些非主题词指向主题词或者显示相关主题词间的词义相关关系；采用类似分类的方法编制主题词分类索引（范畴表）和等级索引（树状结构）；采用类似关键词法编制主题词（词素）轮排索引，以从多方面显示词间关系并便于查找主题词。以上的内容和规则构成一部主题词表，其中的主题词还随着科学的发展及文献中用词的变化而不断有增删修订并定期更新。

第五章第一节讲述 MeSH 与 PubMed 时，将专门讲述 MeSH 词表的使用。中国生物医学文献数据库以 MeSH 词表为基础，编制了 CMeSH 词表，第五章第一节也将讲述 CMeSH 词表的使用。

（2）关键词法。

关键词（Keywords）是直接从文献的篇名、摘要和正文中选出的具有实质意义并能代表文献主题内容的名词术语。由关键词组成的索引标识系统，称为关键词索引。它是一种未经规范化的自然语言，比较适应计算机自动编制索引的需要。出现在文献题录、文摘或全文中的关键词，通常称为文本词（Text Terms），都被纳入索引，提供了更多的检索入口。从某个关键词出发可能查出成千上万篇文献，其中误检率高，必须再通过其他途径修饰检索。

关键词法的缺陷表现在以下方面：关键词通常取自文献或网页原文，用词不规范或稍作规范，对自然语言中大量存在的同义词、近义词、拼法变异词等未标明其等同关系，从而导致同一主题的文献信息因为用词不同而分散，容易造成漏检；若平均每篇文献信息标引的关键词较多，虽然能减少漏检，但是误检的可能性增加；关键词法不对文献的实质主题内容进行分析，难以准确揭示文献实质内容，检索的准确性较差。

第四节　检索技术与策略

20 世纪 80 年代，光存储技术的应用促进了传统信息检索系统模式的改变。20 世纪 90 年代，互联网的普及与应用彻底改变了人类的生活和工作方式。在信息检索领域，传统检索的中介代理服务功能逐步减弱，成千上万各行各业的人成为计算机网络系统的最终用户。互联网系统中存储的信息除传统检索工具的内容外，还出现了越来越多的全文本数据、事实数据、数值、图像和其他多媒体信息资源。计算机及其网络环境和各种先进技术使信息的可获得性和传递速度大大增强，跨文件、跨文档、跨数据库以及在多媒体数据库中自由查询已成为现实。在这种情况下，用同一界面应付不同水平和不同要求的用户，用静态的同一标准去衡量检索效果的传统检索方式已是远远不够的。全文检索、多媒体检索、超媒体及超文本检索、联机检索、光盘检索、网络检索等先进的检索技术迅速发展起来。本小节从文本信息检索技术、多媒体信息检索技术两方面给大家讲解最基本的检索技术，更多的检索应用技术将在后续检索系统的实例部分给大家逐步介绍。

一、文本信息检索技术

文本即文字信息，是数字化信息资源中最常见的形式。文本数据库主要包括二次文献数据库和全文数据库。前者仅能检索文献的线索（即题录）和文摘，而后者则是将文献全文的全部内容转换为计算机可以识别、处理的信息单元而形成数据集合，并进行全文本的词（字）、句、段落等深层次的编辑、加工以及标引、抽词、排序、索引编制。因而全文检索可以直接根据文献资料的内容进行检索，支持多角度、多侧面的信息综合利用。全文数据库使信息的范围日益拓展，从早年出现的法律文本到越来越多的文献资源，如科技期刊、报纸新闻、词典、参考书、百科全书、文学作品等。

文本信息检索是一种较为简单的准确匹配模式，其具体检索技术主要有以下几方面。

1. 布尔检索

布尔检索是检索系统中应用最广泛的检索技术，即用布尔逻辑运算符来表达检索词与检索词之间的逻辑运算关系。三个基本的布尔逻辑运算符是 AND、OR、NOT，分别表示逻辑“与”、逻辑“或”、逻辑“非”三种逻辑运算关系，如图 1—4—1 所示。

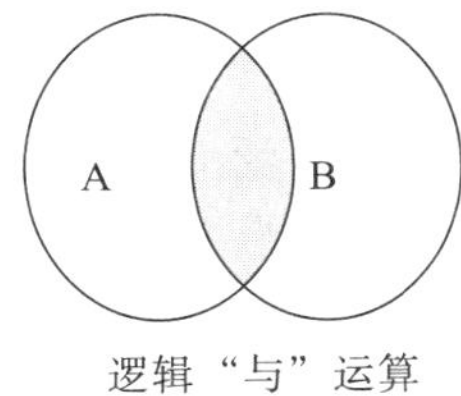

逻辑“与”运算
A AND B

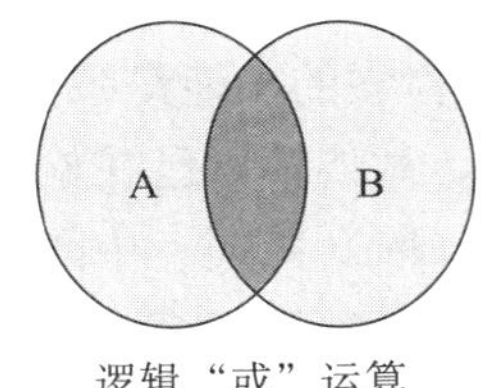

逻辑“或”运算
A OR B

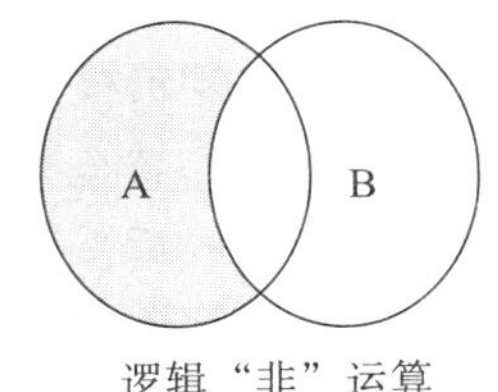

逻辑“非”运算
A NOT B

图 1—4—1　布尔逻辑运算示意图

（1）AND。

AND 要求被检索文献记录中既论及 A 概念又论及 B 概念，即同时出现 A 和 B 的记录（即两圆相交部分），其作用是缩小检索范围，提高查准率。例如，查有关“心脏瓣膜疾病并发症”的文献，其逻辑表达式为“心脏瓣膜疾病 AND 手术后并发症”，表示文献必须同时涉及心脏瓣膜疾病和手术后并发症两个概念才被命中检出。

（2）OR。

OR 要求被检索文献记录中，检索论及 A 概念或者论及 B 概念的文献（即两圆所有部分），当然也包括那些同时含有 A 概念和 B 概念的文献（即两圆相交部分），其作用是扩大检索范围，提高查全率。例如查找有关“心脏瓣膜疾病或心力衰竭”方面的文献，其逻辑表达式为“心脏瓣膜疾病 OR 心力衰竭”。

（3）NOT。

NOT 要求被检索文献记录中，检索论及 A 概念的文献，但不包括涉及 B 概念的文献，也就是在含有 A 概念的文献中去除含有 B 概念的文献（即去除两圆相交部分），其作用是缩小检索范围，提高查准率。例如，查找“除锌之外的其他微量元素”的有关英文文献，其逻辑表达式为“traceelements NOT zinc”；查找“非心律失常的心脏瓣膜疾病"，其逻辑表达式为“心脏瓣膜疾病 NOT 心律失常”。

当一个检索提问式含有多个布尔算符时，执行的顺序为 NOT 优先运算，AND 其次，OR 最后。如要改变，可用圆括号改变运算顺序，将需要优先运算者置于圆括号中。例如，查找“维生素 C 或维生素 E 对糖尿病患者肾脏的保护作用”，提问式为“（维生素 C OR 维生素 E）AND 糖尿病 AND 肾”。

几乎所有的光盘检索系统、联机检索系统、网络信息检索工具都提供布尔逻辑运算检索，但它们在布尔逻辑检索功能的实现与使用上有所不同。表示布尔逻辑关系的方式：有的检索系统（工具）以符号形象地代表布尔逻辑关系，如用符号“＊”“&”表示 AND，“－”“!”表示 NOT，“｜”“＋”表示 OR；有的默认值为 AND，其他布尔逻辑关系必须输入，如 PubMed；有的默认值为 OR，如百度。几大中文全文数据库，如中国知网、万方、维普等均提供了支持布尔逻辑运算的高级检索功能。

2. 截词检索

截词（Truncation）检索，就是把检索词截断，取其中的一部分片段，再加上截词符号一起输入检索，系统按照词的片段与数据库里的索引词对比匹配，凡是包含这些词的片段的文献均被检索出来。

截词检索主要用于检索词的单复数、词性的词尾变化、词根相同的一类词以及同一词的拼法变异等。在做自由词检索时，为了避免漏检，常常要考虑到把这些词都包括进去（并用 OR 布尔逻辑检索）。截词检索的功能是减少检索词的输入量，简化检索步骤，扩大检索范围，提高查全率。目前，截词检索已在检索系统中得到广泛应用。

截词方式有右（后）截词、左（前）截词、中间截词，其中右（后）截词和中间截词使用较多。常见的截词符号（又称通配符）有星号“＊”、问号“?”两种。“＊”常用于无限截词（＊=0－n 个字母），“?”常用于有限截词（? =0－1 个字母）。例如，输入 flavor＊，可同时检出 flavored、flavorful、flavoring 等；输入 cat?，可同时检出

cat 和 cats；输入 wom?n，可同时检出 woman 和 women；等等。但不同的检索系统采用的截词符号及用法可能有所不同。

使用截词符号做替代符进行截词检索是一种有效的检索方式，目前的检索系统多使用下拉列表框来实现截词检索功能。通常选项包括前方一致、后方一致、中间一致，或用选中“模糊匹配”来替代前三种截词方式。

3. 位置检索

位置检索技术常用于自由词检索。它用位置算符（又称邻近算符）如 near、with 等连接两个检索词，表示要求两个检索词必须同时出现在同一记录（或指定某一字段）中，并且两词的相互位置必须符合规定的相邻度才能被命中检出。

在 PubMed 检索系统中，可通过位置算符提高检索准确度。同字段检索 A with B，使 A、B 两个检索词同时出现于一个字段中；相邻检索 A near 4B，使 A、B 两个检索词出现于同一句子中，两词间最多相隔 4 个单词。使用邻近检索比使用布尔逻辑算符 AND 检索的结果更能达到所要求的准确度。

4. 字段限定检索

文献数据库的每条记录通常由多个代表不同信息内容的字段组成，一般情况，系统在默认的若干基本字段或全部字段中检索。但是几乎所有文献数据库检索系统中均设置了字段限定检索功能，用户可以指定检索某一字段或某几个字段以便检索结果更为准确，减少误检。如 PubMed 检索系统中字段限定符主要有［Author］（著者）、［Affiliation］（著者机构）、［MeSH Terms］（主题词）、［MeSH Major Topic］（主要主题词）、［Publication Type］（文献类型）、［Title］（题名）等。例如，（hepatitisandhuman）in Title 表示限定检索题名包含人类肝炎的那些文献。

5. 其他网络检索技术

许多网络信息检索工具根据 Web 特点开发了一些新型检索技术。

（1）包含或排除检索（加减检索）。

几乎所有搜索引擎技术均支持该功能。检索式中设定所检信息中包含该词或不包含该词，符号分别为“+”和“-”。

（2）词组检索。

限定所输入的两个或两个以上单词为词组时，搜索引擎一般要求加引号（“”），如“computeraided diagnosis”；否则，系统将所输入多个单词按逻辑“或”的关系检索，即网页中只要出现任一输入单词就算命中。

（3）模糊检索。

模糊检索允许被检索信息与检索提问之间存在一定的差异。如果所输入的检索提问在执行模糊检索后仍无法获取相应的检索结果，系统还提供自动提示功能，提醒用户是否输入有误或进一步提供相关信息供用户选择。有些检索工具甚至还能够进行纠正输入错误的模糊检索。

（4）检索结果翻译与多语种检索。

FMRS 外文医学信息资源检索平台，可实现中英文词检索，同时可对题名、摘要等题录信息实现机器翻译。

（5）类似字段检索。

虽然网络信息不分字段，但是搜索引擎设计了类似于字段检索的功能。依据这种功能，用户可以把检索范围限定在标题（Title）、域名（Domain）、统一资源定位符（URL）或者链接（Link）等部分，有助于提高查准率。如百度目前提供“site:”（表示将检索词限定在特定站点中）等字段限定符检索。

二、多媒体信息检索技术

数字化信息中的图形、图像、视频、音频等与文本信息一起被称为多媒体信息。早年对于这些信息的处理是转化为基于文本描述的检索。一是外部特征描述，如名称、著者等；二是内容特征描述，如关键词。显然，文本信息检索技术无法充分揭示和表达多媒体信息中有代表的特征及其实质内容和语义关系。

近年来出现的一个新的研究领域是基于内容的检索（Content Based Retrieval），主要是对多媒体对象的语义、媒体的视觉特征或听觉特征进行检索。它利用图像处理、模式识别、计算机视觉、图像理解等学科中的一些方法作为部分基础技术，直接对图像、视频、音频内容进行分析，抽取特征和语义，建立内容特征索引以供检索。

多媒体信息检索技术与传统的文本检索技术所不同的显著特点是：①利用反映图像、视频、音频内容的特征检索；②采用示例查询（Query by Example）的提问方式，例如图像检索的颜色、形状、纹理的示例，视频检索的镜头中关键帧的颜色、形状、纹理的示例，音频检索的声音示例等；③相似检索，即对数据库中的被检索单元（图像、镜头、旋律等）与检索提问要求进行相似程度的比较匹配之后返回命中结果，并按相似度大小排列，实为一种非准确匹配模式；④逐步求精的检索过程。用户通过浏览初始结果，可以从中挑选最为相似者作为示例，进行提问示例的特征调整，再次检索，最终得到较为理想的查询结果。

在许多情况下，文本信息与其他多媒体信息是紧密关联的。例如，把医学图像组成一个拥有大量像素的大型关系型数据库。除了大量的图片之外，还有涉及与图像相关联的其他信息，如许多极难自动识别的图像特征，则采用医生直接输入的文字描述。因此，对这些医学图像特征的提取，既可以满足对一幅脊椎图片执行诸如“第3尾椎下凹变形的病例”“中部椎骨外曲15°者”等基于内容的检索要求，也可以执行特定图像特征如肋骨间距离的准确匹配检索。

三、检索步骤

信息查询与利用是从确立查询的需求到信息需求满足的全过程，这一过程是对我们的信息意识、信息查询的基础知识、查询工具和查询方法的综合运用与掌握程度的检验，体现出对信息的分析、收集、整理、加工、组织并创新利用的能力，是信息素质水平的综合体现。

1. 分析课题需求，提取检索词

分析课题是检索的准备阶段，是为了确立查询需求，是整个查询过程的出发点，包括对课题类型、背景知识、概念及知识体系的分析，并提出拟解决的问题，分析课题要求仔细、全面。可以利用5WZH提问法，即对课题提出“是什么、为什么、怎么做、有谁在做、在什么时间做、在什么地点做、做的数量和程度是怎样”等7个问题，从而达到对课题类型、背景和需要解决问题的准确分析。对于检索词的提取可以利用题名内关键词直接作为检索词，也可利用“词间关系分析法”“词表和目录树”和“索引工具”来帮助确定。

2. 明确查询需求，确定查询方法

信息检索在实施过程中要受到很多客观因素的影响。优化检索方法有助于改善检索效率与质量，但同一检索方法并非对各种用户、各种检索需求都适用，每一种方法都有其使用的范围与优势。要提高检索的效率与质量，检索用户需要在掌握一些基本检索方法与技巧的基础上养成良好的检索习惯。归纳信息查询过程中经常使用到的方法主要有常规法、追溯法、二次检索法、访谈法及综合法。

3. 依据查询目标，选择检索工具

学科属性是考察检索工具是否适用的首选因素。第一，要保证所选择的检索工具与查询课题的学科一致，应考虑所选检索工具在该学科领域的权威，尽量使用权威性的专业数据库作为检索工具。第二，要做到四个了解：了解检索工具收编的范围和特色收藏，包括资源收录的资料跨越的历史年代、覆盖的地理范围、是单语种还是多种语言、信息类型是什么等；了解工具的检索方法、检索功能及延展性、检索结果输出与处理及服务功能；了解界面的友好性；了解并有效利用检索系统的辅助检索手段和辅助工具。第三，要熟悉资源与工具的特点。第四，要考虑查询者的自身条件，如你所能利用到的、会用的工具有哪些，这些工具是免费还是付费的，是否需要付费获得结果，能支付的最多费用是多少，你知道的网络上类似于此工具的免费工具有多少，等等。第五，要根据查询主题内容来确定检索工具。

4. 确定查询途径，构造检索式

在没有计算机检索系统的情况下，检索式的构成是由人工写出来的，但在利用计算机和网络查询的当下，检索式的构成可由计算机系统辅助完成，人所需要做的是对多种检索途径、检索功能与检索技术进行选择、组配。而检索途径的确定需要与检索工具所提供的检索方式与功能相配合选择，检索式的构成则需要通过检索途径、检索技术和检索方式与功能三者的共同协作选择来实现。

检索途径包括文献外表特征检索途径和文献内容特征检索途径，文献外表特征检索途径一般又包括题名和著者途径，文献内容特征检索途径一般又包括分类和主题检索途径。检索式是指计算机信息检索系统中用来表达检索提问的逻辑表达式，由检索词和表达检索技术的各种运算符及系统规定的其他组配符构成。编制检索表达式要综合、灵活地运用计算机检索系统提供的组配、限定、加权、扩展、截词等多种检索功能构造表达式。目前数据库中最为常用的检索技术有布尔逻辑检索技术、截词检索技术和位置检索技术。检索式同时要与字段限定检索功能紧密结合。

5. 评估查询效果，优化查询过程

经过上述四个环节，我们可以开始查询并获得一批检索结果，这批结果可能让你满意，也可能有许多的不满意，这就需要在对结果做出评估的基础上进行查询策略的调整。

影响检索速度的因素主要有检索系统本身的运行速度、用户的检索技能水平和网络通信传输速度等，当然造成查询结果不满意的因素也来自查询系统本身和用户检索水平两方面。针对检索结果过少的情况，分析原因后可采取扩大检索范围的方法来提高文献查全率；针对检索结果过多的情况，分析原因后可采取缩小检索范围的方法来提高文献查准率。

6. 判断分析结果，整理分类信息

传统的检索过程在获得一批相关检索结果后便算检索任务完成，而现代信息查询强调的不只是对查询结果信息的获得，更注重对结果的分析、整理、组织与重构，文献的整理包括对文献的阅读、记录、判断、分类处理、获取和制定文献综述。

阅读文献时我们可以遵循“先读主题内容相同的中文文献，后读外文文献；先读文摘，后读原文；先粗读，后精读；先读综述性文献，后读专题性文献；先读现刊文献，后读过刊文献；优先阅读专科期刊和核心期刊”的原则。在阅读的基础上对文献的内容进行鉴别。

通过分类将与主题相关的信息内容集中，将不相关信息作记录备用或舍去；将论点与论据信息分别汇总，便于调用信息；将马上要用到的信息与以后可能用到而现在作为备用的信息分开。分类的同时可以作相关的记录，形成检索结果资料的汇编、检索资料笔记、文摘卡片、剪报、专题文档等，并附以简要说明，以备调用。

7. 获取结果原文，组织应用创新

原文的获得有助于从中提取更多对检索课题作深入分析时所需要的信息。获取原文的途径有：一是利用全文数据库直接下载全文；二是通过图书馆馆藏查找原文；三是可借助图书情报部门的馆际互借与文献传递服务，从更大范围内获得原文；四是有一些外文检索结果中提供了著者或出版机构的 E-mail 地址，可与之联系获取原文。

文献组织是用科学方法把收集到的杂乱无序的文献进行加工处理，使之有序化，以便于利用。组织查询文献不是简单拼凑或剪裁，也不是内容重抄，而是在对各篇文献精读的基础上，对其内容的整理、加工、管理与提炼。内容的整理包括对文献数据、情况和观点的整理。数据整理是数据的统计、换算、订正、补遗等。情况整理是对不同情况进行列举，对相近情况进行合并，对重复情况进行剔除。观点整理是列举不同观点、合并相同观点和归纳相近观点。整理文献是一个准备性的环节，它为撰写论文提供研究的基础，也为论文写作提供方便。在没有计算机辅助的情况下，对文献的整理是由手工完成的，现在有专门的文献管理软件组织、整理查询的结果文献，中文如 NoteExpress，外文如 EndNote、Zotero（Firefox 扩展）、Citavi 等。

四、检索效果评价

文献信息检索一般要求全面、准确、快速、节省。所谓文献检索效果评价，实际上就是对文献存贮与检索两方面的评价，既是对文献检索工具和文献数据库编辑质量的评价，又是对文献检索检出效率的评判，见表 1—4—1。

表 1—4—1　文献检索效果评价

用户相关性判断 系统匹配性判断	相关文献	非相关文献	总计
被检出文献	a（命中）	（误检）	$a+b$
未检出文献	c（漏检）	d（正确拒绝）	$c+d$
总计	$a+c$	$b+d$	$a+b+c+d$

查全率及查准率是衡量检索效果最重要且最常用的指标。查全率是指系统在进行某一检索时，检索出的文献与系统文献库中的相关文献总量之比率。查准率是指系统在进行某一检索时，检索出的相关文献量与检索出的文献总量之比率。

根据表 1—4—1，查全率及查准率的计算公式为：

$$查全率(R) = a/(a+c) \times 100\%$$

$$查准率(P) = a/(a+b) \times 100\%$$

查全率与查准率之间存在着矛盾的关系。在同一个检索系统中，查全率提高，查准率就会降低；而查准率提高，查全率必须降低。在现代大型数据库检索系统中，相关文献与非相关文献总量几乎是一个未知数，查全率与查准率只能相对反映检索的效果。一般说来，都是先扩大检索范围，提高查全率，再以此为基础，提高查准率，从而最终达到用户检索目标。

查全率与查准率作为评价信息检索系统对用户检索请示的响应能力指标，是通过检索系统的查询表达式和信息指标方式在系统内进行匹配得到的结果来体现的，一定程度上是检索策略与检索质量的综合体现。

检索提问式是信息检索中用来表达用户检索提问的逻辑表达式，由检索词和各种布尔逻辑运算符、位置算符、截词符以及系统规定的其他组配连接符号组成。检索提问式构建得是否合理将直接影响查全率和查准率。构建检索提问式时，应正确运用逻辑组配运算符。

使用逻辑“与”算符可以缩小命中范围，起到缩检的作用，得到的检索结果专指性强，查准率也就高。

使用逻辑“或”算符可以扩大命中范围，得到更多的检索结果，起到扩检的作用，查全率也就高。

使用逻辑“非”算符可以缩小命中范围，得到更切题的检索效果，也可以提高查准率，但是使用时要慎重，以免把一些相关信息漏掉。

另外，在构建检索提问式时，还要注意位置算符、截词符等的使用方法，以及各个检索项的限定要求及输入次序等，从而提高查全率与查准率。

参考文献

［1］苏新宁. 信息检索理论与技术［M］. 北京：科学技术文献出版社，2004.

［2］赵静. 现代信息查询与利用［M］. 北京：科学出版社，2008.

［3］仇晓春，张文浩. 医学文献检索［M］. 北京：科学出版社，2006.

［4］彭骏，陆敏，惠朝阳. 基于“美国高等教育信息素养能力标准”的“医学信息检索与利用”课程改革［J］. 中华医学图书情报杂志，2009，18（5）：48－51.

［5］黄晴珊. 全媒体时代的医学信息素养与信息检索［M］. 广州：中山大学出版社，2014.

［6］肖凤玲，李朝葵. 医学文献信息检索实用教程［M］. 北京：科学出版社，2017.

［7］李勇文. 医学文献查询与利用［M］. 成都：四川大学出版社，2017.

［8］郭继军. 医学文献检索与论文写作［M］. 北京：人民卫生出版社，2018.

［9］管进. 医学文献检索与论文写作［M］. 北京：人民卫生出版社，2020.

［10］高巧林，章新友. 医学文献检索［M］. 北京：人民卫生出版社，2021.

第二章　图书馆资源与服务

第一节　馆藏目录查询系统

馆藏目录是记录、报道和检索图书馆馆藏文献，帮助读者获取和利用馆藏文献的检索工具，通过该目录不仅可以向读者揭示馆藏文献的内容，还可以向读者反映藏书的数量和藏书地点，便于读者查找。

用于检索图书馆馆藏文献的机读目录主要是联机公共检索目录（Online Public Access Catalog，简称 OPAC）。20 世纪 90 年代初，随着互联网的迅速发展，特别是 WWW 服务的广泛普及，出现了用户界面更加友好的 WebPAC，这就是第三代 OPAC 系统。第三代 OPAC 系统的服务对象，从单一的馆内读者扩大到全球的网络用户，并能进行跨平台检索，可以同时检索图书和期刊。目前国内外大多数图书馆的 OPAC 系统都采用这种方式。

一、WebPAC 的基本功能

可为读者提供多种检索途径，包括题名、作者、分类号、主题词、关键词、ISBN/ISSN、丛书名等，并在此基础上支持多种检索策略，如布尔逻辑检索、截词检索和全文检索等，在相同书名很多时可用这种方法，如“书名 AND 作者”组配；当读者不熟悉分类法或者查较小类目时可采用“分类 AND 主题”或者“主题 OR 分类”组配。

能够实时显示文献资料的准确信息，如借还流通情况、馆藏地点等。

具有友好的用户界面，一般采用由简到繁逐步展开的形式显示结果。

能够与本地局域网或广域网相连接。用户检索某馆的 OPAC，只需直接登录到这些图书馆的网站，进入“联机公共书目查询”“馆藏书目”或“书目检索”即可。

二、OPAC 查找书刊资料示例

读者可以在任何时间、校内外任何一台联网计算机上查询成都医学院图书馆的馆藏。OPAC 书目检索分基本检索（简单检索）、组合检索（多字段检索）和分类检索三种检索方式。

OPAC 的简单检索提供题名、摘要、责任者、出版者、标准编码、索书号、主题词等 7 个检索字段的检索途径，同时提供了“有随书光盘”的限定检索条件。

如查找有关外科护理学方面的资料，可在“查询”选项中按“题名”输入“外科护理学”，如图 2-1-1 所示。

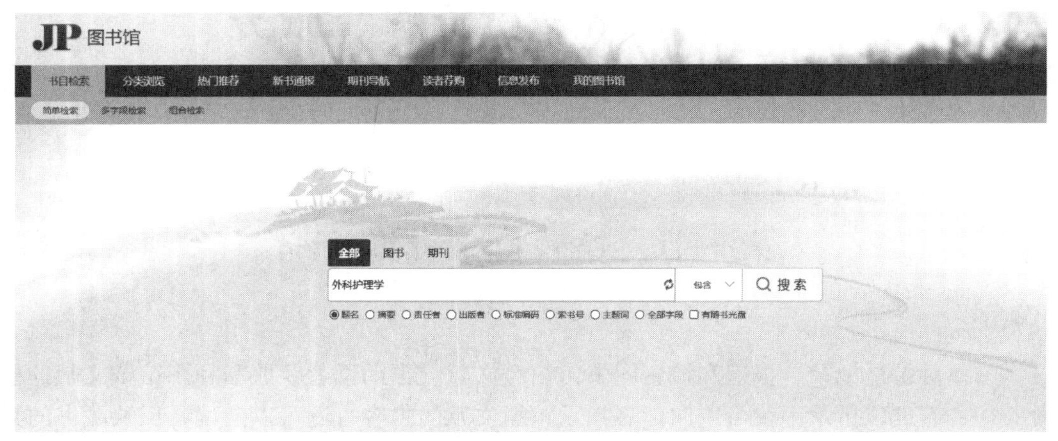

图 2-1-1　馆藏图书查找界面

点击“检索”，找到符合条件的记录 138 条，如图 2-1-2 所示。

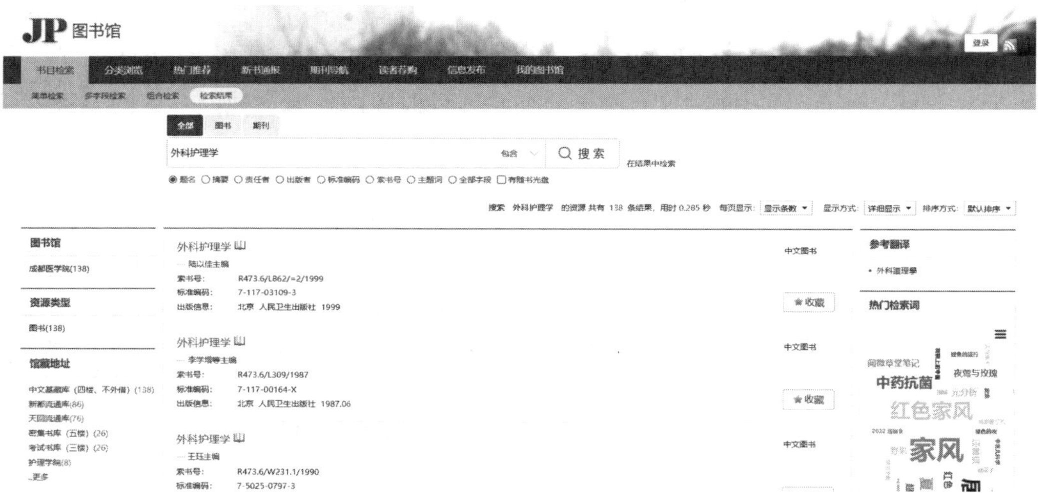

图 2-1-2　书目记录检索结果界面

单击任意一条查阅记录，就可以看到该书的著者、出版社、出版时间、馆藏信息等具体内容，如图 2-1-3 所示。读者只需记住该书的书名、索书号及馆藏地点，就可去相应的地点借阅了，如图 2-1-4 所示。

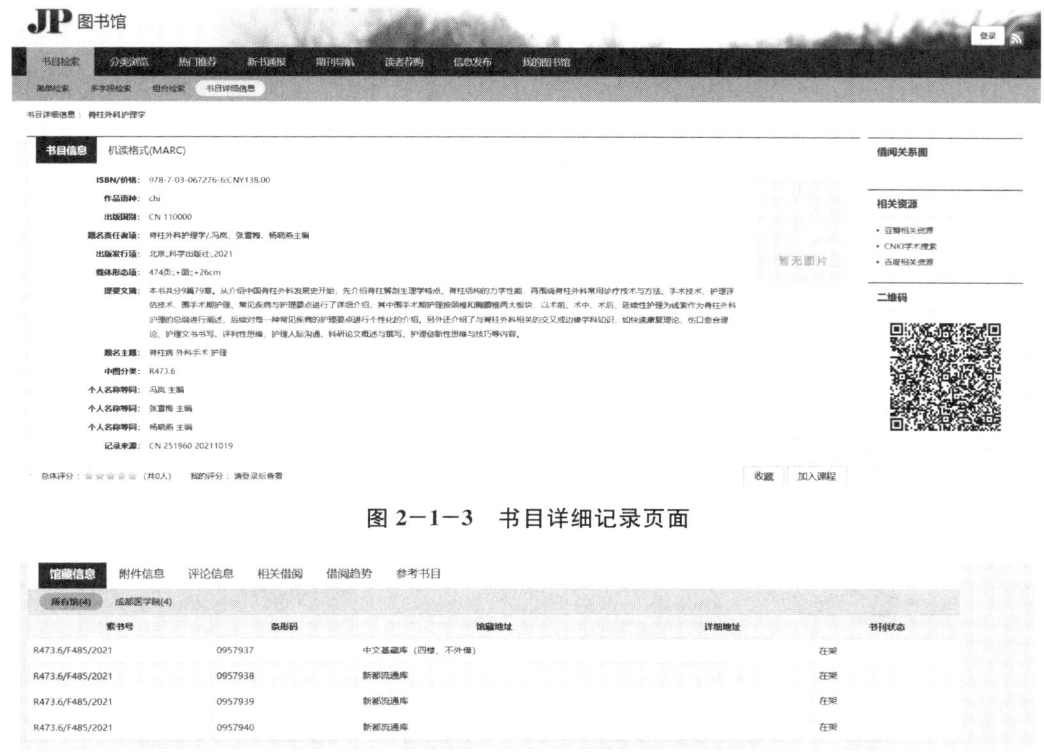

JP 图书馆
登录
书目检索
分类浏览
热门推荐
新书通报
期刊导航
读者荐购
信息发布
我的图书馆
简单检索
多字段检索
组合检索
书目详细信息
书目详细信息： 脊柱外科护理学
书目信息
机读格式(MARC)
ISBN/价格： 978-7-03-067276-6:CNY138.00
作品语种： chi
出版国别： CN 110000
题名责任者项： 脊柱外科护理学/冯岚，张雪梅，杨晓燕主编
出版发行项： 北京:科学出版社:,2021
载体形态项： 474页:;+图:;+26cm
提要文摘： 本书共分9篇79章。从介绍中国脊柱外科发展史开始，先介绍脊柱解剖生理学特点、脊柱结构的力学性能，再围绕脊柱外科常用诊疗技术与方法、手术技术、护理评估技术、围手术期护理、常见疾病与护理要点进行了详细介绍，其中围手术期护理按颈椎和胸腰椎两大板块，以术前、术中、术后、延续性护理为线索作为脊柱外科护理的总纲进行阐述，后续对每一种常见疾病的护理要点进行个性化的介绍。另外还介绍了与脊柱外科相关的交叉或边缘学科知识，如快速康复理论、伤口愈合理论、护理文书书写、评判性思维、护理人际沟通、科研论文概述与撰写、护理创新性思维与技巧等内容。
题名主题： 脊柱病 外科手术 护理
中图分类： R473.6
个人名称等同： 冯岚 主编
个人名称等同： 张雪梅 主编
个人名称等同： 杨晓燕 主编
记录来源： CN 251960 20211019
暂无图片
借阅关系图
相关资源
• 豆瓣相关资源
• CNKI学术搜索
• 百度相关资源
二维码
总体评分： (共0人)　我的评分： 请登录后查看
收藏
加入课程
馆藏信息
附件信息
评论信息
相关借阅
借阅趋势
参考书目
所有馆(4)
成都医学院(4)
索书号　条形码　馆藏地址　详细地址　书刊状态
R473.6/F485/2021　0957937　中文基藏库（四楼、不外借）　在架
R473.6/F485/2021　0957938　新都流通库　在架
R473.6/F485/2021　0957939　新都流通库　在架
R473.6/F485/2021　0957940　新都流通库　在架
图书馆 OPAC v2.2.9.2.313

图 2−1−3　书目详细记录页面

图 2−1−4　书目馆藏状态信息页面

如果想借阅特定的某本书，或者想缩小查找范围，可以利用组合检索，以提高检索结果的精确度。

查找纸质图书，中国国家图书馆是首选。中国国家图书馆是国家总书库、国家书目中心、国家古籍保护中心、国家典籍博物馆。国家图书馆馆藏丰富，品类齐全，古今中外，集精撷萃。馆藏总量位居世界国家图书馆第七位，其中中文文献收藏世界第一，外文文献收藏国内首位。国家图书馆编辑出版国家书目、联合目录和馆藏目录。目前已经形成了一个规模大、品种多、覆盖广、服务产品多元的中国国家书目综合数据库。2011年，全国图书馆联合编目中心开始向公众免费提供书目数据服务，积极推动信息资源共建共享。

中国国家图书馆联机公共目录查询系统的检索网址为 http://opac.nlc.cn/。该系统提供了简单检索和高级检索功能，可以查找中文文献或外文文献，或同时查找中外文文献；可使用中、日、英、法、德、俄 6 种语言检索；可限定出版物的出版时间；查找资料类型可以为图书、报刊、音视频和电子资源；检索字段包括题名、责任者、主题词、分类号、标准编码、出版者等；高级检索包括多字段检索、多库检索、组合检索、通用命令语言检索、浏览、分类浏览等检索方式。通用命令语言检索除了布尔逻辑运算，还支持词邻近、通配符、位置算符等。

三、随书光盘下载

读者可以在任何时间、校内任何一台联网计算机上进入“云图随书光盘资源平台”（http://discx.yuntu.io/）查找随书光盘，如图 2－1－5 所示。校外读者通过远程访问入口登录后，也可访问。

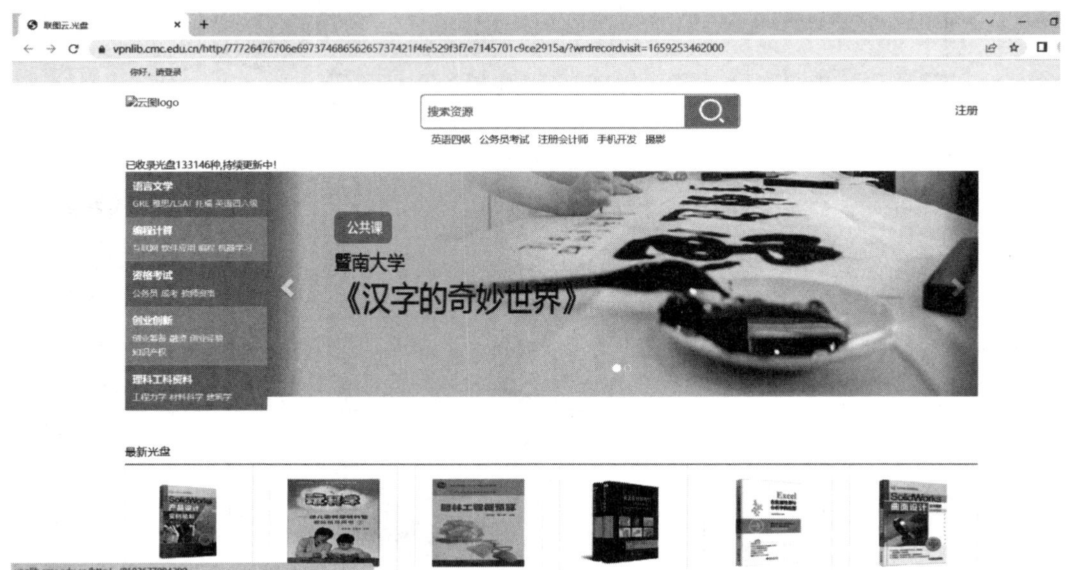

图 2－1－5　随书光盘检索入口界面

以“photoshop”为检索词进行检索，检索结果如图 2－1－6 所示。

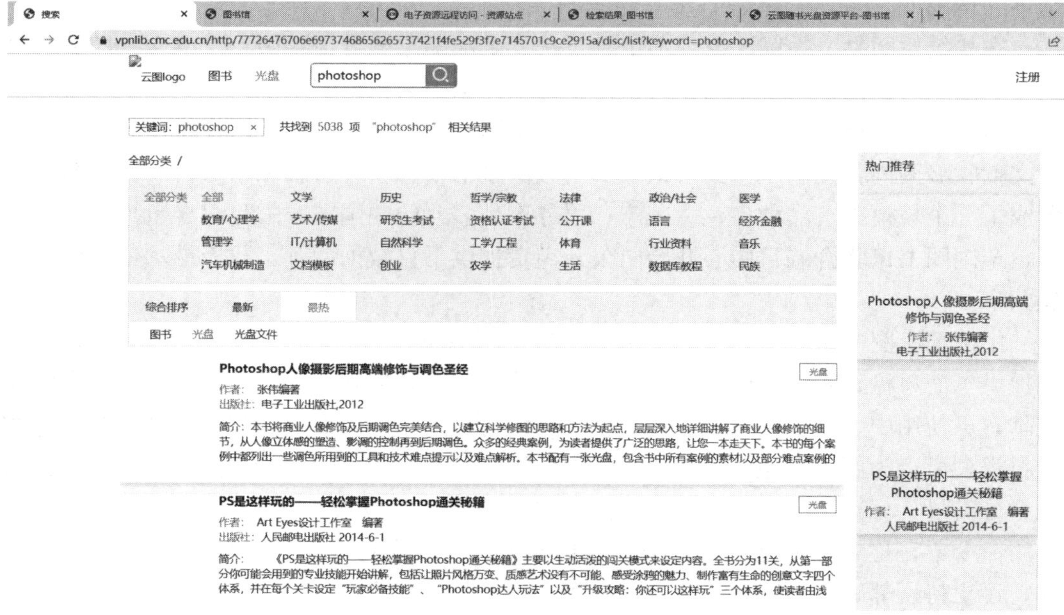

图 2－1－6　随书光盘检索结果页面

从符合条件的检索结果中，选择所需书目“中文版 Photoshop CC 完全自学一本通”，点击了解详细信息，如图 2-1-7 所示。

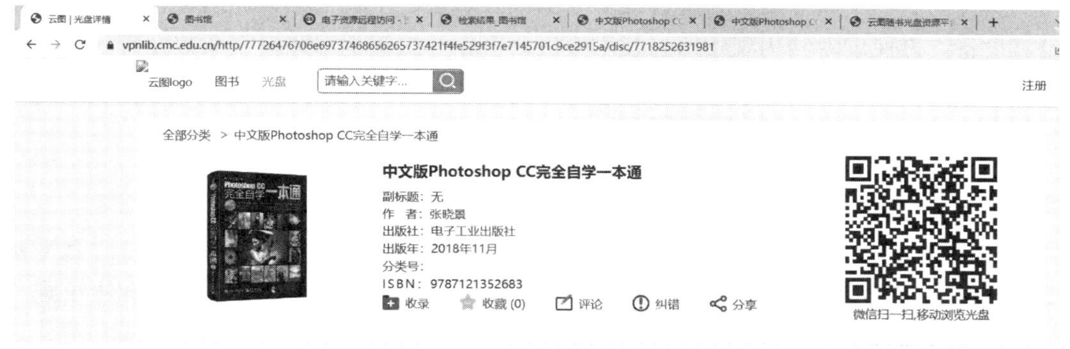
云图logo
图书
光盘
请输入关键字...
注册
全部分类 > 中文版Photoshop CC完全自学一本通
中文版Photoshop CC完全自学一本通
副标题：无
作　者：张晓景
出版社：电子工业出版社
出版年：2018年11月
分类号：
ISBN：9787121352683
收录
收藏 (0)
评论
纠错
分享
微信扫一扫,移动浏览光盘

图 2-1-7　光盘详细信息页面

在书目信息下面显示了随书光盘内容，可选择“整盘下载”或按章节播放学习。

第二节　图书馆服务

高等学校图书馆是学校的文献信息中心，是为教学和科学研究服务的学术性机构，是学校信息化和社会信息化的重要基地。高等学校图书馆的工作是学校教学和科学研究工作的重要组成部分。图书馆是大学生学习的重要场所，除了各类文献资源、传统的图书借还服务，还提供了环境优美的共享学习空间以及其他信息服务手段。

一、传统服务

作为大学生的学习场所，图书馆储备有大量的书刊资料，同时提供环境优美的自主学习空间。进入图书馆，读者可以翻阅架上的各种书刊资料，如果需要完整阅读某本图书，则可以办理外借手续后带离图书馆；可以进入电子阅览室，通过身份验证后使用图书馆提供的电脑，查询下载各类图书馆已购买的电子资源；通过图书馆的座位预约管理系统预约图书馆座位后，可在馆自习或阅读书籍；为积极响应国家全民阅读推广活动，图书馆会推出系列丰富多彩的阅读推广活动，读者可以按自己兴趣爱好选择参加部分活动，提升文化素养和信息素养。

二、学习共享空间

学习共享空间是在共享式学习和开放获取运动背景下产生的，为读者提供一个虚拟和实体并存、馆内和馆外交融的共有平台，以培育读者信息素养，促进学习、交流、协作和研究为目标的创新服务模式。

在校学习期间，学生除了学习书本知识，还要积极开展科学研究和创新创业活动，而在上述活动中，学生间的交流和分享环节必不可少。图书馆为了满足读者的上述需求，会在馆内建设一定数量、面积大小不一的个性化学习研讨室，供读者学习讨论之用。这样的学习空间一般会为读者配备电脑、投影仪、手机三脚架、白板、无线网络等设施设备，方便读者利用现代信息技术交流、协作。由于学习共享空间数量有限，图书馆一般都会要求读者提前预约方可使用，预约功能在图书馆微信公众号提供操作入口，同时会要求一定数量的读者同时刷卡，方可打开门禁。

三、参考咨询与信息服务

读者在使用图书馆或利用馆藏文献资料时，总会遇到各种各样的问题，这时就需要图书馆提供相应的帮助。图书馆的参考咨询服务用于解决读者使用图书馆或利用馆藏文献资料时遇到的各种问题。参考咨询服务形式多样，但可简单划分为线下和线上两种方式。线下咨询即当面咨询，读者可在图书馆总出纳台、各楼层咨询导读台、各业务办公室当面咨询图书馆工作人员，面对面解决问题；线上咨询包括利用电话、邮件、QQ群、微信群、智能咨询服务平台等进行咨询。智能咨询服务平台，即机器人依据已编辑好的语料库，在线实时回答读者提出的问题。如成都医学院图书馆提供了“成一萌”智能咨询服务平台，读者可以从图书馆网站或微信公众号进入智能咨询界面。智能咨询的效果，取决于语料库的完善与更新程度。编辑、维护智能咨询语料库，是图书馆工作人员的重要工作职责之一。初始语料库内容依托日常积累的读者已咨询过的各类问题及对问题的解答；在智能咨询服务平台运行期间，工作人员动态搜集并分析读者的问题，新增或更新解答内容，依据变化了的各种主客观情况，主动完善与更新语料库相关内容。读者一定要充分利用图书馆的智能咨询服务平台，以用好图书馆的各种资源与服务。

信息服务包括培训讲座、新生入馆教育、文献检索课程教学、文献代查代检、馆际互借与文献传递、定题检索、查收查引、科技查新、专利信息检索、学科产出及影响力分析等基于电子文献的服务。培训讲座包括某个或某类数据库的使用培训、文献管理软件的使用培训、某个应用平台的使用培训；图书馆一般会提前发布年度培训计划，读者可主动报名参加培训讲座，甚至以班级或自组织人员的形式向图书馆预约文献信息利用方面的专门培训讲座。新生入馆教育旨在引导学生熟悉图书馆、了解图书馆、掌握利用图书馆的基本方法。其他信息服务旨在帮助读者检索文献、获取文献，或对读者的文献成果予以评价，读者可以在需要时向图书馆信息服务人员寻求帮助。

四、线上服务

在上面的“参考咨询与信息服务”部分，已对一些线上服务进行了介绍，此部分专门对图书馆网站、图书馆微信公众号以及移动图书馆予以专门介绍。

1. 图书馆网站

图书馆网站是了解图书馆、利用图书馆的重要窗口。图书馆网站一般会有新闻公告、图书馆介绍、服务公告类版块，同时提供各类资源检索入口，包括查找纸质书刊的OPAC以及图书馆购买的各类数据库导航。

图书馆购买的电子资源包括电子图书、电子期刊、学位论文、会议论文、报纸全文以及其他知识类的数据库。由于可使用的数据库越来越多，读者对数据库导航的依赖程度越来越高。图书馆数据库导航是指搜集、整理、序化已购买或拥有的数据库、网络资源，形成统一的界面，按照数据库字母顺序、关键词、学科分类、文献类型等实行分类，通过网络方式，方便用户查询检索学术资源的系统工具。一般来说，它是复合型系统，包括文摘索引与评论、学位论文、报纸、专利、标准、多媒体资源、参考工具、电子期刊与会议录、电子图书和教学参考等方面的内容。数据库导航的目的是整合数字资源。现阶段，图书馆对数字资源的整合方法主要有基于 OPAC 的数字资源整合、通过数字资源的 URL 建立导航系统的整合、基于数字图书馆应用系统的整合、基于链接系统的数字资源整合、基于跨库检索系统的数字资源整合，这 5 种整合方式一般会根据需要组合使用。其中 OPAC 的数字资源整合是最主流的整合方法，并在此基础上建立了面向用户提供跨平台、跨数据库、跨内容的新型检索平台。数据库导航方式：层级菜单式导航，通过树形结构，层层展开各类型数据库，并提供检索入口。快速入口式导航：在主页上通过直接提供数据库名称及链接地址方式导航。整合检索式导航：通过字母、学科或语种等方式选择数据库，然后对所选数据库进行整合检索，返回检索结果。

2. 图书馆微信公众号

图书馆微信公众号是图书馆在微信公众平台上申请的应用账号，该账号与 QQ 账号互通，平台上实现和关注了图书馆微信公众号的读者的文字、图片、语音、视频的全方位沟通、互动，形成了一种主流的线上线下微信互动宣传方式。图书馆微信公众号除了通过推文宣传介绍图书馆的资源、服务与各种活动外，还提供系列其他利用图书馆的入口，如馆藏查询、热门图书推荐、外借图书超期读者名单、教学相关信息查询、学习共享空间预约、入馆教育、智能咨询、远程访问，以及其他个人相关功能，如借阅证绑定、图书续借、借阅证解绑、图书荐购等。在校学习期间关注学校图书馆微信公众号，对提升信息素养、利用好图书馆的各类文献资源与服务大有裨益。

3. 移动图书馆

移动图书馆服务是指移动用户通过移动终端设备（如手机、PDA 等），以无线接入方式接受图书馆提供的服务。这种服务模式强调在用户随时随地地需要帮助时为其提供服务，既能满足用户需求，又能提高馆藏资源利用率，有利于改善图书馆在用户和馆员心中的形象。

很多高校图书馆都购买了北京超星公司的移动图书馆，为广大在校读者提供移动图书馆服务。在“应用市场”中搜索“移动图书馆”，安装 APP 程序后，手机桌面上会出现以两本书叠一起为图标的“移动图书馆”应用程序。打开程序，用读者的学号注册并登录后，将会在顶部显示所在学校名称。读者可以在线阅读图书、期刊、报纸、视频、论文等海量电子资源，同时可通过《中图法》导航浏览相应类目的图书，缩小查找范围。移动图书馆还提供了众多高质量的公开课，供读者学习；也提供了有声读物，供读者不便于看手机时通过听的方式“阅读”书籍。除了上述提到的海量学术资源，移动图书馆还提供了辅助学习工具，如书架、云盘、笔记本、通知、通信录、小组、收藏等功能。

参考文献

[1] 王萍. 基于用户接受的移动图书馆服务调查与分析——《基于用户感知的移动图书馆服务接受与使用行为研究》荐读 [J]. 情报理论与实践，2021，44 (2)：209.

[2] 彭拓夫. 泛在信息社会与泛在图书馆服务的系统研究——《泛在信息社会与图书馆服务转型》荐读 [J]. 情报理论与实践，2020，43 (11)：193.

[3] 赵晖. 图书馆服务创新动力机制研究 [J]. 图书馆学研究，2009 (2)：77-79.

第三章　网络医学信息资源

第一节　网络医学信息资源概述

一、医学信息

医学信息涉及的学科包括基础医学、临床医学、预防医学和生物医学等。

基础医学：解剖学、组织胚胎学、生物化学、遗传学、细胞及分子生物学疫学、微生物学、病理生理学、药理学、寄生虫学和神经生物学等。

临床医学：内科，包括肾脏病学、心血管病学、感染与传染病学、老年病学、呼吸病学、内分泌病学、免疫与风湿病学、血液病学、神经病学、消化病学和儿科学等；外科，包括普通外科学、整形外科学、烧伤外科学、胃肠外科学、胸外科学、心脏外科学、创伤及骨科学、麻醉学；其他，包括妇产科学、眼科学、耳鼻喉科学和移植学等。

预防医学：营养食品卫生学、毒理学和劳动与环境保护学等。

生物医学包括遗传学、发育生物学、细胞生物学等。

每个学科的信息表达与传输处理都离不开计算机技术、数字化技术、网络技术和通信技术。这些信息与其他信息一样，经过计算机对信息加工处理、分类汇总和存储传送等操作过程变成有用的信息资源。

二、医学信息学

医学信息学（Medical Information Science）是在信息论、控制论、计算机技术、仿生学、人工智能和系统工程的基础上发展起来的多边缘交叉学科。医学信息学是医学领域的一门学科，其任务是使医疗卫生领域中的信息处理计算机化、智能化和网络化。

医学信息学是研究医学信息的性质，研究机器、生物和人类关于信息的采集、存储、转换、加工、传递、利用和控制的一门新学科。

医学信息学可分成以下分支学科：医院管理信息学、医学情报学、医学影像信息学、医学遗传信息学、医学文献检索学、卫生信息学、护理信息学、生物信息、生命信息学和牙科信息学等。

医学信息学随着计算机技术的兴起而发展，在半个多世纪的发展中渗透到医疗领域的各个方面：电子病历、生物信号分析、医学图像处理、临床支持系统、医学决策系统、医院信息管理系统和卫生信息资源等。医学信息学为提高医疗效果、效率、效力和降低医疗支出，合理配置医学资源做出了杰出的贡献。

三、网络医学信息资源的分类

医学信息获取方式转变，由图书馆转变为网上资源。医学信息资源通过互联网传播、交流和共享已经成为时尚。以前医学资源只有在收藏丰富的图书馆、资料室里才能获取；而今在互联网上可以轻松地获取，且比以前手工的文献检索和阅读书籍要方便、快捷、准确和全面。今天，图书馆的概念也发生了重大变化，呈现在面前的是传统与数字相结合的崭新形式的现代化图书馆。

1. 按信息内容表现形式和用途分类

（1）网络数据库。

网络数据库是网络医学信息资源的主要形式之一，主要是指出版商和数据库生产商在网络上发行的数据库。它可以是电子图书、电子期刊、电子报纸等一次文献数据库，也可以是文摘、索引、目录等二次文献数据库。

网络数据库经过订购后可直接通过互联网或以本地镜像站点访问检索，依托网络发行传递的快捷方便，日益将信息检索、原文传递和最新文献报道等服务融为一体。

（2）电子出版物资源。

电子出版物包括电子期刊、电子报纸、电子图书、电子法规等，在网上浏览、订购该类出版物已成为一种潮流。与印刷型的图书、参考工具书相比，网络上的图书和参考工具书内容更丰富，使用更方便，数据更新颖。

（3）网络医学信息资源搜索引擎和馆藏联机目录。

搜索引擎自动搜索采集网页信息，自动标引，提供布尔逻辑检索、自然语言检索等多种查询方式。除了常规的综合性搜索引擎，如 Google、A1taVlsta、InfoSeek、Lycos 等，还有多元搜索引擎、医学专业搜索引擎，如 Medical Matrix、MedWebPlus、MedFinders 等。多数网络检索工具同时具有关键词检索和目录检索功能。

馆藏联机目录是各图书馆馆藏文献的检索系统，在揭示馆藏文献内容和提供检索、馆藏利用和馆际互借、资源共享等方面发挥着非常重要的作用。

（4）网络医学教育信息资源。

医学教育资源包括针对医学从业人员的职业教育资源和针对普通大众及患者的普及教育资源。前者主要为医学院校网站中的继续教育内容，以及分散在各类网站上的医学教育资源。如想详细了解整个医学继续教育情况，可登录医学继续教育联盟网站（Alliance for CMC），获得医学继续教育机构信息、适用对象、教育专题以及所提供的资源类型等。美国医学教育资格认证委员会（ACCME）网站（http://education.accme.org/）可浏览全美多个获认证资格的教育机构的详细信息。目前许多生物医学网站都专门设有针对患者及普通大众的医学信息，如美国癌症学会、美国内科医师学会、美国癌症研究所的 PDQ 信息库都提供丰富可靠的患者教育资源。一些权威协会、期刊的网页中也提供患者教育信息，包括各种疾病的病因、诊断、治疗标准、预后等详细、易懂的资料。

（5）网络循证医学资源。

循证医学（Evidence-Based Medicine，简称 EBM）是遵循科学证据的临床医学。1979 年英国 Archie Cochrane 提出以系统综述来总结和更新医学各科临床随机对照试验结果，并于 1993 年成立 Cochrane 协作网（http://www.cochrane.org/）。Cochrane 协作网是一个国际性的非营利的民间学术团体，旨在通过制作、保存、传播和更新系统评价提高医疗保健干预措施的效率，帮助人们制定遵循证据的医疗决策。1992—1997 年，Cochrane 协作网的主要任务是收集、整理研究依据，尤其是临床治疗的证据；建立 Cochrane 图书馆，以光盘形式一年四期向全世界发行，并成为公认有关临床疗效证据最好的二次加工信息源，是循证医学实践的可靠证据来源之一。从 1998 年起，Cochrane 协作网更加深入地进行方法学研究，以提高研究依据的质量，将研究依据应用于临床实践及医疗决策。目前，Cochrane 协作网正在加强与循证医学、卫生技术评估、上市药物后效评价等组织和研究项目的合作与相互渗透，更注重系统评价对临床实践、政府卫生决策产生的影响，因而对循证医学的作用已更加深入广泛。

（6）其他网络医学信息资源。

网络医学信息几乎囊括了医学科研、临床、商务和学习的各个方面，其他医学信息资源主要包括医药市场信息资源，生物医学软件资源，医院、医学院和医生信息资源，科研基金申请，求职信息等。

2. 按医学信息专业内容分类

大多数医学信息的组织管理者按照医药卫生的学科属性进行分类，将网络医学信息资源分为基础医学、临床医学、传统医学、预防医学、护理学、药学等。许多网站使用自创的分类体系，如 Medical Matrix 将各种医学信息分为专业（Specialties）、疾病（Diseases）、临床实践（Clinical Practice）、文献（Literature）、教育（Education）、卫生保健和职业（Healthcare and Professionals）、医学计算和互联网技术（Medical Computing&Internet Technology）、市场（Marketplace）等八大类。此外，一些网站使用传统的图书分类法，如《美国国会图书馆图书分类法》（LC）、《杜威十进分类法》（DC 或 DDC）、《国际十进分类法》（UDC）等已经被应用于网络信息资源的组织和检索。此外，还有一些网站应用主题词表构建主题目录。

第二节　搜索引擎

一、搜索引擎概论

互联网上蕴藏着非常丰富的信息资源，从电子期刊、电子工具书、商业信息、新闻、大学和专业机构介绍、软件、数据库、图书馆资源、国际组织和政府出版物到娱乐性信息等。互联网已经成为全球范围内传播科研、教育、商业和社会信息的最主要渠道。但要从这个信息的海洋中准确迅速地找到并获得自己所需的信息，往往比较困难。

为了解决这个问题，搜索引擎（Search Engine）应运而生。

1. 搜索引擎的概念

搜索引擎既是检索软件，又是提供查询和检索的网站。与普通网站不同的是，搜索引擎的主要资源是描述互联网资源的索引数据库和分类目录，其目的是为人们提供一种搜索互联网信息资源的途径。

搜索引擎通过网络机器人（网络信息挖掘系统）在网际某一空间、某一领域中寻找和发现有用或相关的信息，并在此基础上建立检索数据库，通过简单友好的界面提供给用户。搜索引擎的索引数据库，以网页资源为主，有的还包括电子邮件地址、新闻论坛文章、FTP、Gopher 等互联网资源。

2. 搜索引擎的工作原理

搜索引擎并不真正搜索互联网，它搜索的实际上是相关的网页索引数据库。真正意义上的搜索引擎，首先通过网络自动索引程序搜集信息，建立网页索引数据库；当用户提交搜索关键词后，所有在页面内容或 HTML 代码中包含了该关键词的网页都将作为搜索结果被搜索出来，再经过搜索引擎网站自身的算法进行排序后，按照与搜索关键词的相关度高低，依次排列结果，返回给用户，其工作原理如图 3－2－1 所示。搜索引擎工作一般分为四个方面：信息的采集存储、索引数据库的建立、检索界面的建立、检索结果的相关性处理。

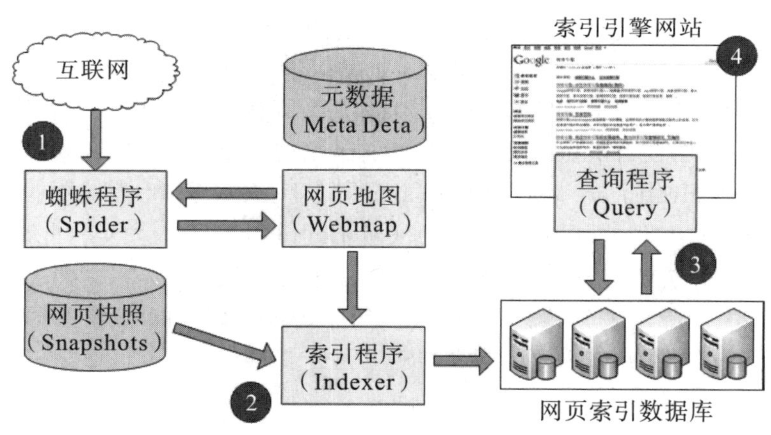

图 3－2－1　搜索引擎的工作原理

搜索引擎对网络资源的搜集和整理主要有两种方式：一是图书馆和信息服务专业人员通过对互联网信息资源进行筛选、组织和评价，编制描述网络资源的主体目录，不过，其编制速度可能无法适应互联网资源增长变化的速度。二是计算机人员设计开发巡视软件和网络机器人等，对互联网资源进行自动搜集、整理、加工和标引。这一方式省时、省力，加工信息的速度快、范围广，可向用户提供关键词、词组或自然语言的检索。

由于计算机软件在人工智能方面与人脑的思维还有很大的差距，检索的准确性和相关性的判断质量不高。现在很多搜索引擎则是把人工编制的主体目录和搜索引擎提供的关键词检索结合起来，充分发挥两者的优势。但互联网本身的特点，任何一种搜索引擎都不可能做到对互联网信息资源的全面检索。

3. 搜索引擎的类型

（1）全文搜索引擎（Full Text Search Engine）。

全文搜索引擎中在国外具代表性的有Google、Bing、Lycos等，国内著名的有百度、搜狗搜索、360搜索等。它们的搜索方式都是从提取互联网上各个网站的信息（以网页文字为主）而建立的数据库中，检索与用户查询条件匹配的相关记录，然后按一定的排列顺序将结果返回给用户。

从搜索结果来源的角度，全文搜索引擎又可细分为两种。一种是拥有自己的检索程序（Indexer），俗称“蜘蛛程序”（Spider）或“机器人程序”（Robot），并自建网页数据库，搜索结果直接从自身的数据库中调用，上面提到的Google和百度就属于此类；另一种则是租用其他引擎的数据库，并按自定的格式排列搜索结果，如Lycos引擎。

（2）目录索引（Search Index/Directory）。

目录索引类搜索引擎将网站分门别类地存放在相应的目录中。用户在查询信息时，可选择关键词搜索，也可按分类目录逐层查找。如以关键词搜索，返回的结果跟全文搜索引擎一样，也是根据信息关联程度排列网站，只不过其中人为因素要多一些。如果按分类目录查找，某一目录中网站的排名则由标题字母的先后顺序决定。目录索引类搜索引擎中最具代表性的是新浪分类目录搜索。这类搜索引擎虽然有搜索功能，但只是按目录分类的网站链接列表而已，严格意义上不能称为真正的搜索引擎。用户完全可以按照分类目录找到所需要的信息。该类搜索引擎因为加入了人工维护，所以信息准确、导航质量高，缺点是需要人工介入、维护工作量大、信息量少、信息更新不及时。

目前，全文搜索引擎与目录索引类搜索引擎有相互融合渗透的趋势。原来一些纯粹的全文搜索引擎现在也提供目录搜索。如Google就借用Open Directory提供分类查询。而像Yahoo这些老牌目录索引类搜索引擎则通过与Google等搜索引擎合作扩大搜索范围。在默认搜索模式下，一些目录索引类搜索引擎首先返回的是自己目录中匹配的网站，而另外一些则默认的是网页搜索。

（3）元搜索引擎（Meta Search Engine）。

元搜索引擎也称集成搜索引擎，它没有自己的数据库，而是将用户的查询请求同时向多个搜索引擎递交。将返回的结果进行去重、排序等处理后，作为自己的结果返回给用户。这类搜索引擎的优点是返回结果的信息量更大、更全，缺点是不能够充分使用所集成搜索引擎的功能，用户需要做更多的筛选。

著名的外文元搜索引擎有InfoSpace、Dogpile、Vivisimo等，中文元搜索引擎中具代表性的是360搜索。在搜索结果排列方面，有的直接按来源排列搜索结果，如Dogpile；有的则按自定的规则将结果重新排列组合，如Vivisimo。近年来，元搜索引擎在改进用户页面、扩大检索范围、消除重复信息等方面做出了越来越多的努力。

二、通用搜索引擎

通用搜索引擎是包罗万象的一类搜索引擎，此类搜索引擎的特点是检索范围广泛，不受任何学科限制，因而，它们是我们日常生活和学习中使用最多的搜索引擎。

1. 百度

(1) 简介。

百度（http://www.baidu.com/）在2000年1月创立于北京中关村，是全球最大的中文搜索引擎。创立之初，百度就将自己的目标定位于打造中国人自己的中文搜索引擎，并为此不懈努力。多年来，百度一直孜孜不倦地追求技术创新，依托于博大精深的中文智慧，致力于为用户提供简单、可依赖的互联网搜索服务。百度每天响应来自全世界100多个国家超过数亿次的搜索请求。用户可以通过百度主页，在瞬间找到相关的搜索结果，这些结果来自百度超过10亿的中文网页数据库，并且，这些网页的数量每天正以千万级的速度增长。百度除网页搜索外，还提供MP3、文档、地图、影视等多样化的搜索服务，率先创造了以贴吧、知道、百科、空间为代表的搜索社区，将无数网民头脑中的智慧融入了搜索。百度是中国人的搜索引擎，它为中国网民最便捷地获取信息、找到所求、公平地获取信息做出了不懈的努力。

(2) 基本检索。

百度基本检索界面如图3−2−2所示，在基本检索页面，用户在检索框中输入检索词，点击“百度一下”或按回车键，即可返回检索结果。支持由字、词+逻辑运算符构造的检索式。

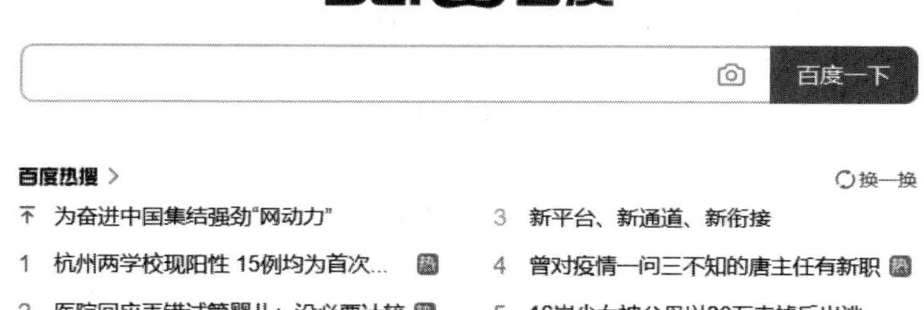

图3−2−2　百度基本检索界面

(3) 高级检索。

百度高级检索界面如图3−2−3所示。点击百度首页右上角“设置”，在下拉菜单中选择“高级检索”进入，高级检索以表单形式出现，用户可以通过对检索词的组合、时间、文档格式、关键词位置、站点等要素进行限定和组配，从而提高检索的准确性。

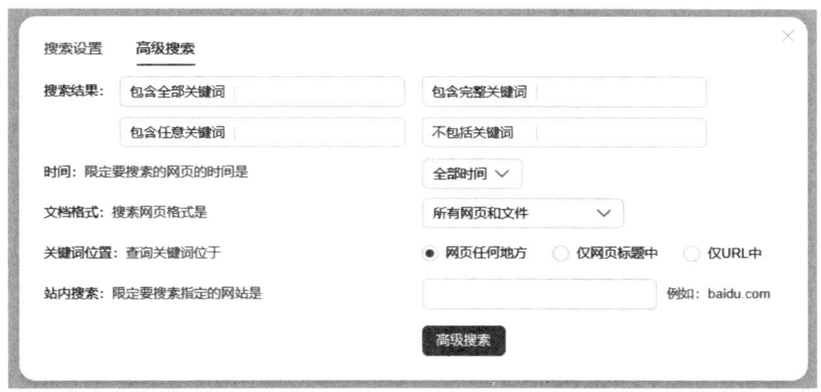
搜索设置
高级搜索
搜索结果：
包含全部关键词
包含完整关键词
包含任意关键词
不包括关键词
时间：限定要搜索的网页的时间是
全部时间
文档格式：搜索网页格式是
所有网页和文件
关键词位置：查询关键词位于
网页任何地方
仅网页标题中
仅URL中
站内搜索：限定要搜索指定的网站是
例如：baidu.com
高级搜索

图 3－2－3　百度高级检索界面

高级检索除了用高级检索界面来完成外，也可以直接在主页的检索框里用相应的检索指令来完成，以下是一些常用的高级检索语法。

①精确检索——双引号和书名号。

百度可以使用双引号和书名号进行精确匹配检索。

使用双引号“”可以精确匹配关键词，代表完全匹配搜索，搜索的结果包含所有关键词且顺序一致，如图 3－2－4 所示。

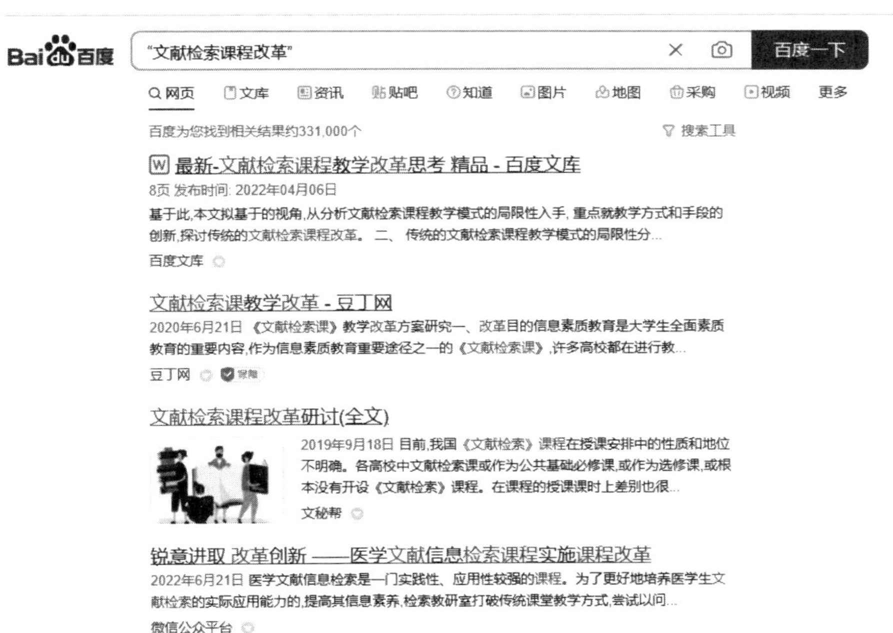
Bai百度
"文献检索课程改革"
百度一下
网页
文库
资讯
贴吧
知道
图片
地图
采购
视频
更多
百度为您找到相关结果约331,000个
搜索工具
最新-文献检索课程教学改革思考 精品 - 百度文库
8页 发布时间: 2022年04月06日
基于此,本文拟基于的视角,从分析文献检索课程教学模式的局限性入手,重点就教学方式和手段的创新,探讨传统的文献检索课程改革。 二、 传统的文献检索课程教学模式的局限性分...
百度文库
文献检索课教学改革 - 豆丁网
2020年6月21日 《文献检索课》教学改革方案研究一、改革目的信息素质教育是大学生全面素质教育的重要内容,作为信息素质教育重要途径之一的《文献检索课》,许多高校都在进行教...
豆丁网
文献检索课程改革研讨(全文)
2019年9月18日 目前,我国《文献检索》课程在授课安排中的性质和地位不明确。各高校中文献检索课或作为公共基础必修课,或作为选修课,或根本没有开设《文献检索》课程。在课程的授课课时上差别也很...
文秘帮
锐意进取 改革创新 ——医学文献信息检索课程实施课程改革
2022年6月21日 医学文献信息检索是一门实践性、应用性较强的课程。为了更好地培养医学生文献检索的实际应用能力的,提高其信息素养,检索教研室打破传统课堂教学方式,尝试以问...
微信公众平台

图 3－2－4　双引号检索案例

书名号《》：在百度中，书名号会出现在搜索结果中，被书名号括起来的内容不会被拆分。书名号在某些情况下特别有效果，例如查电影或者小说，如图 3－2－5所示。

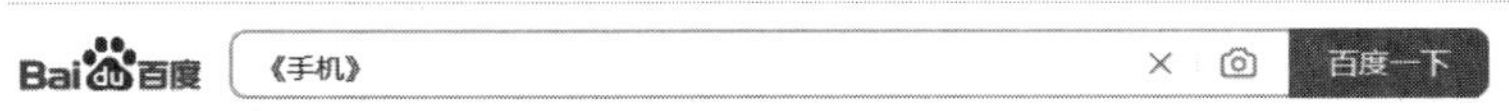
Bai百度
《手机》
百度一下

手机(2003年冯小刚执导剧情片) - 百度百科
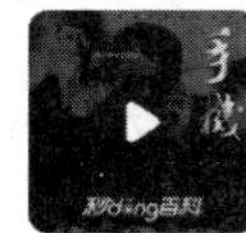
类型：电影作品
导演：冯小刚
简介：《手机》是冯小刚执导的一部贺岁喜剧片，于2003年底上映，由葛优、范冰冰等主演。影片改编自刘震云同名小说《手机》，...
剧情简介 演职员表 角色介绍 幕后花絮 获奖记录 更多 >
百度百科
手机(2010年沈严、王雷执导的电视剧) - 百度百科
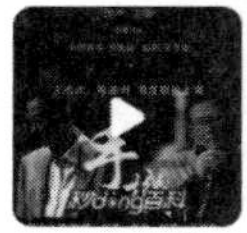
类型：电视剧作品
导演：沈严、王雷
简介：《手机》是由尚品佳作影视出品，沈严、王雷执导，王志文、陈道明、梅婷、刘蓓、柯蓝等主演的都市剧。该剧讲述了著名清...
剧情简介 分集剧情 演职员表 角色介绍 音乐原声 更多 >
百度百科
《手机》_电视剧_央视网(cctv.com)
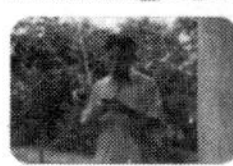
2013年5月31日 本期节目主要内容：花姐摆摊卖拌鸡皮,叮叮妹把孩子放在花姐这里待看,谁知道小孩子不小心把花姐的手机摔坏了......宝器在街上拍美女被人把手机打坏了,这下夫妻二人的手机都坏了...... (...
央视网

图 3-2-5 书名号检索案例

②并行搜索——“|”。

使用“|”表示逻辑“或”，例如您要查询“文献检索”或“信息检索”的相关资料，无须分两次查询，只要输入“文献检索|信息检索”搜索即可，如图 3-2-6 所示。

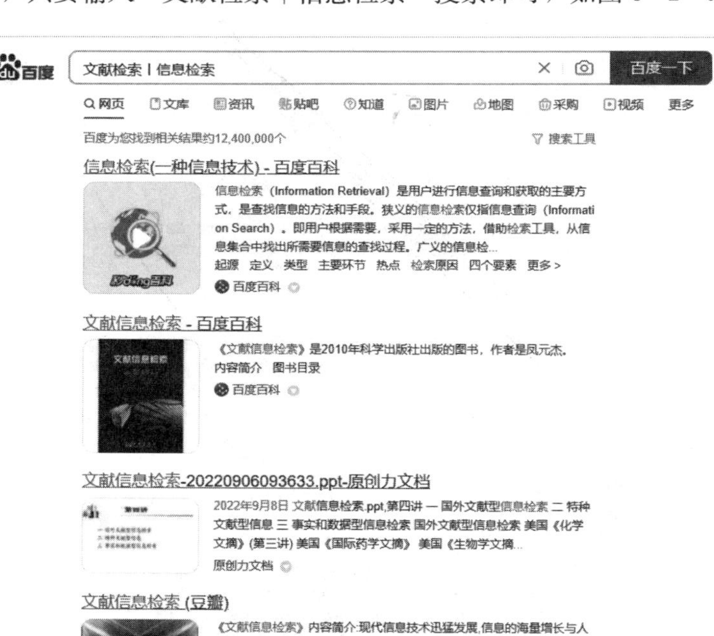
Bai百度
文献检索 | 信息检索
百度一下
网页 文库 资讯 贴吧 知道 图片 地图 采购 视频 更多
百度为您找到相关结果约12,400,000个
搜索工具
信息检索(一种信息技术) - 百度百科
信息检索（Information Retrieval）是用户进行信息查询和获取的主要方式，是查找信息的方法和手段。狭义的信息检索仅指信息查询（Information Search）。即用户根据需要，采用一定的方法，借助检索工具，从信息集合中找出所需要信息的查找过程。广义的信息检...
起源 定义 类型 主要环节 热点 检索原因 四个要素 更多 >
百度百科
文献信息检索 - 百度百科
《文献信息检索》是2010年科学出版社出版的图书，作者是凤元杰。
内容简介 图书目录
百度百科
文献信息检索-20220906093633.ppt-原创力文档
2022年9月8日 文献信息检索.ppt,第四讲 — 国外文献型信息检索 二 特种文献型信息 三 事实和数据型信息检索 国外文献型信息检索 美国《化学文摘》(第三讲) 美国《国际药学文摘》 美国《生物学文摘...
原创力文档
文献信息检索 (豆瓣)
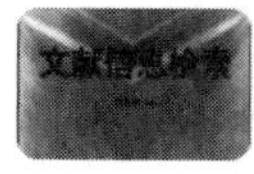
《文献信息检索》内容简介:现代信息技术迅猛发展,信息的海量增长与人们对信息的特定需求之间的矛盾越来越突出,信息素质教育已经成为当代大学生素质教育的主要内容之一。文献信息检索课是对大学生...
豆瓣读书
信息检索 - COOC
2022年8月31日 信息检索是指将信息按一定的方式组织和储存起来,并根据信息用户的需要找出有关信息的过程。在一定信息需求驱动下,利用现有信息资源有效获取所需信息的活动过程...
酷课在线学习平台

图 3-2-6 并行搜索检索案例

③排除词语——“-”。

使用“-”表示逻辑“非”，如果需要查询结果中不包含特定查询词，可以用“-”语法排除所有含有这些特定关键词的网页。例如，搜“牙齿矫正”，希望检索关于牙齿矫正方面的内容，但搜索结果中出现很多广告内容，那么输入下面的关键词进行检索“牙齿矫正 -广告”，如图 3-2-7 所示。注意，前一个关键词和“-”号之间必须有空格。

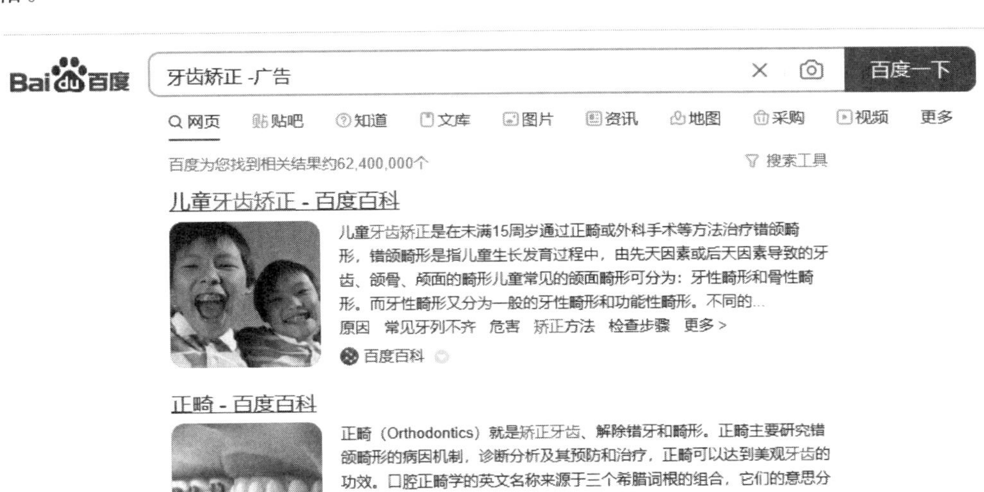
Bai百度
牙齿矫正 -广告
百度一下
网页 贴吧 知道 文库 图片 资讯 地图 采购 视频 更多
百度为您找到相关结果约62,400,000个
搜索工具
儿童牙齿矫正 - 百度百科
儿童牙齿矫正是在未满15周岁通过正畸或外科手术等方法治疗错颌畸形，错颌畸形是指儿童生长发育过程中，由先天因素或后天因素导致的牙齿、颌骨、颅面的畸形儿童常见的颌面畸形可分为：牙性畸形和骨性畸形。而牙性畸形又分为一般的牙性畸形和功能性畸形。不同的...
原因 常见牙列不齐 危害 矫正方法 检查步骤 更多 >
百度百科
正畸 - 百度百科
正畸（Orthodontics）就是矫正牙齿、解除错牙和畸形。正畸主要研究错颌畸形的病因机制，诊断分析及其预防和治疗，正畸可以达到美观牙齿的功效。口腔正畸学的英文名称来源于三个希腊词根的组合，它们的意思分别是“牙齿”“矫正”“学科”，即大家所说的“矫正...
学术基础 正畸治疗 适应症 正畸方法 禁忌症 并发症 更多 >
百度百科
牙齿矫正的方法_有来医生
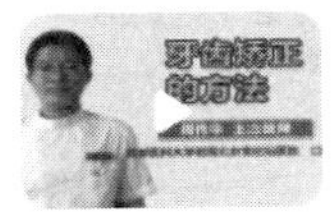
牙齿矫正的方法
视频 时长 01:49
2018年9月19日 - 牙齿矫正是一个非常复杂的学科,不是像大家所想象的那么简单,大家千万不要相信一些短期快速矫正的广告,应该选择正...
m.baidu.com/bh/m/detail/sv_3...

图 3-2-7　排除词语检索案例

④对文件类型进行限定查找——“filetype”。

百度支持对 Office 文档（包括 Word、Excel、PowerPoint）、Adobe PDF 文档、RTF 文档进行全文搜索。如需检索特定类型的文档，则可以在检索词后面加一个“filetype:”限定文档类型。“filetype:”后可以跟以下文件格式：doc、xls、ppt、rff、pdf、all。其中 all 表示搜索所有这些文献类型。

【例 1】 检索有关信息检索的课件。

检索式为：信息检索 filetype:ppt（见图 3-2-8）。

Bai度百度 信息检索 filetype:ppt 百度一下

网页 文库 资讯 贴吧 知道 图片 地图 采购 视频 更多

时间不限 PowerPoint 站点内检索 清除

信息检索基本知识 - 百度文库

73页 发布时间: 2023年01月03日

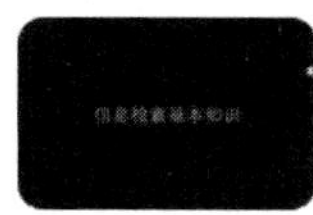

信息检索基本知识 主要内容 一. 数据、信息、知识、文献二. 文献信息源类型三. 信息检索语言四. 信息检索途径五. 信息检索类型六. 信息检索系统七. 信息检索方法八. 信息检索步骤 一、数据、信息...

百度文库

信息检索 PPT - 百度文库

24页 发布时间: 2021年09月13日

信息检索 PPT 信息检索 信息的特征 载体依附性 信 无限共享性 息 的 永不枯竭性 特征 开发增值性 应用时效性 存在普遍性 2 二、知识(knowledge)《汉语词典》中解释为:人们在...

百度文库

图 3—2—8　“filetype”检索案例①

【例 2】 检索有关循证医学的 pdf 文档。

检索式为：循证医学 filetype:pdf（见图 3—2—9）。

Bai度百度 循证医学 filetype:pdf 百度一下

网页 文库 资讯 贴吧 知道 图片 地图 采购 视频 更多

时间不限 PDF 站点内检索 清除

循证医学基础知识 - 百度文库

19页 发布时间: 2022年06月18日

二、循证医学基本思想 任何医疗决策的确定,都要基于临床科研所取得的最佳证据, 即无论临床医生确定治疗方案和专家确定治疗指南,都应依据现有 的最佳证据进行;证据是循证医学...

百度文库

【PDF】循证医学资源检索

文件格式: PDF/Adobe Acrobat - HTML版

循证医学资源检索 田瑞 一, 循证医学概况 □ 1,循证医学的基本概念 □ 2,循证医学产生的历史 □ 3,学习循证医学的必要性 □ 4,循证医学与传统医学的关系 1,循证医学的基本概...

首都医科大学图书馆

图 3—2—9　“filetype”检索案例②

⑤对搜索网站进行限定查找——“site”。

“site”表示搜索结果局限于某个具体网站或者网站频道，如“www. sina. com. cn”“edu. sina. com. cn”；或者是某个域名，如“com. cn”等。

【例 3】 查找成都医学院网站上有关本科教育水平评估的事宜。

检索式为：本科教育水平评估 site:cmc. edu. cn（见图 3—2—10）。

本科教育水平评估 site:cmc.edu.cn
百度一下
网页 资讯 贴吧 知道 文库 图片 地图 采购 视频 更多
时间不限 所有网页和文件 cmc.edu.cn 清除
学校组织参加教育部评估中心“本科教育教学质量监测体系建...
6天前 为迎接新一轮本科教学审核评估工作,精准把握新一轮审核评估的本质内涵和精髓要义,2月15日上午,学校组织各单位参加由教育部教育质量评估中心在线开展的“本科教育教学质...
news.cmc.edu.cn/info/1008/238....
成都医学院两项《质量报告》应用案例入选教育部教育质量评...
2023年2月1日 近日,教育部教育质量评估中心公布《全国普通高校本科教育教学质量报告》应用典型案例评选结果,成都医学院推荐的两项应用案例《临床医学卓越医生班创新教学模式...
news.cmc.edu.cn/info/1004/238....

图 3-2-10　“site”检索案例

⑥搜索的关键字包含在 URL 链接中——“inurl”。

“inurl”语法返回的网页链接中包含第一个关键字，后面的关键字则出现在链接中或者网页文档中。有很多网站把某一类具有相同属性的资源名称显示在目录名称或者网页名称中，比如“movie”“pdf”等。于是，就可以用“inurl”语法找到这些相关资源链接，然后，用第二个关键词确定是否有某项具体资料。“inurl”语法和基本搜索语法的最大区别在于，前者通常能提供非常精确的专题资料。

【例 4】检索 URL 中包含“movie”且内容包含“手机”的网页。

检索式为：手机 inurl:movie（见图 3-2-11）。

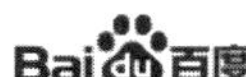
手机 inurl:movie
百度一下
网页 贴吧 知道 文库 图片 资讯 视频 地图 采购 更多
百度为您找到相关结果约4,800,000个
搜索工具
手机(豆瓣)

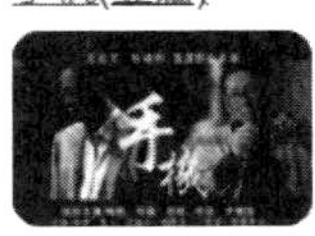
2010年5月10日 后来又有了手机。人与人之间的沟通由难转易,现如今,又似乎由易转难了。这难,大约有两种原因,一是无话可说,二是说的太多。电视剧的前几集里,于文娟追着严守一想跟他聊聊他工作上...
豆瓣电影
手机(豆瓣)

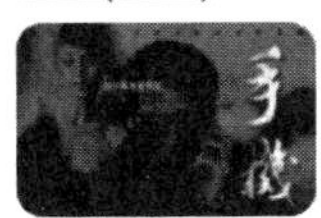
最近因为崔永元的事情看了一下这部电影。就电影本身来说拍的不错,至于崔与冯的恩怨,还是支持崔。这事儿,还是冯导做的不地道在... 展开 240
9木森林2018-06-06 06:31:26 国产电影中有一股风气,就是...
豆瓣
手机(豆瓣)

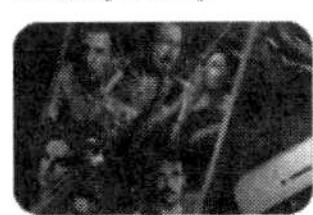
塔卡沙插画手机壁纸全系列。1653喜欢 OhBoyDaily的相册 壁纸?是啦~壁纸啦! 501喜欢 LL2L的相册 更多图文 关于手机的小组… (全部) 买手机是件大事 108455 个成员在此聚集 口袋摄影 13...
豆瓣
手机- 全部影评 - 豆瓣
《手机》电影观后 《手机》的小说不错,电影也还可以。虽然风格不太一样,二者都还不错。也许是因为比较贴近生活,让人觉得不是那么遥不可及的事情,所以看着看着大家就容易往自...
豆瓣

图 3-2-11　“inurl”检索案例

⑦搜索的关键字包含在网页标题中——“intitle”。

在一个或几个关键词前加“intitle:”，可以限制只搜索网页标题中含有这些关键词的网页，“intitle:”和后面的关键词之间不要有空格。

【例 5】查找标题包含信息素养教育的网页。

检索式为：intitle:信息素养教育（见图 3－2－12）。

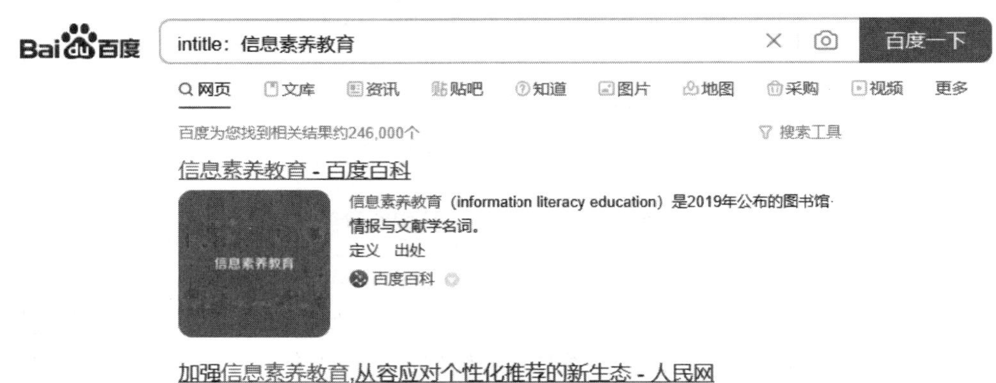

图 3－2－12 “intitle”检索案例

（4）百度学术搜索。

百度学术是百度旗下的免费学术资源搜索平台，致力于将资源检索技术和大数据挖掘分析能力贡献于学术研究，优化学术资源生态，引导学术价值创新，为海内外科研工作者提供全面的学术资源检索和最好的科研服务体验。其首页如图 3－2－13 所示。

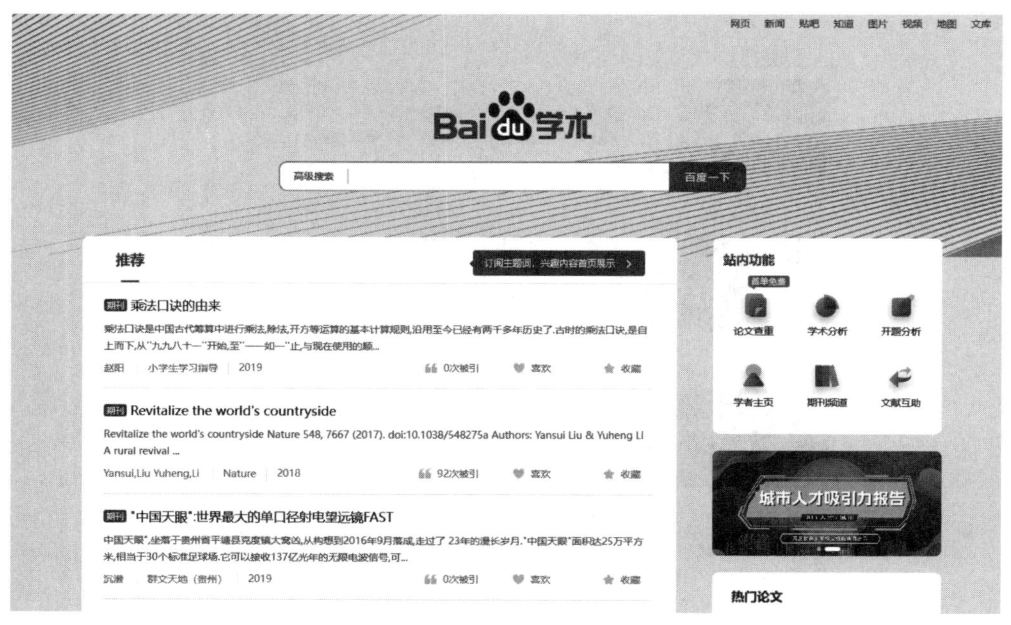

图 3－2－13 百度学术首页

百度学术收录了包括知网、维普、万方、Elsevier、Springer、Wiley、NCBI 等国内外学术站点，索引了超过 12 亿个学术资源页面，建设了包括学术期刊、会议论文、学位论文、专利、图书等类型在内的 6.8 亿多篇学术文献，成为全球文献覆盖量最大的学术平台，在此基础上构建了包含 400 多万个中国学者主页的学者库和包含 1.9 万多中外文期刊主页的期刊库。百度学术以强大的技术和数据优势为学术搜索服务打下了坚实的基础，目前每年为数千万学术用户提供近 30 亿次服务。

百度学术包括基本检索和高级检索，检索结果页面如图 3－2－14 所示。检索结果页面可以按照时间、领域、文献类型、关键词、获取方式等进行筛选，从而获取更精确的检索结果。

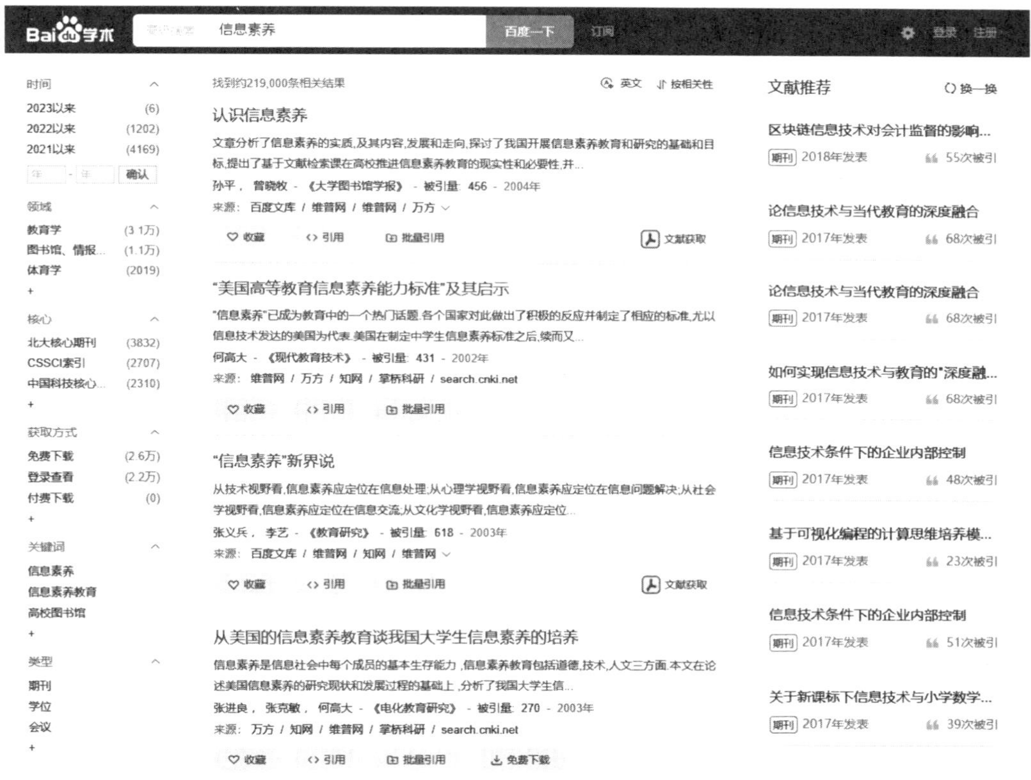

图 3－2－14 百度学术检索结果界面

（5）百度其他功能。

百度还提供百度百科、百度知道、百度文库、百度识图、百度经验等特色服务，下面简单介绍几种。

①百度百科（http://baike.baidu.com/）。

百度百科是百度公司推出的一部内容开放、自由的网络百科全书，百度百科旨在创造一个涵盖各领域知识的中文信息收集平台。百度百科强调用户的参与和奉献精神，充分调动互联网用户的力量，汇聚上亿用户的头脑智慧，积极进行交流和分享。同时，百度百科实现了与百度搜索、百度知道的结合，从不同的层次上满足用户对信息的需求。

百度百科的目标是成为全球最大的中文网络百科全书。

②百度文库（http://wenku.baidu.com/）。

百度文库是百度发布的供网友在线分享文档的平台。百度文库的文档由百度用户上传，需要经过百度的审核才能发布，百度自身不编辑或修改用户上传的文档内容。百度文库的文档包括教学资料、考试题库、专业资料、公文写作、法律文件、文学小说、漫画游戏等多个领域的资料。

③百度知道（http://zhidao.baidu.com/）。

百度知道是一个基于搜索的互动式知识问答分享平台，于2005年6月21日发布。百度知道的搜索模式是用户自己有针对性地提出问题，通过积分奖励机制发动其他用户来解决该问题。同时，这些问题的答案又会进一步作为搜索结果，提供给其他有类似疑问的用户，达到分享知识的效果。

④百度识图（https://graph.baidu.com/pcpage/index?tpl_from=pc）。

百度识图是百度图片搜索推出的一项新功能。常规的图片搜索是通过输入关键词的形式搜索到互联网上相关的图片资源，而百度识图则能实现用户通过上传图片或输入图片的url地址，就能搜索到互联网上与这张图片相似的其他图片资源，同时也能找到这张图片相关的信息。

⑤百度经验（https://jingyan.baidu.com/）。

百度经验是百度于2010年推出的一款生活知识系新产品。它主要告诉用户“具体怎样做”，重在解决实际问题。在架构上，整合了百度知道的问题和百度百科的格式标准。百度经验集中解决用户“怎样做”“怎么办”这一类问题，并专门针对这类问题所具有的普遍性、过程性的特点，提供更便于用户阅读、学习和尝试的解答形式。

2. 其他通用搜索引擎

(1) Google。

Google（http://www.google.com/）是通用搜索引擎里最优秀的搜索引擎之一。Google自己提出的使命是：整合全球信息，使人人皆可访问并从中受益。完成该使命的第一步始于Google创始人Lary Page和Sergey Brin在斯坦福大学的学生宿舍内共同开发了全新的在线搜索引擎，然后迅速传播给全球的信息搜索者。Google目前被公认为全球规模最大的搜索引擎，它提供了简单易用的免费服务，用户可以在瞬间得到相关的搜索结果，用户可使用100多种语言查找信息，查看股价、地图和要闻，查找美国境内所有城市的电话簿名单，搜索数十亿计的图片并详读全球最大的Usenet信息存档：超过10亿条帖子，发布日期可以追溯到1981年……Google的实用性及便利性赢得了众多用户的青睐，而它的不断创新更是给用户带来无尽的惊喜。用户可以利用Google提供的基本检索、高级搜索等功能实现不同的检索需求。

(2) 微软必应。

微软必应（https://cn.bing.com/）是微软公司于2009年推出，用以取代Live Search的全新搜索引擎。为符合中国用户使用习惯，Bing中文品牌名为“必应”。用户可登录微软必应首页，打开内置于Windows操作系统的必应应用，或直接按下Windows Phone手机搜索按钮，均可直接获得必应的网页、图片、视频、词典、翻译、资讯、地图等全球信息搜索服务。

（3）搜狗搜索。

搜狗搜索（https://www.sogou.com/）是搜狐公司于2004年推出的全球首个第三代互动式中文搜索引擎。搜狗搜索从用户需求出发，以人工智能新算法来分析和理解用户可能的查询意图，对不同的搜索结果进行分类，对相同的搜索结果进行聚类，引导用户更快速准确地定位目标内容。在抓取速度上，搜狗通过智能分析技术，对于不同网站、网页采取了差异化的抓取策略，充分地利用了带宽资源来抓取高时效性信息，确保互联网上的最新资讯能够在第一时间被用户检索到。

三、网络信息资源评价

1. 评价的意义

与传统的信息资源相比，互联网信息资源的首要特点即广泛的可存取性(Accessibility)，网络信息的自由存取和易用性，导致了网络信息资源的繁盛。任何可想象到的学科、主题领域均有大量的网络信息产生。网上信息广泛、丰富，却缺乏组织和质量控制，呈现无限、无序、优劣混杂的发展状态。网络用户均明显地感觉到由信息过载所引起的困惑和无所适从。用户对获取高质量网络信息的期望日益提高，他们希望所获取的网络信息是有效的、可靠的、权威的、相关的和适用的。面对网络信息资源的质量不均衡状态，发展网络信息资源评价方法及相关标准和工具是至关重要的。进行网络信息资源评价，从信息海洋中甄别、挑选出有学术价值或利用价值的精华部分，推荐给网络用户使用，可以较好地屏蔽一些信息污染或检索噪声，提高用户利用互联网信息资源的效率。

另外，互联网改变了传统的信息发布和评价程序。在印刷型文献时代，信息的评价和过滤是由编辑、出版者、评论人员或权威部门（如政府机构等）、学科专家等来完成的。而在互联网时代，发表自由使信息的生产跳过了编辑出版这一至关重要的质量控制环节，对网络信息的评价更多地要由网络用户自己承担。因此，网络用户必须了解和掌握一些网络信息资源的评价标准和评价方法，以使自己的上网“冲浪”是建立在某种分析和判断基础上的“智能性”的访问，同时还能对自己所搜集和获取到的信息资源的价值有所判断。而网络用户同时也会成为网络信息的编辑、生产者，掌握有关的评价标准，能够在编辑和生产网络信息的过程中有所规范，在几个关键的方面注意按照标准的要求去做，进而提高网络信息的质量。

2. 网络信息资源评价的主体与客体

网络信息资源评价的主体通常包括：以营利为目的提供网络资源评价服务的商业机构；以研究为目的开发网络信息服务资源的非营利性组织；以教学、科研服务为主，利用自身资源、人力优势开展评价研究服务的高等院校系、所、图书馆；有兴趣、有能力、目的不一的个人。由于对网络信息资源进行评价的目的不同，各类评价主体在评价的标准、范围、方式、方法和侧重点等方面各有不同，评价结果差异较大。

网络信息资源评价的客体通常包括网站和网页，具体地说，包括网站和网页所承载的信息内容及承载网络信息内容的载体网站和网页，我们不仅要评价网站中具体信息的内在属性和外在属性，同时要关注发布这些信息的网站的组织设计水平、运作方式及人员素质等与信息资源质量密切相关的因素。

3. 网络信息资源评价的方法

网络信息资源评价的方法包括定性评价方法和定量评价方法。

（1）定性评价方法。

定性评价方法即按照一定的评价标准，对所评价网站、网页的内容与形式特性进行评价。这是目前网络信息资源评价的主要方法。就实施评价的主体区分，目前较常见的是用户评价法和第三方评价法（第三方即相对于信息资源发布者与信息用户而言的第三者）；就实施评价的主要方式区分，包括专家评价法、问卷调查及统计法等。定性评价方法的核心在于选择科学合理的评价指标体系，这关系到评价的客观性、公正性、科学性和合理性。由于目前尚未形成统一、科学的评价指标体系，各类评价往往不可避免地带有浓厚的主观色彩，从而影响到评价结果的客观性、公正性和可信度。

（2）定量评价方法。

定量评价方法即按网络信息资源自身特征和规律，采用数量分析方法进行客观评价。这是目前正努力研究探讨的网络资源评价方法。如对网络信息资源被访问、登录、链接和检索次数的统计分析，借鉴传统引文分析法评价网络信息资源价值和重要性的网络计量法都属此范畴。定量评价方法可用于评价分析网络信息资源的分布情况和被利用情况。从理论上说，定量评价方法具有较强的客观性和公正性，但由于网络信息资源具有高度离散、动态、无序的特点，在目前的技术条件下，进行完全的量化评价尚有一定的难度。

第三节　开放获取资源

一、概述

1. 背景及其发展

科研人员将研究成果的版权有偿或无偿地转移给出版商，出版商将其制作成各种文献发行传播，再由个人使用者、图书馆、政府和科研范围购买使用。在这种学术信息传播和交流机制下，出版商日益垄断市场，学术交流由出版商控制并逐步商业化。另外，科研机构和人员在获取科研信息资源时面临经费短缺、出版物价格上涨的问题，发展中国家更难获得重要的学术资源。开放获取（Open Access，简称 OA）的目的就是打破出版商的垄断，使学术交流的主导权和控制器重回到科研人员手里。

随着网络技术的发展及科学研究、交流的广泛开展，许多组织机构及个人已经通过网络提供免费学术资源。在互联网上可以免费获得具有学术研究价值的社会科学或自然科学领域的电子资源统称为网络免费学术资源。网络免费学术资源可以是数据库、电子图书、电子期刊、电子预印本系统、网上书店，以及政府、高校、信息中心、协会或组织网站和专家学者个人主页、博客等。

OA 出现于 20 世纪 90 年代，旨在促进学术交流，扫除学术障碍。按照布达佩斯开放获取先导计划（Budapest Open Access Initiative，简称 BOAI）的定义，OA 指文献在网络公共领域里被免费获取，允许互联网用户阅读、下载、拷贝、传递、打印、检索、超级链接该文献，抓取信息用于索引等。OA 依托网络技术，采用“发表付费、阅读免费”的形式，实现学术文献资源的知识共享。用户在使用时不受财力、法律或技术限制，只需在获取文献时保持完整性，版权归作者所有（使用者有权控制其作品的完整性，确保作品被正确接受和引用）。

OA 服务实现的途径有很多，如搜索引擎、主题论坛、学术 Blog、Wiki、RSS 订阅等，目前被学术界认同并得以广泛应用的两种途径是 OA 期刊和 OA 仓储。OA 期刊有延时 OA 期刊（Delayed Open Access Journals）、半开放 OA 期刊（Partial Open Access Journals）和完全 OA 期刊（Open Access Journals）之分。其中，延时 OA 期刊指出版一段时间（几个月或一年）后，可以免费获取的期刊；半开放 OA 期刊指仅对某些卷期（篇）有特别报道价值或作者已经支付出版费用的内容开放 OA 的期刊。OA 仓储可分为个人主页、学科仓储（Subject－specific Repositories）和机构仓储（Institutional Repositories）等。

文献的 OA 并不影响学术质量，很多 OA 期刊都出自同行评议（Peer Review）的期刊，文献在 OA 前后，也会按照惯例在相应的期刊上出版，OA 的出现不是为了取代期刊出版的方式，而是对现有出版方式的一种有益补充。由于文献信息能被更多人免费无障碍获取，学术剽窃也更容易被发现。

2. 使用 OA 资源应注意的问题

OA 作为近些年出现的一种便捷高效的学习交流传播模式，目前已经得到了学术界的普遍认可和高度重视。而对于图书馆馆藏资源的重要组成部分及用户获取信息的重要途径——OA 资源，如何充分、准确、全面、深入地对其加以利用，已经成为目前亟待解决的问题。

（1）OA 资源的质量问题。

OA 期刊通过严格的同行评议确保期刊的质量。而 OA 知识库内的资源通常只会在格式上进行一定的规范和约束，没有严格的质量把关，导致 OA 知识库资源的质量控制问题备受争议。因此，OA 知识库在其建立之初就应对收录文献建立较为完善的审核评估体系，从而保障知识库的学术影响力和学术声誉。

（2）OA 资源的著作权问题。

OA 资源的使用和传播要求用户确保作品的完整性，并标明作者信息，用户使用时还要注明论文的题目、作者、出处。即使 OA 的方式基本遵循了有关著作权的相关要求，但是对原创作者著作权的保护仍然十分必要。

（3）OA 资源的其他问题。

OA 资源存在实效性和多边性，部分资源所有者出于自身利益的考虑，即使声明了资源免费也不会完全无偿地提供给使用人，而且网址链接更替频繁和系统维护效率低下，给用户在使用过程中带来诸多不便，有些链接资源不能保证100%有效。OA资源的质量评价工作仍有待加强。OA资源为研究人员获取信息和交流提供了一个崭新的平台，但未经审核的论文，例如OA知识库中发表的一些文献，也可能包含不够准确的观点和错误的信息，都还需要用户仔细甄别。

二、国外重要OA资源举要

1. Free Medical Journals

Free Medical Journals是由法国Bernd Sebastin Kamps建立的期刊信息网站，免费提供医学期刊全文，其访问界面如图3－3－1所示。Free Medical Journals收录了10余个语种的5000余种生物医学期刊全文，内容包括免费医学杂志站点、出版后1～6个月免费的站点、出版后7～12个月免费及更早的站点，重要的期刊还标注了最新影响因子。Free Medical Journals的免费全文期刊按检索者的不同需要提供以下浏览方法：

（1）按主题（Topic）排列，将所有免费期刊分成90多个主题。

（2）按期刊影响因子等级排列，免费期刊以“Free”注明。

（3）按期刊提供免费的方式分类3类，同一方式下按期刊影响因子大小排序。

（4）按刊名字母排序。

（5）按语种分类，同一语种下按刊名顺序排列。

访问链接：http://www.freemedicaljournals.com/。

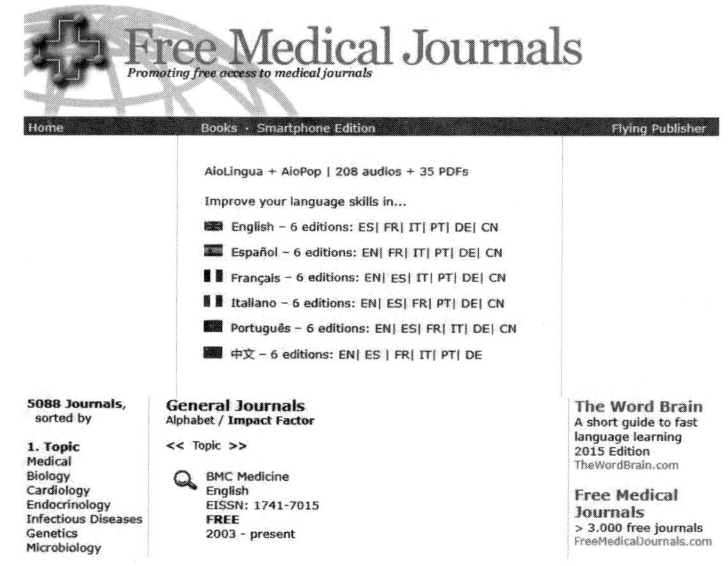

图3－3－1　Free Medical Journals访问界面

2. Directory of Open Access Journal

Directory of Open Access Journal（DOAJ）是由瑞典隆德大学（Lund University）图书馆于2003年创建和维护的开放获取期刊列表，该列表旨在覆盖所有学科、所有语种的高质量的开放获取同行评审期刊，其访问界面如图 3－3－2 所示。截至 2022 年 6 月，该列表已经收录 12397 种开放获取期刊、7601 万余篇论文。该系统收录的均为学术性、研究性期刊，且大多经过同行评议或者有编辑进行质量控制，具有免费、全文、高质量的特点，对学术研究有很高的参考价值。该目录的目标是包含各种语言、各个主题的期刊。DOAJ 提供刊名检索、期刊浏览和论文检索功能。

访问链接：http://www.doaj.org/。

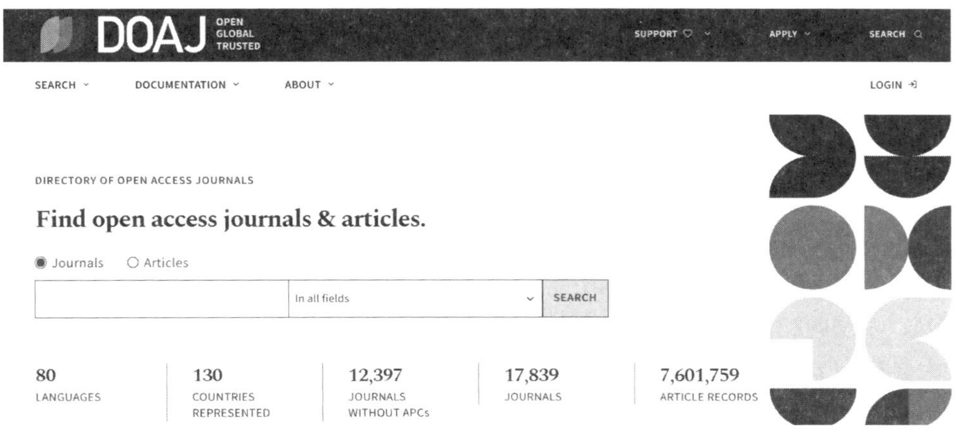

图 3－3－2　DOAJ 访问界面

3. PubMed Central

PubMed Central（PMC）是美国国家卫生研究院（National Institutes of Health，简称 NIH）附属的美国国家生物技术信息中心（National Center for Biotechnology Information，简称 NCBI）于 2000 年 1 月创建的生命科学 OA 期刊全文数据库，旨在保存生命科学期刊中的原始研究论文的全文，并在全球范围内免费提供使用，其访问界面如图 3－3－3 所示。凡由 NIH 资助的研究者发表的学术论文必须在该网站上保存一份数字拷贝，供 OA 使用。

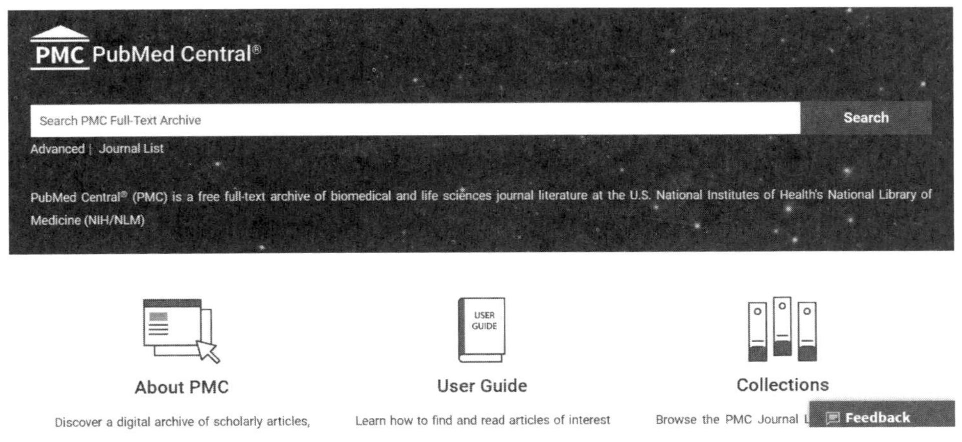

图 3－3－3　PubMed Central 访问界面

截至 2022 年 8 月，PMC 完整收录的期刊有 2609 种（即期刊所有论文均被收录，但是在时间上可能有些延迟），收录 NIH 资助期刊 306 种（即至少收录了发表在这些期刊上的由 NIH 资助出版的论文），提供选择性论文期刊 41 种（即选择性地提供少量论文的期刊），收录论文全文 800 万篇。PMC 是一个电子全文期刊数据库，获取全文是没有限制的，而且 PMC 所收的文献在 PubMed 上有相应的检索接口，免费全文访问的时间延迟是出版后 0～2 个月。

访问链接：https://www.ncbi.nlm.nih.gov/pmc/。

4. BioMed Central

生物医学中心（BioMed Central，简称 BMC）是世界生物医学领域最大的 OA 出版商之一，其访问界面如图 3－3－4 所示。2000 年出版第一本 OA 期刊，2000 年被 Springer 出版集团收购，目前出版生命科学和医学期刊 270 多种，超过 170 种被 SCI 收录，164 种拥有影响因子。BMC 中所有期刊都有编辑团队（内部或外部），执行严格的同行评议；期刊由 CAS、ISI、EMBASE 等索引数据库收录。

BMC 收录的期刊范围涵盖了生物学和医学所有主要领域，包括 57 个分支学科。BMC 大多数期刊发表的研究文章都即时在 PMC 存档并进入 PubMed 的书目数据库。BMC 还与 Faculty of 1000 合作，出版基于 1000 名以上学科权威推荐的生物学重点文献，除期刊外，还提供生物医学类 OA 机构库、著名学者个人开放存档、生物学图库（Biology Image Library）的查询。

访问链接：https://www.biomedcentral.com。

BMC Part of Springer Nature
Search
Explore journals
Get published
About BMC
Login
BMC, research in progress
A pioneer of open access publishing, BMC has an evolving portfolio of high quality peer-reviewed journals including broad interest titles such as BMC Biology and BMC Medicine, specialist journals such as Malaria Journal and Microbiome, and the BMC Series.
Expanding beyond biomedicine into the physical sciences, mathematics and engineering disciplines, BMC now offers a wider portfolio of subject fields on a single open access platform.
At BMC, research is always in progress. We are committed to continual innovation to better support the needs of our communities, ensuring the integrity of the research we publish, and championing the benefits of open research.
BMC is part of Springer Nature.

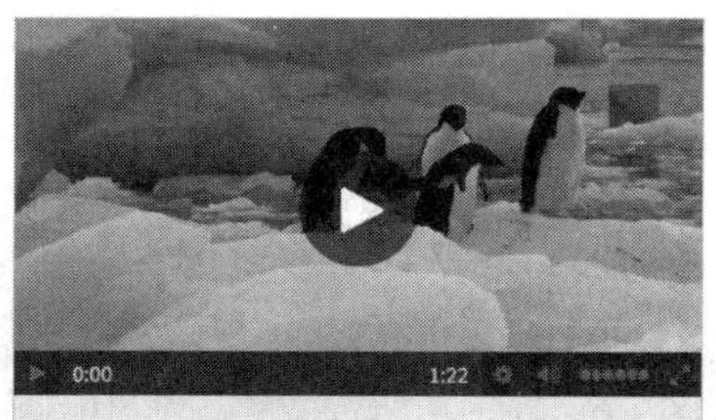
0:00
1:22

图 3－3－4　BioMed Central 访问界面

5. Open J－Gate

Open J－Gate 是由 Informatics（India）Ltd 公司于 2006 年推出的世界上最大的 OA 英文期刊门户网站之一，其访问界面如图 3－3－5 所示。它对 5 万多种 OA 期刊做了索引并可链接至全文，收录了 7169 余万篇文章。收录的学科包括农业与生物科学、人文艺术、基础科学、工程技术、社会科学与管理科学、图书馆学与信息科学、生物医学。每天收录超过 1.5 万篇新发表的文章，并提供全文检索。

访问链接：https://jgateplus.com/home/。

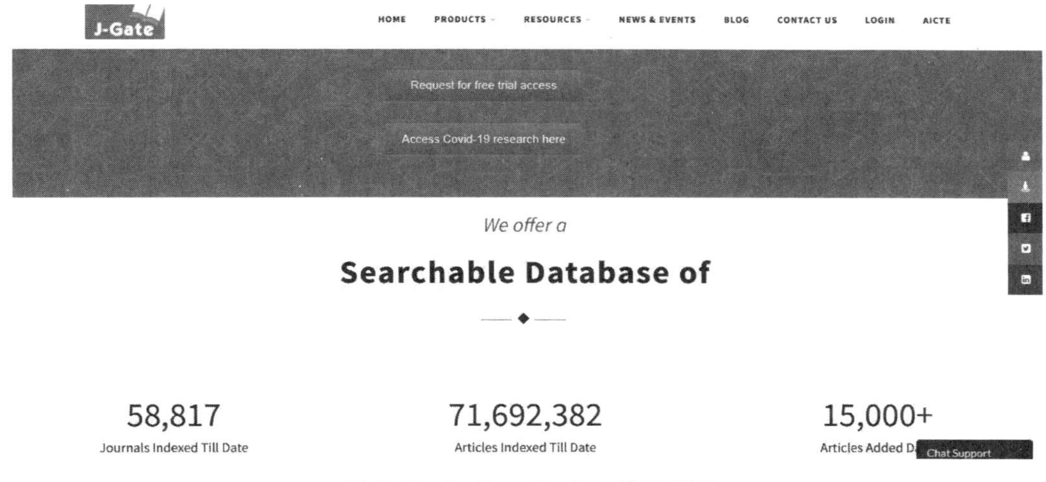

图 3-3-5　Open J-Gate 访问界面

6. Project Gutenberg

Project Gutenberg（古腾堡计划）由 Medical Hart 于 1971 年在美国发起，其目的是鼓励电子图书的创造和传播，并由志愿者合作，将版权过期的书籍转化为电子版，为全世界的读者提供免费下载，其访问界面如图 3-3-6 所示。目前提供 60000 多种全文电子图书，也收录书目、期刊。另外还包括一些非文本内容，比如音频文件、乐谱文件等。

访问链接：https://www.gutenberg.org。

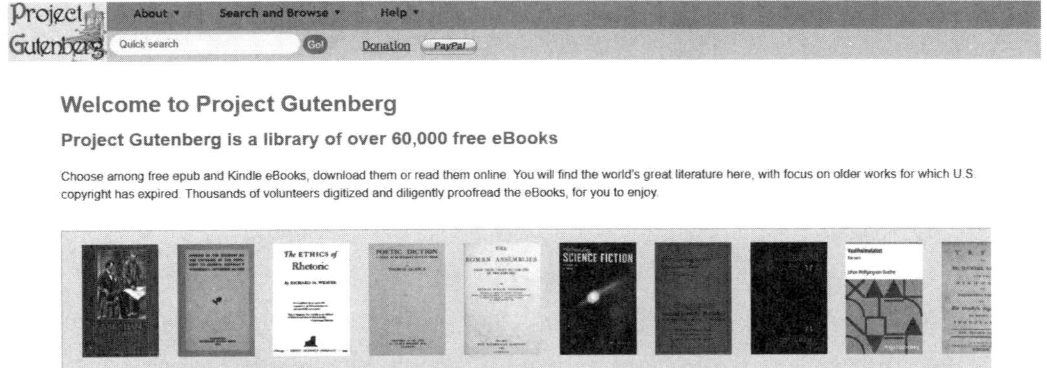

图 3-3-6　Project Gutenberg 访问界面

7. Public Library of Science

Public Library of Science（PLOS）是一个由科学家和医生组成的美国非营利组织，

致力于把世界上的科学和医学文献免费向公众开放。PLOS 目前已出版 7 种经过同行评议的生命科学和医学领域的高质量期刊，分别是 PLOS Biology、PLOS Medicine、PLOS Computational Biology、PLOS Genetics、PLOS Pathology、PLOS One 和 PLOS Neglected Tropical Disease，它们均被 SCI 和 MEDLINE 收录。PLOS 访问界面见图 3－3－7。

访问链接：http://www.plos.org。

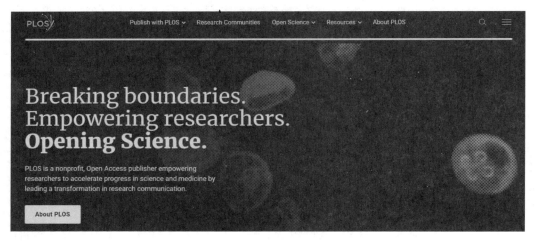

图 3－3－7　PLOS 访问界面

三、国内重要 OA 资源

1. 中国科技论文在线

中国科技论文在线是由教育部科技发展中心主办的科技论文网站，针对科研人员普遍反映的论文发表困难、学术交流渠道窄、不利于科研成果高效转化为现实生产力的问题而创建（见图 3－3－8）。只要作者所投论文在学术范围内，遵守国家相关法律，有一定的学术水平，且符合中国科技论文在线的基本投稿要求，一周内可在该网站发表。该网站提供国内优秀学者论文、在线发表论文、各种科技期刊论文全文及国外免费数据库的链接。在“医药卫生”分类中共收录 105 家期刊的 25 万余篇文章。

访问链接：http://www.paper.edu.cn/。

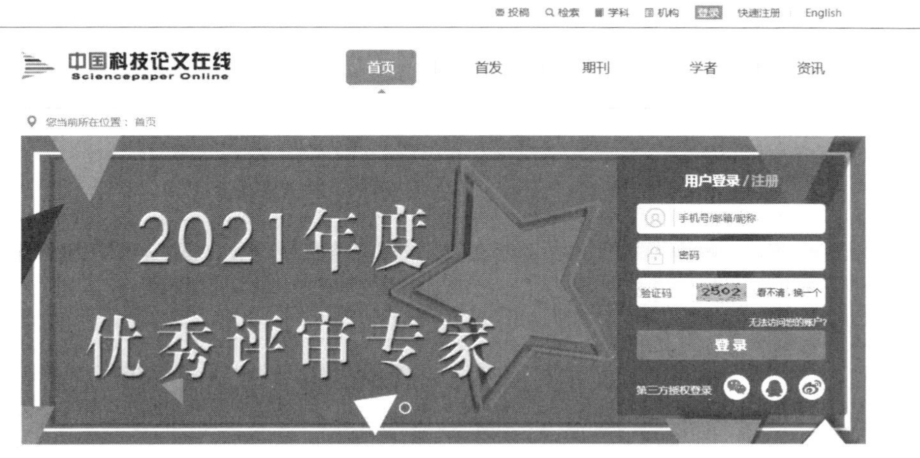

图 3－3－8 中国科技论文在线访问界面

2. Socolar

中国教育图书进出口有限公司是一家大型国有企业，是中国教育出版传媒集团的五家核心成员单位之一。为顺应 OA 资源的迅速发展，满足研究人员和师生对 OA 资源的要求，中国教育图书进出口有限公司自主研发了 Socolar 平台，其是国内首个综合性 OA 资源平台。目前收录 1000 余万篇中外 OA 文章，4500 余万篇中外期刊文章，资源涵盖全学科（见图 3－3－9）。Socolar 力求全面系统地收录重要 OA 资源，提供题名层次（title level）和文章层面（article level）的浏览、检索及全文链接服务，提供 OA 资源各种形式的定制服务和特别服务，建立权威的 OA 知识宣传平台和活跃的 OA 知识交流阵地。可通过互联网使用、评价和推荐该平台上集成的文献资源，但不允许通过该平台批量下载文献。

访问链接：http://www.socolar.com/。

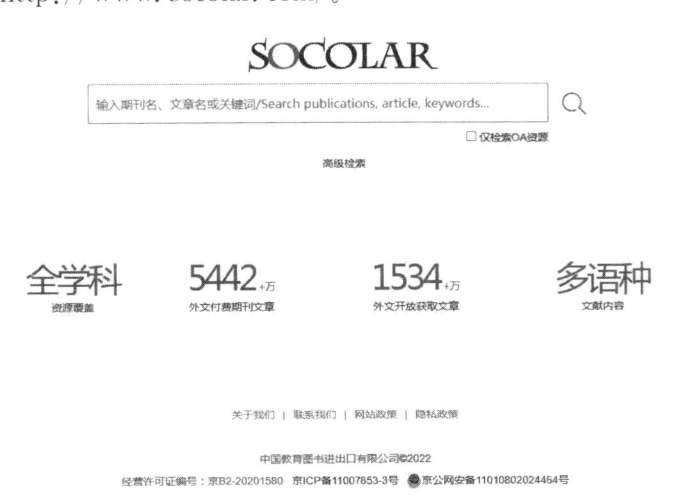

图 3－3－9 Socolar 访问界面

3. 香港科技大学图书馆机构库

香港科技大学图书馆机构库是由香港科技大学图书馆用 Dspace 软件开发的一个数字化学术成果存储与交流知识库，收录由该校教学科研人员和博士生提交的学术论文、会议论文、预印本、学位论文、研究与技术报告和工作论文等（见图 3-3-10）。

访问链接：https://repository.ust.hk/ir/。

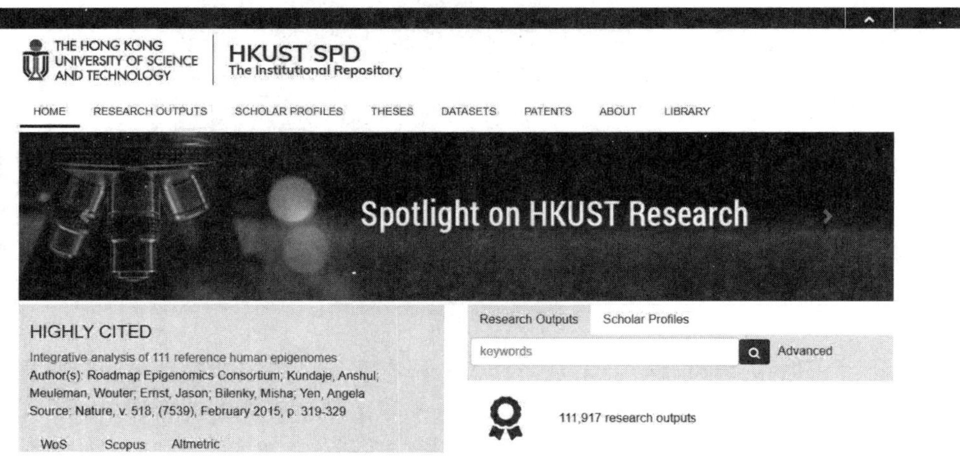

图 3-3-10　香港科技大学图书馆机构库访问界面

4. OA 图书馆

OA 图书馆是基于一个 OA 的元数据的搜索引擎。OA 图书馆提供的开源论文超过 540 余万篇，涵盖所有学科，所有文章均可免费下载（见图 3-3-11）。

访问链接：https://www.oalib.com。

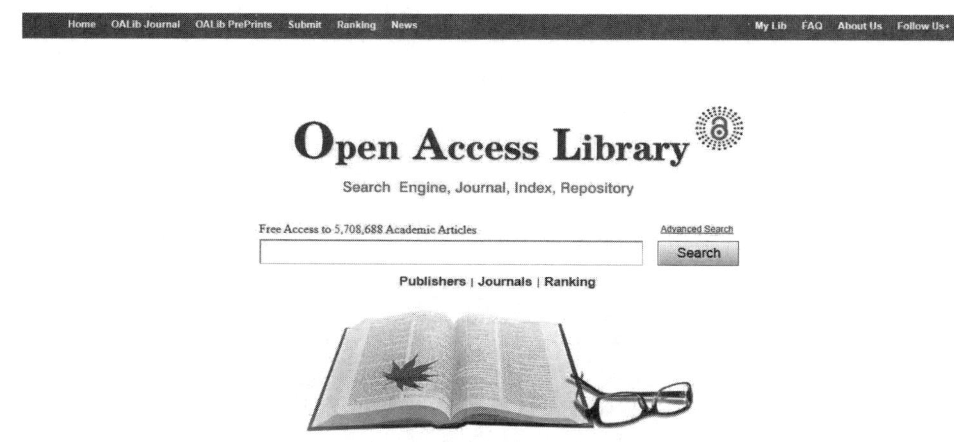

图 3-3-11　OA 图书馆访问界面

5. CnpLINKer

中国链接服务（CnpLINKer）是由中国图书进出口（集团）总公司开发并提供的

国外期刊网络检索系统，于2002年底开通运行（见图3－3－12）。它既是国外期刊综合检索系统，也是OA期刊的集成平台。该平台收录的期刊涵盖哲学、社会科学、军事、语言文字学、自然科学、生物医药、农业科学、工程技术等17个学科领域，供用户免费阅读和下载全文。

访问链接：http://cnplinker.cnpeak.com 或 http://cnplinker.cnpeak.edu.cn（教育网）。

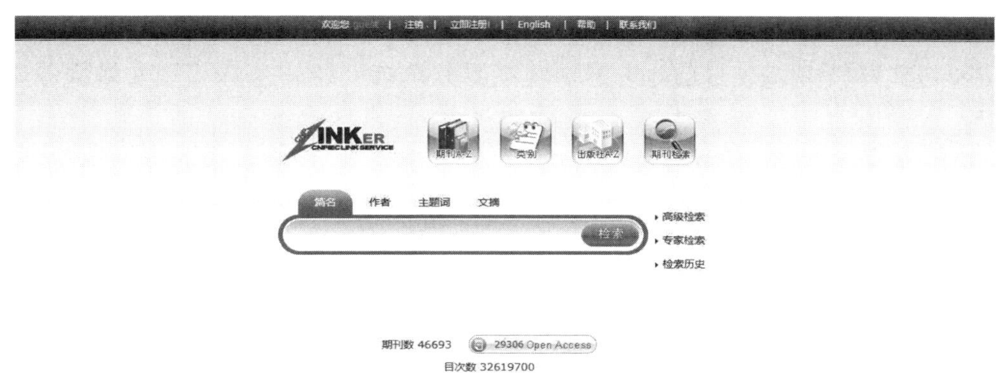

图3－3－12　CnpLINKer访问界面

6. 国家哲学社会科学学术期刊数据库

国家哲学社会科学学术期刊数据库是国家哲学社会科学性文献中心子项目之一，目前已收录1000多种期刊，近500万学术论文，囊括了中国顶级人文社科类期刊。其中包括200多种国家社科基金遴选并重点资助的社科类学术期刊，80多种中国社会科学院主管主办的期刊，500多种中国社会科学核心期刊，可以作为中文学术资源的重要数据库来源（见图3－3－13）。

访问链接：http://www.nssd.cn/。

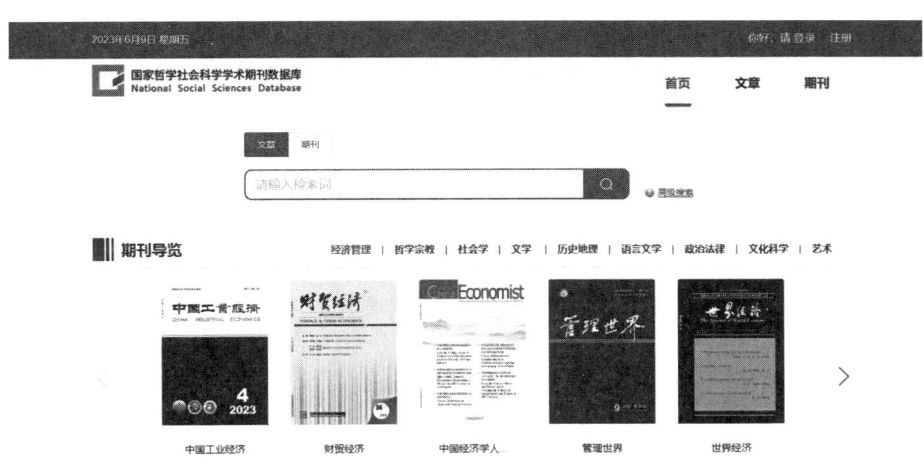

图3－3－13　国家哲学社会科学学术期刊数据库访问界面

7. 国家科技图书文献中心（NSTL）

国家科技图书文献中心（NSTL）是由中国科学院文献情报中心、国家科技数字图书馆、中国医学科学院图书馆等单位联合建立的多个虚拟的科技文献服务机构。该机构根据国家科技发展需要，采集、收藏和开发理、工、农、医各学科领域的科技文献资源，面向全国提供科技文献信息服务（见图 3－3－14）。NSTL 集期刊浏览、期刊检索两种功能为一体，所收录的期刊资源主要源于 DOAJ、Socolar、CnpLINKer、Open Science Directory 等网络免费开放获取的科技期刊，学科涵盖农业、林业、工业、商业、医学等 17 个领域。目前，中国预印本服务系统已经并入 NSTL 网络服务系统之中。

访问链接：https://www.nstl.gov.cn/。

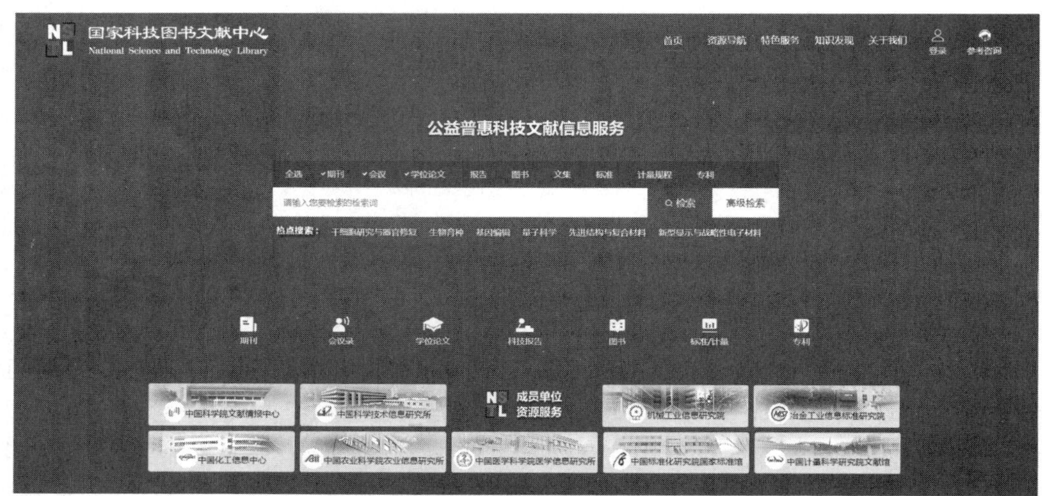

图 3－3－14　NSTL 访问界面

参考文献

［1］孙玲．医药信息检索［M］．北京：中国中医药出版社，2019．
［2］周晓政．医药信息检索与利用［M］．北京：科学出版社，2018．
［3］李小平，胡德华．医学信息检索与利用［M］．北京：人民卫生出版社，2019．

第四章　中文医学文献检索工具

第一节　中国知网（CNKI）

一、中国知网（CNKI）介绍

中国知网（China National Knowledge Infrastructure，简称CNKI）始建于1999年6月，由清华大学、清华同方股份有限公司发起，是以实现全社会知识资源传播共享与增值利用为目标的信息化建设项目。中国知网是大型连续动态更新的学术文献数据库，覆盖基础科学、社会科学、信息科技、农业、医药卫生等学科领域。中国知网建立了包括多种资源类型的中国知识资源总库，包括学术期刊、博硕士学位论文、会议论文、报纸、年鉴、专利、标准、科技成果、图书、法律法规等，数据每日更新，支持跨库检索。

1．中国学术期刊（网络版）

《中国学术期刊（网络版）》（简称CAJD）是第一部以全文数据库形式大规模集成出版学术期刊文献的电子期刊，是目前具有全球影响力的连续动态更新的中文学术期刊全文数据库。CAJD也是"十一五"国家重大网络出版工程的子项目，是《国家"十一五"时期文化发展规划纲要》中国家"知识资源数据库"出版工程的重要组成部分。目前学术期刊库可实现中文、外文期刊整合检索，内容覆盖自然科学、工程技术、农业、哲学、医学、人文社会科学等各个领域。其中，收录中文学术期刊8580余种，含北大核心期刊1970余种，网络首发期刊2320余种，最早回溯至1915年，共计5950余万篇全文文献；收录外文学术期刊7.5万余种，覆盖90%以上的JCR期刊和Scopus期刊，最早回溯至19世纪，共计1.2亿多篇外文题录，可链接全文。学术期刊库共分为十大专辑：基础科学、工程科技Ⅰ、工程科技Ⅱ、农业科技、医药卫生科技、哲学与人文科学、社会科学Ⅰ、社会科学Ⅱ、信息科技、经济与管理科学。十大专辑下分为168个专题。

2．中国博硕士学位论文全文数据库

中国博硕士学位论文全文数据库包括中国博士学位论文全文数据库和中国优秀硕士学位论文全文数据库，是目前国内资源完备、质量上乘、连续动态更新的中国博硕士学位论文全文数据库。收录510余家博士培养单位的博士学位论文50余万篇，790余家硕士培养单位的硕士学位论文510余万篇，最早可回溯至1984年，覆盖基础科学、工程技术、农业、医学、哲学、人文、社会科学等各个领域。

3. 国内外重要会议论文全文数据库

国内外重要会议论文全文数据库重点收录1999年以来，中国科协系统及国家二级以上的学会、协会，高校、科研院所，政府机关举办的重要会议以及在国内召开的国际会议上发表的文献。其中，全国性会议文献超过总量的80%，部分连续召开的重要会议论文可回溯至1953年。收录出版国际学术会议论文集9310余本，累积文献总量90余万篇，部分重点会议文献回溯至1981年。目前，已收录国内会议、国际会议论文集4万本，累计文献总量360余万篇。

4. 中国重要报纸全文数据库

中国重要报纸全文数据库是收录2000年以来中国国内重要报纸刊载的学术性、资料性文献的连续动态更新的数据库。数据库收录并持续更新国内公开发行的各级重要党报、行业报及综合类报纸500余种。

5. 中国年鉴网络出版总库

中国年鉴网络出版总库是目前国内较大的连续更新的动态年鉴资源全文数据库，收录1949年以来中国国内出版的中央、地方、行业和企业等各类年鉴的全文文献。内容覆盖基本国情、地理历史、政治军事外交、法律、经济、科学技术、教育、文化体育事业、医疗卫生、社会生活、人物、统计资料、文件标准与法律法规等各个领域。目前收录年鉴总计5390余种，4万本，4050余万篇。

6. 专利数据库

专利数据库包括中国专利和海外专利。中国专利收录了1985年以来在中国申请的发明专利、外观设计专利、实用新型专利，共4480余万项，每年新增专利约250万项；海外专利包含美国、日本、英国、德国、俄罗斯等国家及世界知识产权组织、欧洲专利局等组织的专利，共计收录从1970年至今专利1.3亿多项，每年新增专利约200万项。

7. 标准数据总库

标准数据总库包括国家标准全文数据库、行业标准全文数据库以及国内外标准题录数据库，共计60余万项。其中，国家标准全文数据库收录了1950年至今由中国标准出版社出版的，国家标准化管理委员会发布的所有国家标准；行业标准全文数据库收录了1950年至今的现行、废止、被代替、即将实施的行业标准；国内外标准题录数据库收录了1919年至今中国以及世界上先进国家、标准化组织制定与发布的标准题录数据，共计54余万项。

8. 中国科技项目创新成果鉴定意见数据库（知网版）

中国科技项目创新成果鉴定意见数据库（知网版）主要收录1978年以来正式登记的中国科技成果，部分回溯至1920年，按行业、成果级别、学科领域分类。每条成果信息包含成果概况、立项、评价，知识产权状况及成果应用，成果完成单位、完成人等基本信息，并包含该成果的鉴定数据（推广应用前景与措施、主要技术文件目录及来源、测试报告和鉴定意见等内容）。目前，共计收录100余万项成果，年更新约4.8万项。

9. 中国图书全文数据库（心可书馆）

中国图书全文数据库（心可书馆）集图书检索、专业化推荐、在线研学、在线订阅功能于一体，根据读者工作与学习的专业领域等个性化需求，有针对性地推送相关专业图书。通过参考文献、引证文献等关联关系，实现图书内容与其他各类文献的深度关联融合。读者可通过整书、章节文本的可视化对比，遴选订阅最优、最新、最适合自身需要的图书。目前已收录的精品专业类图书覆盖人文社科、自然科学、工程技术等各领域，并实时更新。

10. 学术辑刊数据库

学术辑刊数据库收录自1979年至今国内出版的重要学术辑刊，共计1090余种，30余万篇。辑刊的编辑单位多为高等院校和科研院所，其内容覆盖自然科学、工程技术、农业、哲学、医学、人文社会科学等各个领域。学术辑刊论文质量较高、专业特色强，具有较强的学术辐射力和带动效应。

11. 中国法律知识资源总库

中国法律知识资源总库（CLKD）囊括法律法规、论文文献、典型案例等法律信息资源，集理论研究、实务指导、法规查阅、业务交流、普法教育、法制宣传于一体，是权威的法律信息全文检索工具、综合性法律知识学习研究工具。数据库按照学科体系将所有文献分为法理学与法制史知识库、宪法知识库、行政法知识库、民商法知识库、经济法知识库等14个知识库，并在此基础上细分为400余个专题，每一专题都包括涉及该专题的法律法规、案例、论文等法律知识资源，可以实现法律法规库、论文库、案例库的跨库统一检索。

二、中国知网检索方法

1. 一框式检索

一框式检索对输入短语进行一系列分析，从而更好地预测读者的需求和意图，得出更准确的检索结果。

（1）检索方式。

①直接检索。

一框式检索可以选择单库检索，也可以进行跨库检索，跨库检索可以选择学术期刊、学位论文、会议、报纸、标准、成果、图书、学术辑刊、年鉴、专利的一个或多个库进行检索。检索时可以进行主题、关键词、篇名、全文等不同检索字段的限定。不同数据库的可检字段有所区别。如在检索框中直接输入检索词“高血压”，点击右侧检索按钮进行检索，如图4-1-1所示。

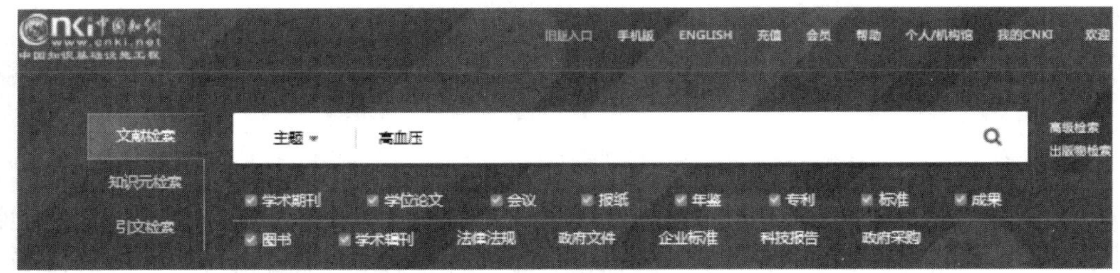
旧版入口
手机版
ENGLISH
充值
会员
帮助
个人/机构馆
我的CNKI
欢迎
文献检索
知识元检索
引文检索
主题
高血压
高级检索
出版物检索
学术期刊
学位论文
会议
报纸
年鉴
专利
标准
成果
图书
学术辑刊
法律法规
政府文件
企业标准
科技报告
政府采购

图 4－1－1　中国知网一框式检索界面

②数据库的切换。

在检索结果页面可以直接点击切换不同数据库，以查看对应文献类型的结果，如图 4－1－2 所示。

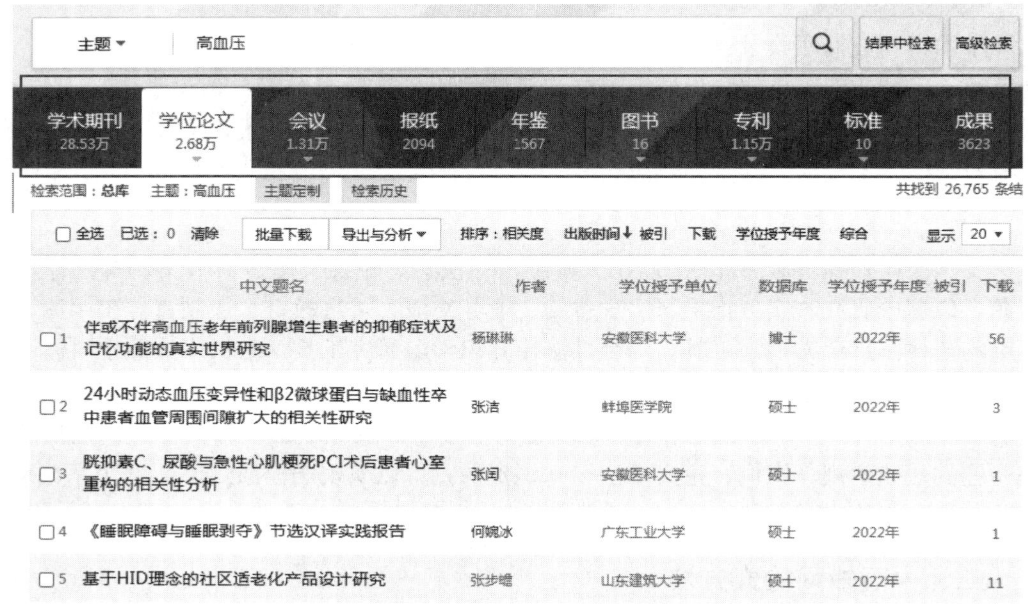
主题
高血压
结果中检索
高级检索
学术期刊 28.53万
学位论文 2.68万
会议 1.31万
报纸 2094
年鉴 1567
图书 16
专利 1.15万
标准 10
成果 3623
检索范围：总库　主题：高血压　主题定制　检索历史
共找到 26,765 条结果
全选　已选：0　清除　批量下载　导出与分析
排序：相关度　出版时间　被引　下载　学位授予年度　综合
显示 20
中文题名　作者　学位授予单位　数据库　学位授予年度　被引　下载
1 伴或不伴高血压老年前列腺增生患者的抑郁症状及记忆功能的真实世界研究　杨琳琳　安徽医科大学　博士　2022年　56
2 24小时动态血压变异性和β2微球蛋白与缺血性卒中患者血管周围间隙扩大的相关性研究　张洁　蚌埠医学院　硕士　2022年　3
3 胱抑素C、尿酸与急性心肌梗死PCI术后患者心室重构的相关性分析　张闰　安徽医科大学　硕士　2022年　1
4 《睡眠障碍与睡眠剥夺》节选汉译实践报告　何婉冰　广东工业大学　硕士　2022年　1
5 基于HID理念的社区适老化产品设计研究　张步蟾　山东建筑大学　硕士　2022年　11

图 4－1－2　数据库切换示意图

③智能推荐和引导检索。

平台提供检索时的智能推荐和引导功能，根据输入的检索词自动提示，可根据提示进行选择，能更便捷地得到精准结果。如在检索框内输入检索词时，系统会根据输入的字词自动补全并提示关联词，可以选中检索框下方关联词后点击检索按钮，或将光标移至关联词后按回车键实现检索，如图 4－1－3 所示。

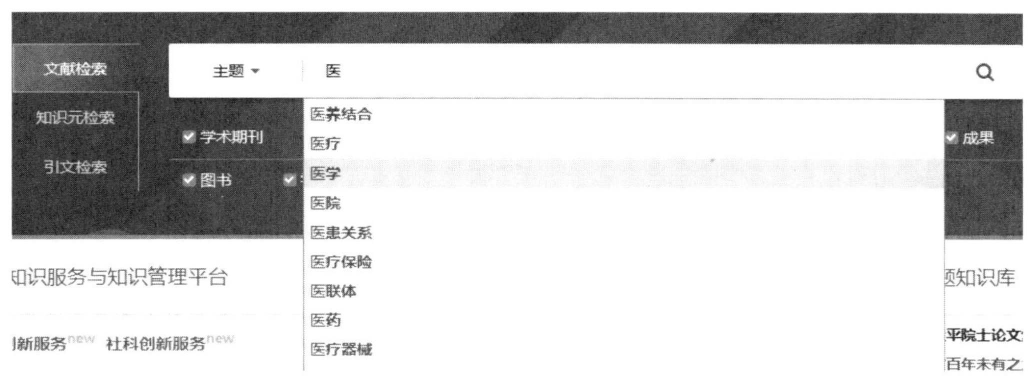

图 4-1-3　关联选词示意图

2. 高级检索

直接在首页一框式检索右侧点击"高级检索"进入高级检索界面，也可以在一框式检索的结果页面点击"高级检索"进入高级检索，如图 4-1-4 所示。

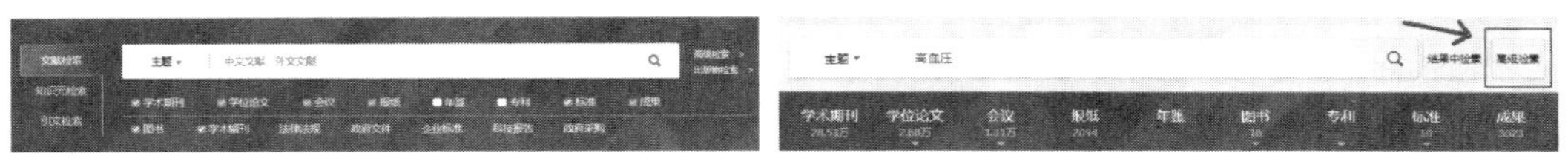

图 4-1-4　从首页进入高级检索界面

在高级检索界面点击标签可切换为高级检索（如图 4-1-5 所示）、专业检索、作者发文检索、句子检索。

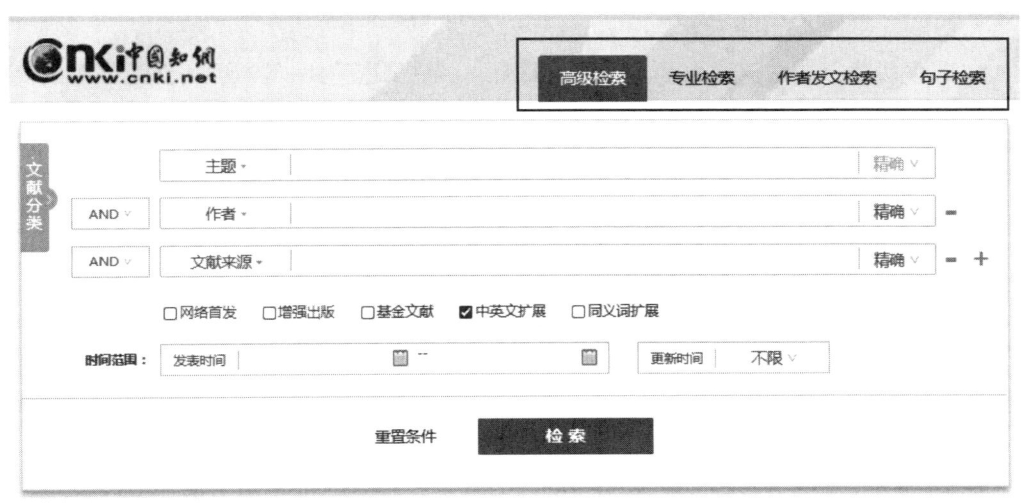

图 4-1-5　中国知网高级检索界面

（1）高级检索。

高级检索支持多字段逻辑组合，并可通过选择精确或模糊的匹配方式、检索控制等方法完成较复杂的检索，得到符合需求的检索结果。其中"+"和"-"按钮用来增加和减少检索条件，最多支持 10 个检索项的组合检索。高级检索的检索区如图 4-1-6

所示。

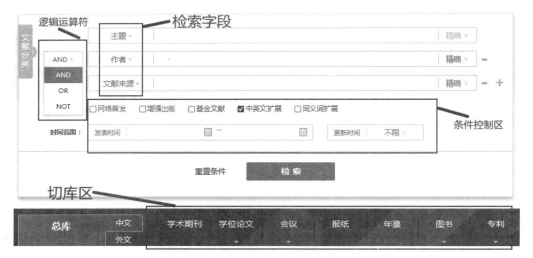

图 4-1-6　高级检索的检索区

检索字段：主题、篇关摘、关键词、篇名、全文、作者、第一作者、通讯作者、作者单位、基金、摘要、小标题、参考文献、分类号、文献来源、DOI。

逻辑运算符：并且（AND）、或者（OR）、不含（NOT）三种逻辑关系进行组合检索。

高级检索：可以通过条件筛选、时间选择等，对检索结果进行范围控制。控制条件包括网络首发等出版模式、基金文献、时间范围、中英文和同义词检索扩展。检索时默认进行中英文扩展，如果不需要中英文扩展，可以手动取消勾选。

数据库切换：高级检索页面下方为切库区，点击相应的库名，可切至某单库的高级检索。

（2）专业检索。

在高级检索页切换“专业检索”标签，可进行专业检索。专业检索是所有检索方式里面比较复杂的一种检索方法，需要用户自行使用运算符和检索词构造检索式进行检索，并且确保所输入的检索式语法正确，才能检索到想要的结果。专业检索表达式的一般式：<字段代码><匹配运算符><检索值>。专业检索字段及代码为：SU=主题，TI=题名，KY=关键词，AB=摘要，FT=全文，AU=作者，FI=第一责任人，RP=通讯作者，AF=机构，JN=文献来源，RF=参考文献，YE=年，FU=基金，CLC=分类号，SN=ISSN，CN=统一刊号，IB=ISBN，CF=被引频次。

具体语法可以点击右侧的“专业检索使用方法”查看详细说明。例如要检索李勇文以成都医学院图书馆为单位发表的题名包含“数据驱动”的文献，检索式为：AU=李勇文 AND AF=成都医学院图书馆 AND TI=数据驱动，如图 4-1-7 所示。

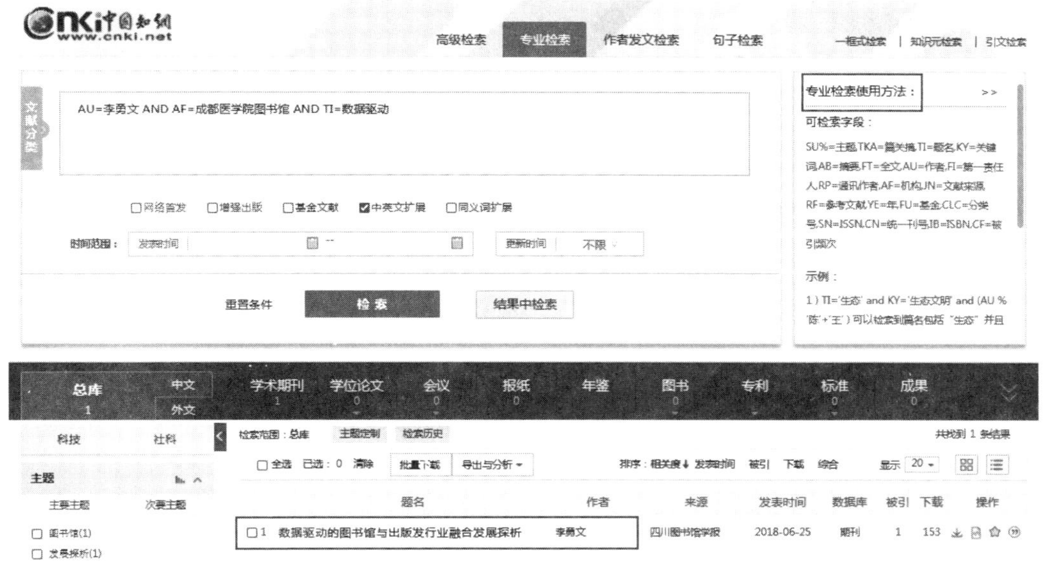

图 4－1－7　专业检索界面

（3）作者发文检索。

在高级检索页切换“作者发文检索”标签，可进行作者发文检索，如图 4－1－8 所示。作者发文检索通过输入作者姓名及其单位信息，检索某作者发表的文献，功能及操作与高级检索基本相同。

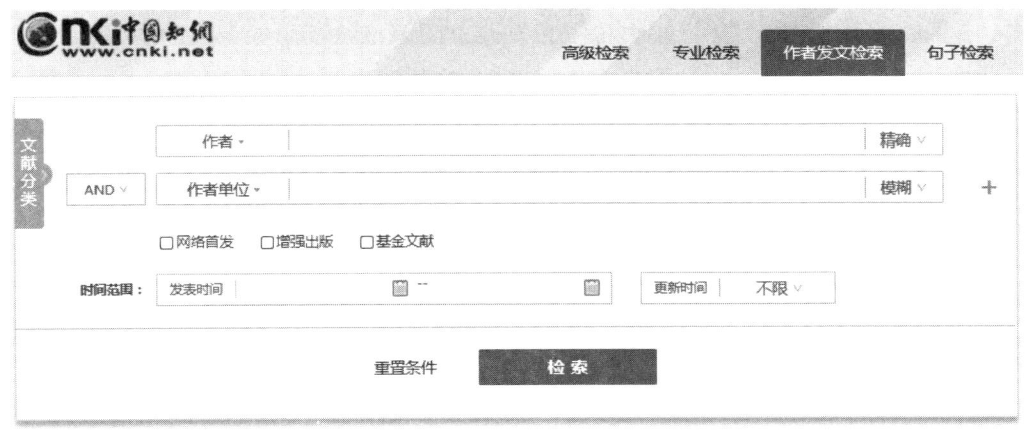

图 4－1－8　作者发文检索界面

（4）句子检索。

在高级检索页切换“句子检索”标签，可进行句子检索，如图 4－1－9 所示。句子检索是通过输入的两个检索词，在全文范围内查找同时包含这两个词的句子，找到有关事实的问题答案。句子检索不支持空检，同句、同段检索时必须输入两个检索词。

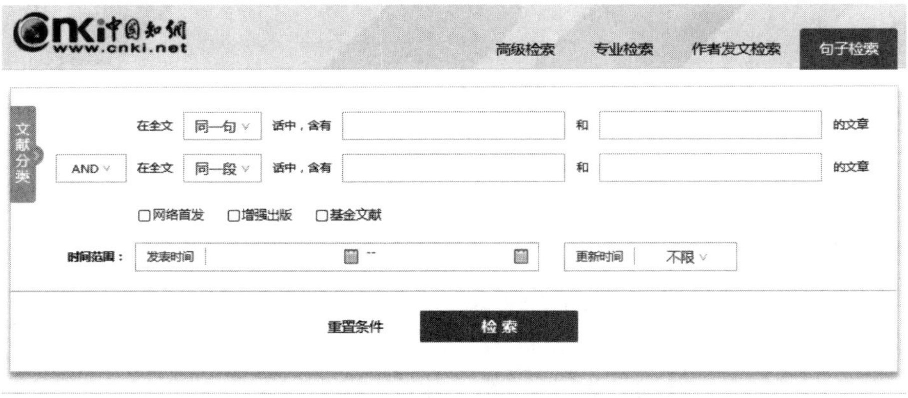

图 4-1-9　句子检索界面

3. 出版物检索

出版物检索可以实现文献来源出版物的检索、浏览等功能，以整刊或供稿单位为主要对象，帮助用户了解文献来源的出版物详情，或查找权威优质的出版物，按出版物浏览文献。在知网首页点击“出版物检索”，进入出版来源导航页面，如图 4－1－10 所示。

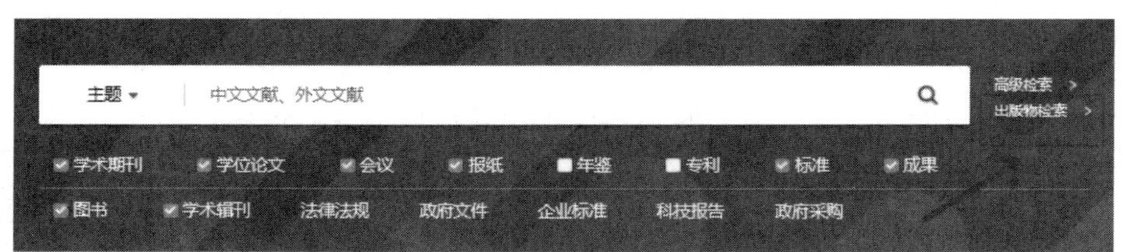

图 4-1-10　出版物检索入口

出版来源导航页面左侧显示学科导航体系，包括十大专辑和 168 个专题内容，可根据需要选择导航类别，浏览该类别下的所有出版来源。各单库根据知识体系及架构提供具有单库特色的导航，如图 4－1－11 所示。

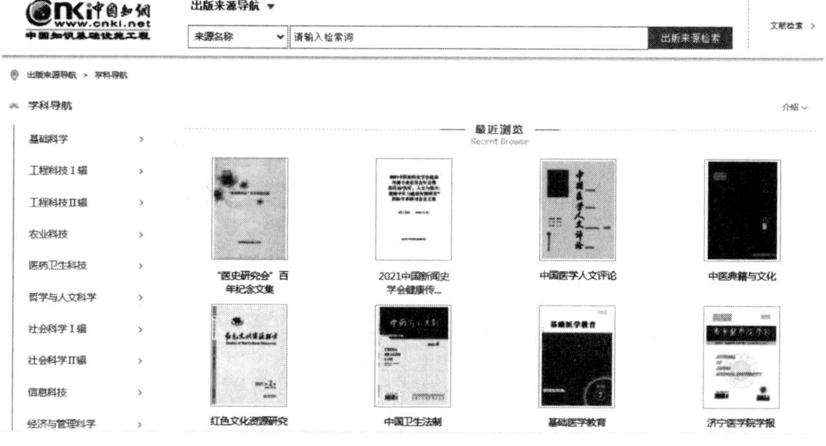

图 4-1-11　出版物检索界面

出版来源导航首页展示最近浏览的出版来源封面或图标，并推荐最近更新的期刊、学位论文、会议、报纸、年鉴及工具书产品中的前两条数据。点击出版来源封面或图标，进入出版来源详情页。

出版来源导航主要包括期刊、学术辑刊、学位授予单位、会议、报纸、年鉴和工具书的导航，可在下拉菜单中选择某产品导航，切换到该产品的导航首页，如图 4－1－12 所示。每个产品的导航内容基本覆盖自然科学、工程技术、农业、哲学、医学、人文社会科学等各个领域，囊括了基础研究、工程技术、行业指导、党政工作、文化生活、科学普及等各种层次。

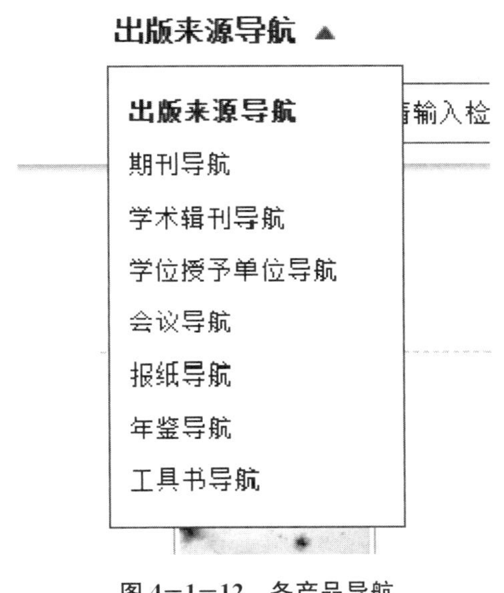

图 4－1－12　各产品导航

检索时，检索项可以根据需要切换，不同产品导航的检索项不同，如图 4－1－13 所示。

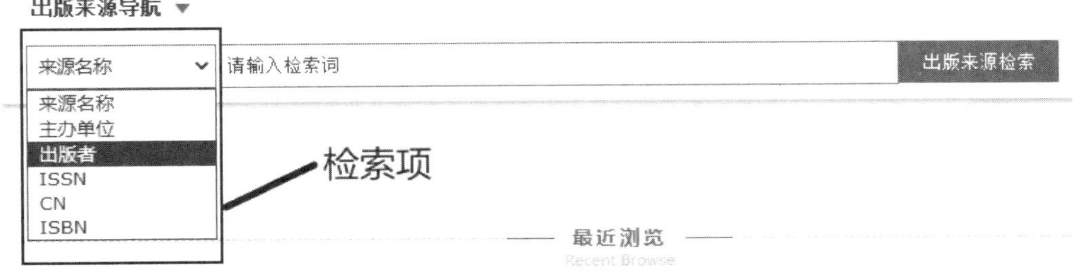

图 4－1－13　出版来源导航检索区

例如在出版来源导航中，选择检索项为“来源名称”，检索框中输入“心脏病”，检索结果区可显示出版来源名称中包含“心脏病”的全部结果，上方显示检索到的条数，主体部分展示出版来源的类型、基本信息、封面图标、总被引、下载次数等，如图 4－1－14 所示。

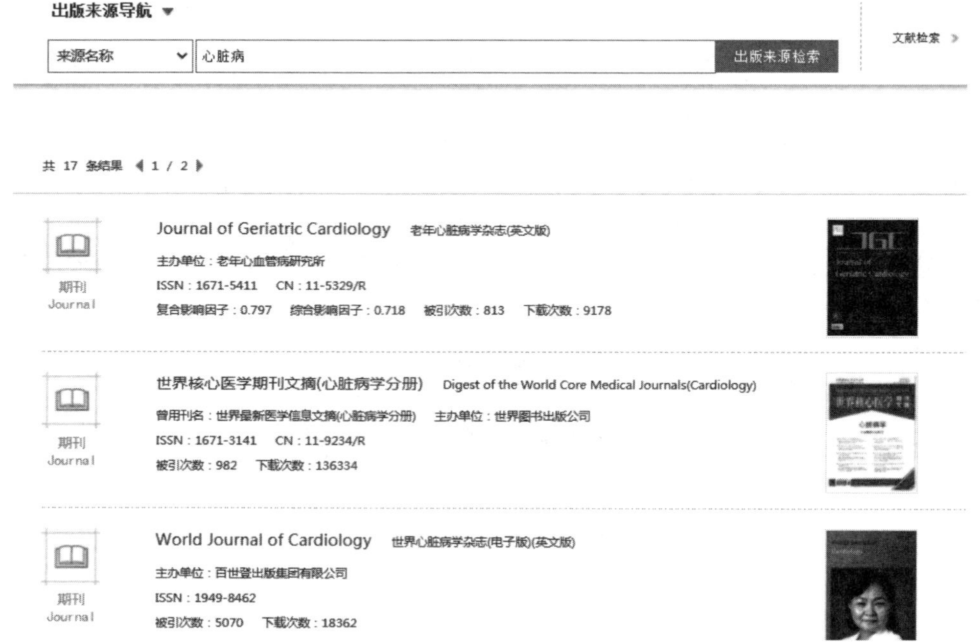
出版来源导航
来源名称
心脏病
出版来源检索
文献检索
共 17 条结果 1 / 2
Journal of Geriatric Cardiology 老年心脏病学杂志(英文版)
主办单位：老年心血管病研究所
ISSN：1671-5411 CN：11-5329/R
复合影响因子：0.797 综合影响因子：0.718 被引次数：813 下载次数：9178
期刊
Journal
世界核心医学期刊文摘(心脏病学分册) Digest of the World Core Medical Journals(Cardiology)
曾用刊名：世界最新医学信息文摘(心脏病学分册) 主办单位：世界图书出版公司
ISSN：1671-3141 CN：11-9234/R
被引次数：982 下载次数：136334
期刊
Journal
World Journal of Cardiology 世界心脏病学杂志(电子版)(英文版)
主办单位：百世登出版集团有限公司
ISSN：1949-8462
被引次数：5070 下载次数：18362
期刊
Journal

图 4－1－14 出版来源检索结果

点击出版来源名称或者封面图片，可进入该出版来源的详情页。例如选择《老年心脏病学杂志（英文版）》可查看详情页面。该期刊的详情信息包括期刊介绍信息、刊期浏览、栏目浏览、统计与评价以及刊内检索结果等。

期刊介绍信息主要包括期刊中英文名称、该刊被收录的数据库情况、基本信息、出版信息、评价信息（影响因子、被数据库收录情况、期刊荣誉等）、整刊功能（关注、RSS 订阅、投稿、分享功能），如图 4－1－15 所示。

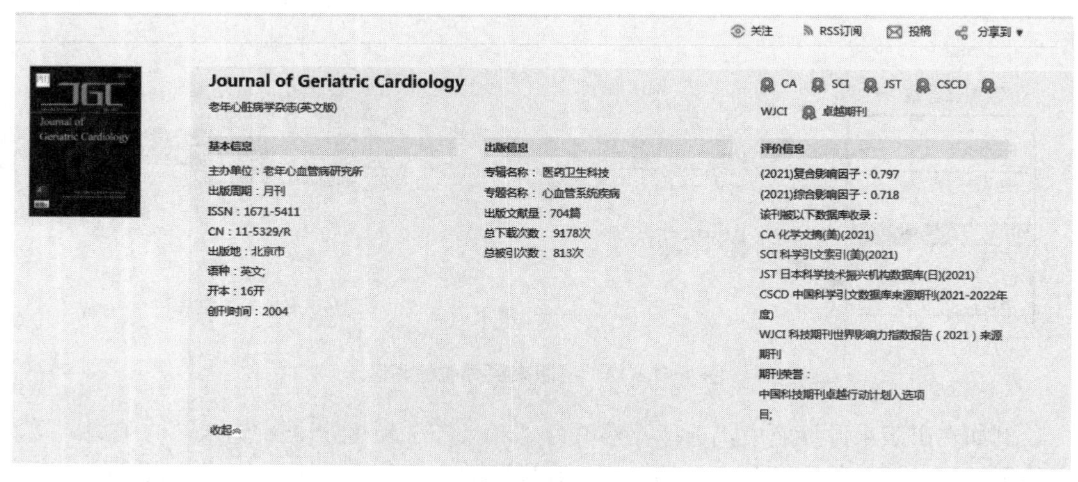

图 4－1－15 期刊介绍信息

在详情页面还可以查看在该期刊发表的论文信息，如图 4－1－16 所示。页面左侧展示该刊出版的年期信息，包括优先出版或网络首发的信息。点击年，展开该年的出版的期。点击某期，右侧为该年期的文献目录，展示该期的栏目、文献篇名、作者、页码信息等。点击篇名，可进入相应知网节。鼠标悬停到某篇文献，点击按钮可阅读、下载（登录后）该篇文献。点击“原版目录页下载”，可以下载该期纸刊的封面、目录。

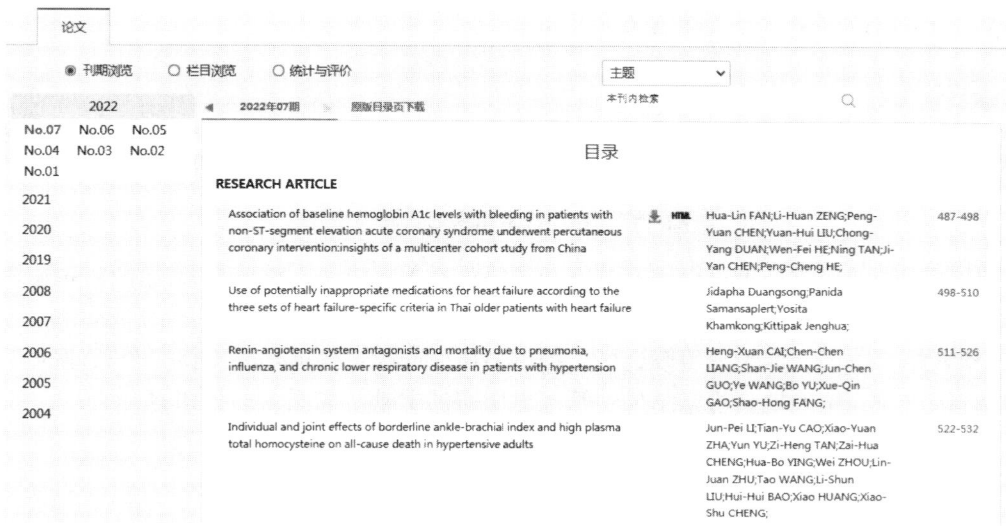

图 4－1－16　刊期浏览

三、检索结果管理

检索结果页面提供了丰富的操作选择，可以对检索结果进行多种处理，包括检索结果的显示、导出与分析、在线阅读与下载、知网节查看、检索历史与相关搜索推荐等。以“主题=高血压”的检索结果为例，检索结果页面如图 4－1－17 所示。

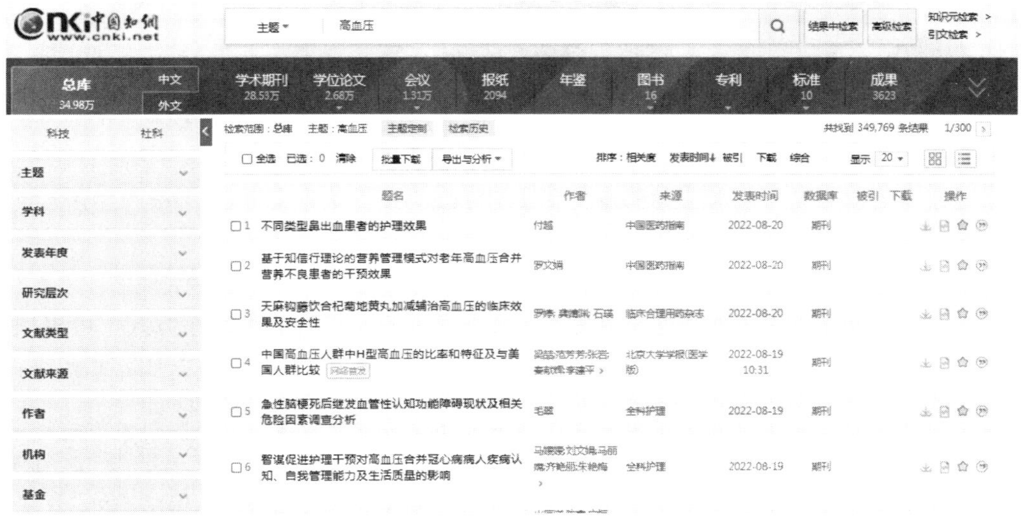

图 4－1－17　检索结果页面

1. 检索结果显示

页面中横向展示总库所覆盖的所有资源类型，总库检索后，各资源类型下会显示符合检索条件的文献量，凸显总库各资源的文献分布情况。可点击查看任一资源类型下的文献，也可以按中文、外文筛选文献，如图 4－1－18 所示。

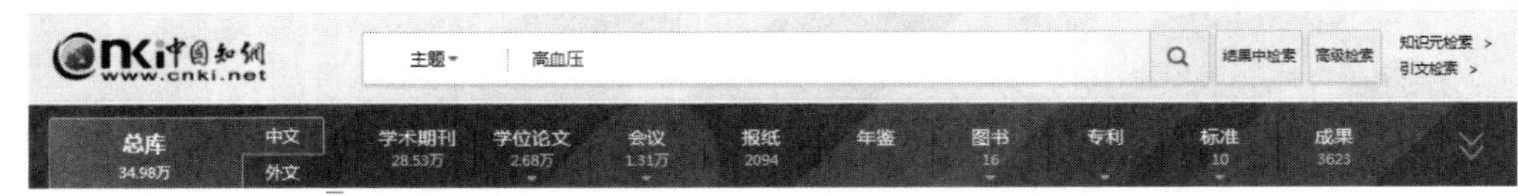

图 4－1－18　检索结果的资源类型

中国知网的检索结果可以进行分组和排序，系统提供了多种分组筛选条件和排序方式，帮助用户从不同角度选择和查看检索结果。

检索结果页面左侧为分组筛选区，提供多层面的筛选角度，并支持多个条件的组合筛选，以快速、精准地从检索结果中筛选出所需的文献，如图 4－1－19 所示。

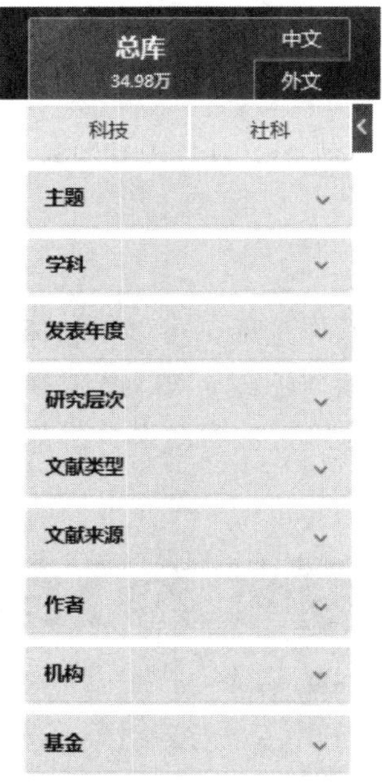

图 4－1－19　分组筛选区

检索结果页面提供发表时间、相关度、被引、下载、综合五种排序方式，可根据需要选择相应的排序方式。也可以在显示栏选择每页显示条数，如图 4－1－20 所示。

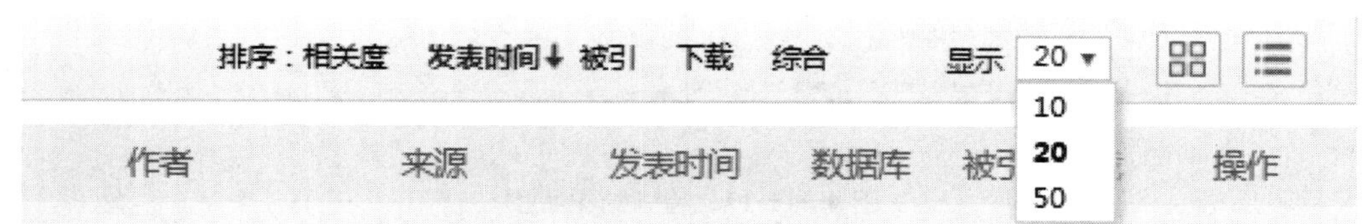

图 4－1－20　排序与每页显示条数

需要注意的是，不同数据库对应的分组和排序方式有所区别，下面列举了主要数据库的分组和排序方式，如表 4－1－1 所示。

表 4－1－1　主要数据库排序及分组方式

数据库名称	排序	分组
总库	相关度、发表时间、被引、下载、综合	主题、学科、发表年度、研究层次、文献类型、文献来源、作者、机构、基金
学术期刊	相关度、发表时间、被引、下载、综合	主题、学科、发表年度、研究层次、期刊、来源类别、作者、机构、基金
博硕士学位论文	相关度、出版时间、被引、下载、学位授予年度、综合	主题、学科、学位授予年度、研究层次、学位授予单位、导师、基金、学科专业
会议论文	相关度、时间、被引、下载、综合	主题、学科、发表年度、研究层次、主办单位、会议论文集、作者、单位、基金
报纸	相关度、报纸日期、被引、下载、综合	主题、学科、发表年度、报纸名称、作者、单位、
年鉴	年鉴年份、相关度、下载、综合	学科、年鉴年份、年鉴名称、条目类型、地域、年鉴级别
图书	发表时间、相关度、被引、综合	学科、年度、语言、作者、关键词
专利	相关度、公开日、申请日、综合	主题、学科、年度、专利类别
标准	相关度、更新日期、综合	主题、学科、年度、标准状态、单位、作者
成果	相关度、年	主题、学科、年度、单位、单位所在省市、所属高新技术类别、应用行业、成果属性、成果所属阶段、成果水平、课题来源、评价形式、推广形式、应用状态、知识产权形式、转让范围

检索结果的浏览模式可切换为列表模式或详情模式，默认显示为列表模式。

列表模式简洁明了，便于快速浏览和定位。列表模式以列表形式展示检索结果，提供文章题名、作者、来源、发表时间、被引、下载等关键信息，同时也提供下载、阅读等功能，操作及跳转规则与详情模式相同，如图 4－1－21 所示。

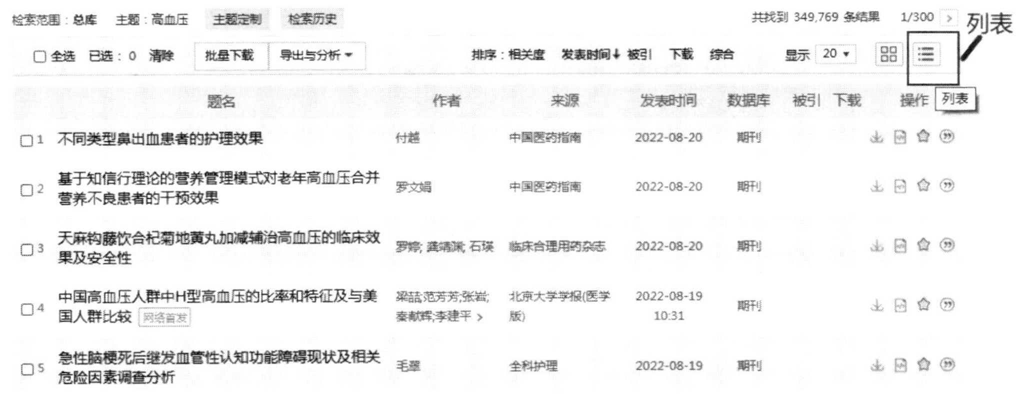

图 4－1－21　检索结果的列表模式

详情模式显示较为详细的文献信息，可通过浏览题录信息粗略判断文献内容。详情模式的页面布局分为两个部分，左半部分为题录摘要区，右半部分为操作功能区，如图4－1－22所示。

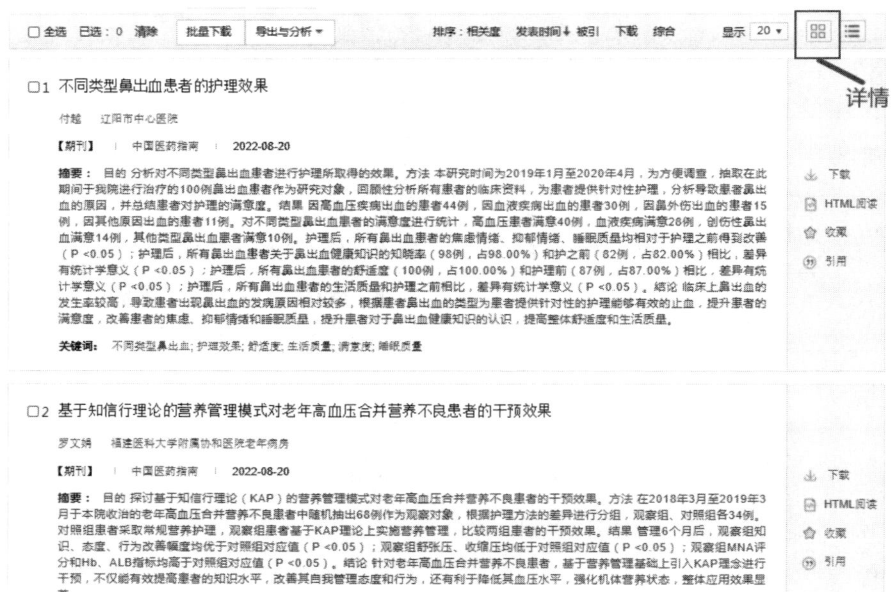

图 4－1－22 检索结果的详情模式

2. 检索结果导出与分析

在检索结果页面勾选需要的文献，点击“导出与分析”功能按钮，可以进入对应的操作界面，如图4－1－23所示。

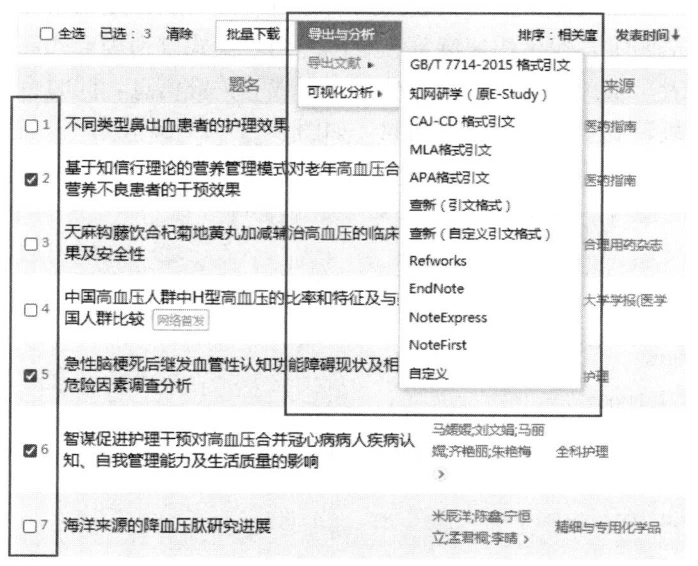

图 4－1－23 检索结果的导出与分析

选择“导出文献”进入操作界面后，可以选择多种文献导出格式，进行复制、打印、输出为文件保存等操作。以常用的参考文献格式 GB/T 7714—2015 格式引文为例，如图 4－1－24 所示。

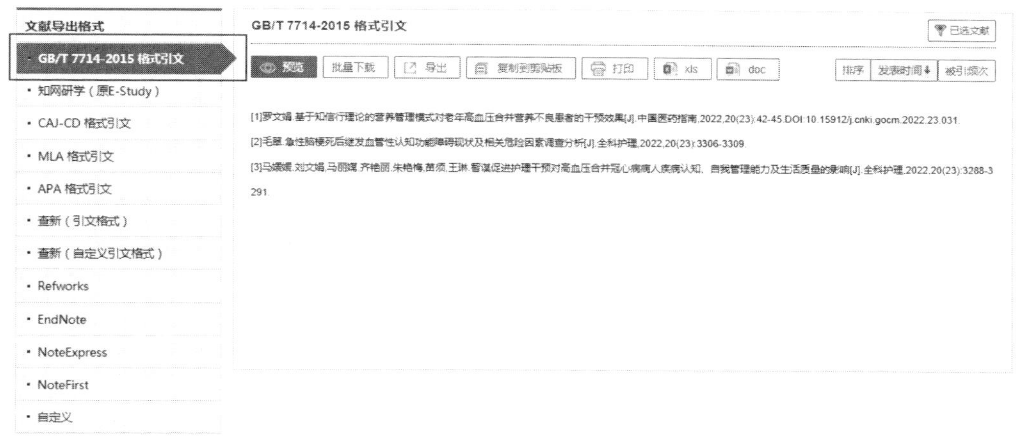

图 4－1－24　GB/T 7714—2015 格式引文

如果选择查新（自定义引文格式）和自定义格式，可以自定义字段选择。不可更改选中状态的复选框字段为预设字段，可自由选中的字段为自定义字段，全选或重置可以更改自定义字段的选中状态。自定义字段的选中状态变更后，点击预览，在结果预览区可查看更改后的输出结果，如图 4－1－25 所示。

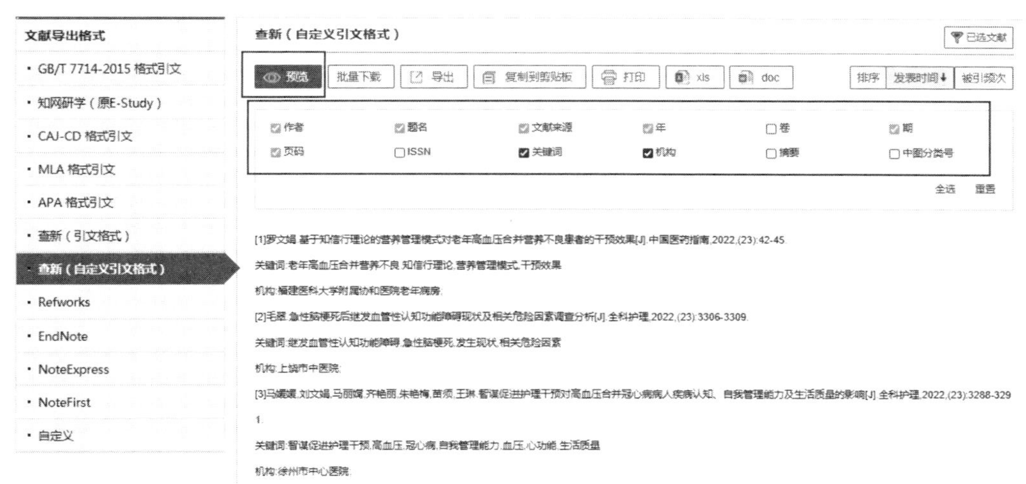

图 4－1－25　查新（自定义引文格式）

在“导出与分析”功能按钮中选择“可视化分析”，即可对检索结果开展可视化分析，包括对已选结果的分析和对全部检索结果的分析。可视化功能是基于文献的元数据及参考引证关系，用图表的形式直观展示文献的数量与关系特征。

如对已选结果进行分析，会依次呈现指标分析、总体趋势、关系网络、分布四大类型的内容，如图 4－1－26 所示。

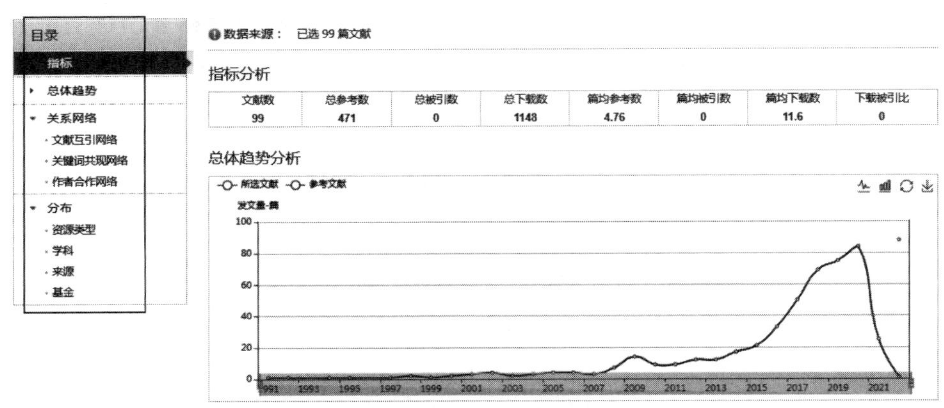

图 4-1-26　已选文献检索结果分析

可视化分析生成的关系网络图中，可以进行图片缩放与位移、筛选阈值、保存图片、查看节点信息等操作。

关键词共现网络分析所采用的关键词为中国知网标引的关键词，如图 4-1-27 所示。

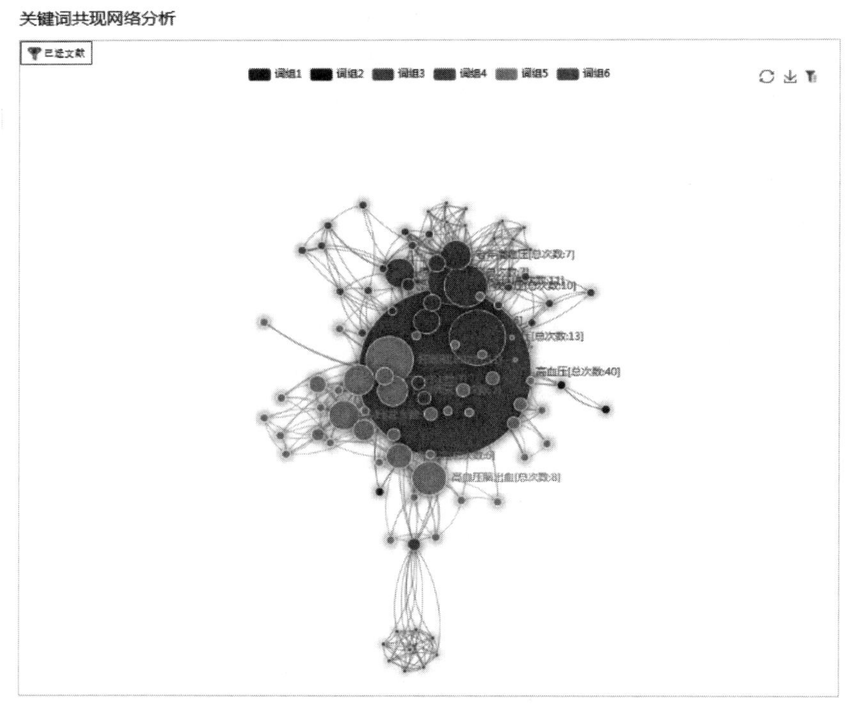

图 4-1-27　关键词共现网络分析

文献互引网络分析是基于中国知网的引文数据，除已选文献外，还会将已选文献的参考文献及引证文献纳入分析范围，如图 4-1-28 所示。

文献互引网络分析

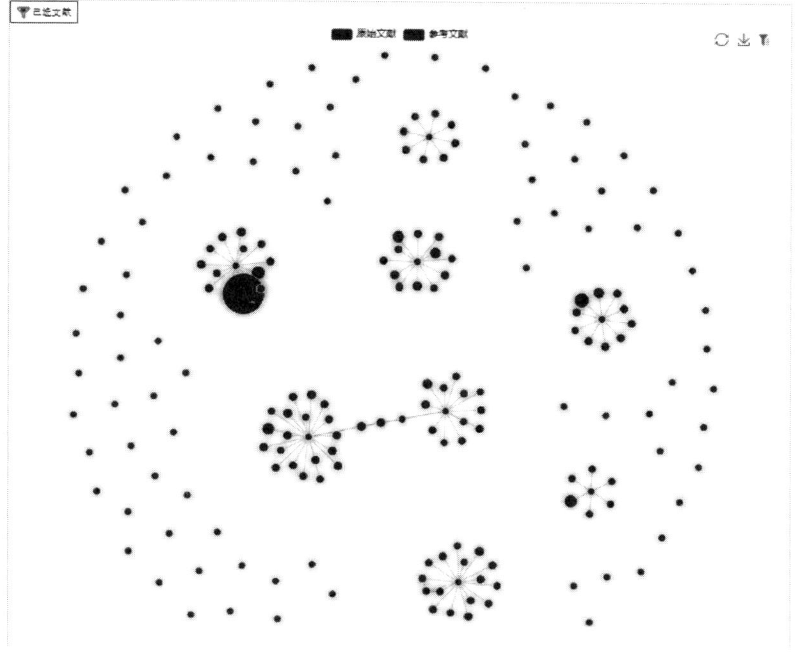

图 4－1－28　文献互引网络分析

如选择对全部检索结果进行分析，会显示总体趋势分析、分布分析和比较分析，如图 4－1－29 所示。

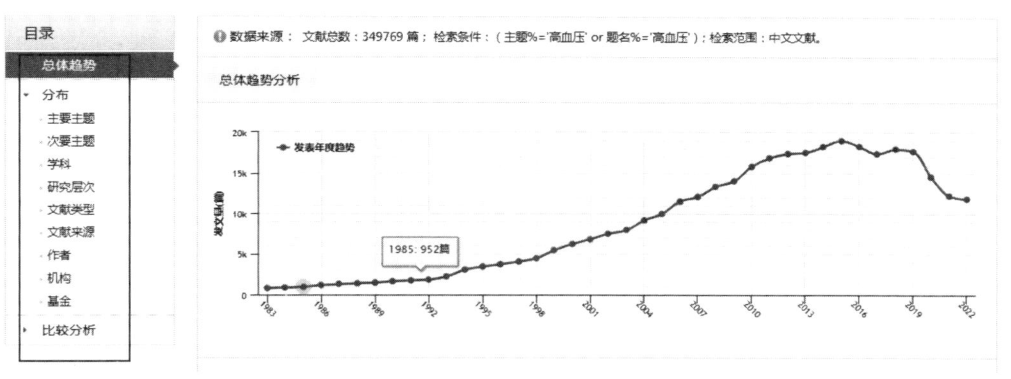

图 4－1－29　全部检索结果分析

3. 在线阅读与下载

（1）在线阅读。中国知网提供了多种在线阅读方式。可以在结果页面直接选择单篇文献并预览全文，如图 4－1－30 所示。

	题名	作者	来源	发表时间	数据库	被引	下载	操作
□1	中国高血压人群中H型高血压的比率和特征及与美国人群比较 网络首发	梁喆;范芳芳;张岩;秦献辉;李建平 ›	北京大学学报(医学版)	2022-08-19 10:31	期刊			
□2	四川省通江县35～75岁高血压患者的高血压知晓率、治疗率、控制率及其影响因素分析 网络首发	赵廷明; 李鑫; 向静; 张劲	疾病预防控制通报	2022-08-09 17:15	期刊		64	
□3	基于双心理论探讨中青年高血压 网络首发	周浩然; 杨洁; 庄欣	辽宁中医药大学学报	2022-07-25 11:21	期刊		148	

点击进行全文预览

图 4－1－30　单篇文献预览

或者点击已选文献数字进入文献管理中心，对选定的文献进行在线阅读，可实现多篇文献的在线阅读。在文献管理中心，也可以实现文献的导出与分析，并生成检索报告。文献管理中心的在线阅读支持期刊、博士论文、硕士论文、报纸、会议和年鉴组合选择，如图4－1－31所示。

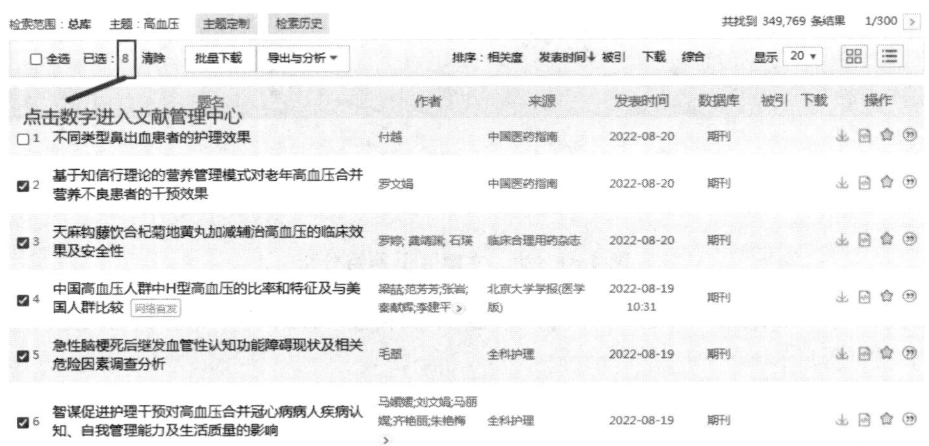
检索范围：总库　主题：高血压　主题定制　检索历史　共找到 349,769 条结果　1/300

□全选　已选：8　清除　批量下载　导出与分析▾　排序：相关度　发表时间↓　被引　下载　综合　显示 20▾

点击数字进入文献管理中心

	题名	作者	来源	发表时间	数据库	被引	下载	操作
□1	不同类型鼻出血患者的护理效果	付越	中国医药指南	2022-08-20	期刊			
☑2	基于知信行理论的营养管理模式对老年高血压合并营养不良患者的干预效果	罗文娟	中国医药指南	2022-08-20	期刊			
☑3	天麻钩藤饮合杞菊地黄丸加减辅治高血压的临床效果及安全性	罗婷; 龚靖淇; 石瑛	临床合理用药杂志	2022-08-20	期刊			
☑4	中国高血压人群中H型高血压的比率和特征及与美国人群比较 网络首发	梁喆;范芳芳;张岩;秦献辉;李建平 ›	北京大学学报(医学版)	2022-08-19 10:31	期刊			
☑5	急性脑梗死后继发血管性认知功能障碍现状及相关危险因素调查分析	毛韶	全科护理	2022-08-19	期刊			
☑6	智谋促进护理干预对高血压合并冠心病病人疾病认知、自我管理能力及生活质量的影响	马娟媛;刘文娟;马丽娓;齐艳丽;朱艳梅 ›	全科护理	2022-08-19	期刊			

图 4－1－31　进入文献管理中心

点击单篇文献进入文献知网节页面，也可以进行在线阅读，如图 4－1－32 所示。

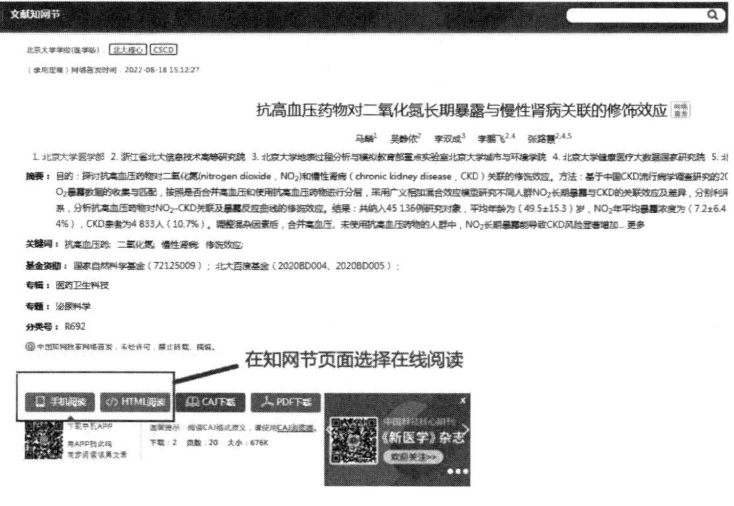

图 4－1－32　文献在线阅读

（2）检索结果下载。

在检索结果页面点击目标文献操作栏的下载按钮，在已订购该产品的情况下，可以直接下载该篇文献，此时默认下载 CAJ 格式文献，如图 4－1－33 所示。如果下载按钮为黄色或红色，则代表无法下载，系统会提示未登录或没有订购该产品。

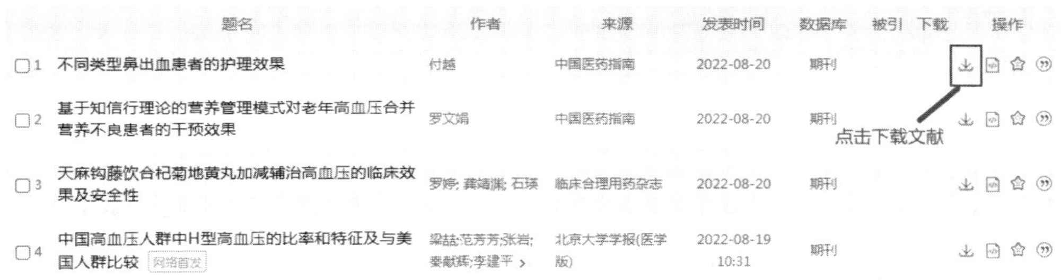

	题名	作者	来源	发表时间	数据库	被引	下载	操作
1	不同类型鼻出血患者的护理效果	付越	中国医药指南	2022-08-20	期刊			
2	基于知信行理论的营养管理模式对老年高血压合并营养不良患者的干预效果	罗文娟	中国医药指南	2022-08-20	期刊			
3	天麻钩藤饮合杞菊地黄丸加减辅治高血压的临床效果及安全性	罗婷; 龚靖渊; 石瑛	临床合理用药杂志	2022-08-20	期刊			
4	中国高血压人群中H型高血压的比率和特征及与美国人群比较 网络首发	梁喆;范芳芳;张岩;秦献辉;李建平 >	北京大学学报(医学版)	2022-08-19 10:31	期刊			

图 4－1－33　下载文献

也可以在选中某篇文献进入知网节页面后选择 CAJ 下载或者 PDF 下载，如图 4－1－34所示。如选择下载 CAJ 格式的文献，需要下载专门的 CAJ 阅读器进行阅读。

中国高血压人群中H型高血压的比率和特征及与美国人群比较 网络首发

梁喆[1]　范芳芳[1]　张岩[1]　秦献辉[2]　李建平[1]　霍勇[1]

1. 北京大学第一医院心血管内科北京大学心血管病临床研究所　2. 南方医科大学南方医院肾内科

摘要： 目的：研究中国高血压人群中H型高血压的比率和特征，并与美国的相关人群数据进行比较。方法：在中英文多个数据库（PubMed、Embase、Web of Science、Cochrane Library、中国知网、万方数据知识服务平台和中国生物医学文献数据库）中检索发表于2022年4月30日前的关于中国人群H型高血压患病率的观察性研究，进行文献筛选、资料提取和质量评价。采用随机效应模型估计H型高血压在高血压患者中的比率以及总体患病率，采用分层分析探索中国H型高血压的分布特点，采用meta回归分析寻找异质性的来源。在美国国家健康与营养调查（National Health and Nutrition Examination Survey， NHANES）数据库1999—2006年的人群中，根据数据发布时间将其分为4个阶段，从数据库获取参与者的基本信息，分析H型高血压的患病率。结果：本研究最终纳入33项研究，包括78 470名高血压患者，其中59 842名H型高血压患者。中国H型高血压在高血压人群中的比率为73.1%(95%CI：69.3%～76.9%，I^2=99.4%，P... 更多

关键词： H型高血压; 特征; 中国; 风险评估; 危险因素;

基金资助： 国家重点研发计划（2021YFC2500500、2021YFC2500501）；分子心血管学教育部重点实验室（北京大学）；国家卫生健康委员会心血管分子生物学与调节肽重点实验室（北京大学）；

专辑： 医药卫生科技

专题： 心血管系统疾病

分类号： R544.1

◎ 中国知网独家网络首发，未经许可，禁止转载、摘编。

选择CAJ或PDF格式下载

手机阅读　HTML阅读　CAJ下载　PDF下载

图 4－1－34　选择文献格式下载

4. 文献知网节

知网节主要包括文献知网节、作者知网节、机构知网节、学科知网节、基金知网节、关键词知网节、出版物知网节。文献知网节是提供单篇文献的详细信息和扩展信息浏览的页面。它不仅包含单篇文献的详细信息，还是各种扩展信息的入口汇集点。查看文献知网节可以实现知识扩展，有助于新知识的学习和发现。

文献知网节可以在检索结果页面的文献列表题名处点击进入，即凡是出现文献题名的地方，只要有文献题名的链接，点击文献题名即进入文献知网节，如图 4－1－35 所示。

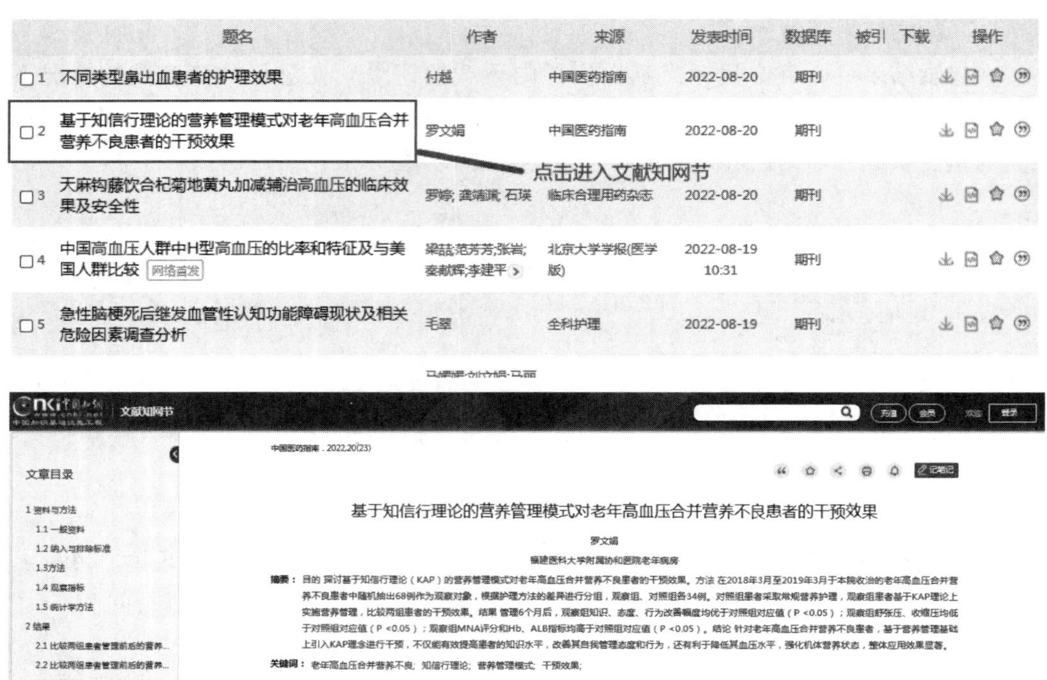

图 4－1－35　文献知网节入口

文献知网节可以查看引文网络，包括二级参考文献、参考文献、引证文献、二级引证文献、共引文献、同被引文献。参考文献反映本文研究工作的背景和依据；二级参考文献是本文参考文献的参考文献，进一步反映本文研究工作的背景和依据；引证文献为引用本文的文献，反映出本文研究工作的继续、应用、发展或评价；二级引证文献是本文引证文献的引证文献，能更进一步反映本文研究工作的继续、发展或评价；共引文献是与本文有相同参考文献的文献，与本文有共同研究背景或依据；同被引文献是与本文同时作为参考文献引用的文献。引文网络如图 4－1－36 所示。

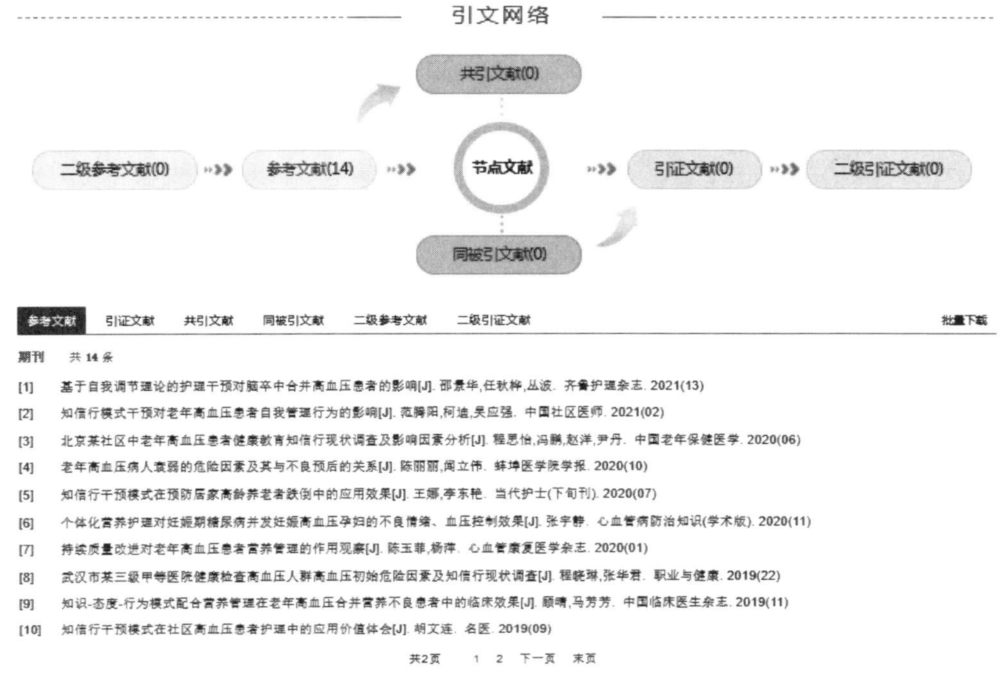

图 4－1－36　引文网络

5. 检索历史与相关搜索推荐

在检索结果页面点击“检索历史”，如图 4－1－37 所示，可查看检索历史，未登录个人账号的情况下可查看最近的 10 条记录。在检索历史页面点击检索条件，可直接查看检索结果。

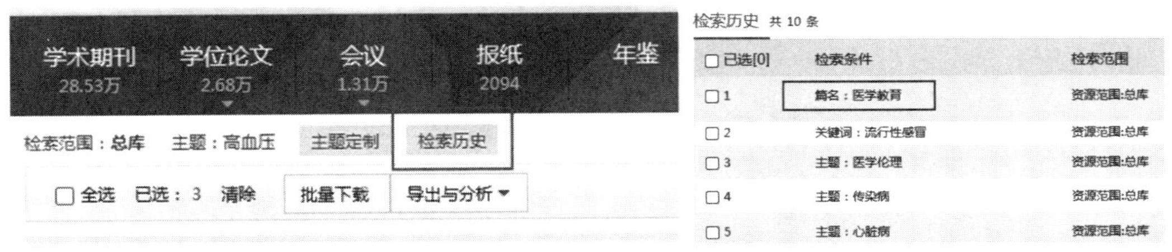

图 4－1－37　检索历史入口

检索结果页面的下端提供了相关搜索功能。相关搜索是系统推荐的与用户输入相关的词，展示 14 个相关搜索的研究主题，作为系统性学术研究的参考，如图 4－1－38 所示。点击推荐的主题词，则以该主题词为检索词执行主题检索。

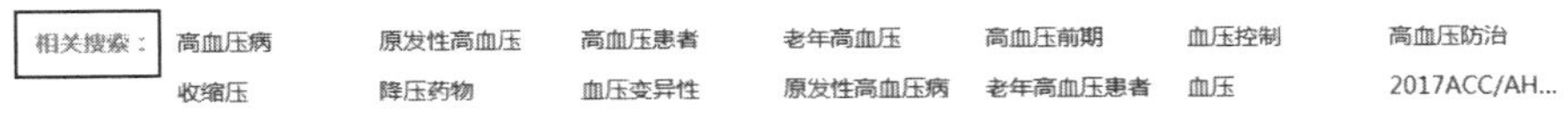

图 4－1－38　相关搜索

第二节　维普中文期刊服务平台

一、维普中文期刊服务平台介绍

维普中文期刊服务平台是重庆维普资讯有限公司推出的期刊资源型产品，是以中文期刊资源保障为核心基础，以数据挖掘与分析为特色，面向教学、科研等多场景应用的期刊大数据服务平台。平台累积收录期刊 15000 余种，其中现刊 9000 余种，核心期刊 1900 余种，文献总量 7000 余万篇，回溯年限至 1989 年，部分期刊回溯至创刊年。学科分类包括医药卫生、农业科学、机械工程、自动化与计算机技术、化学工程、经济管理、政治法律、哲学宗教、文学艺术等 30 余个学科大类，400 余个学科小类。平台采用了先进的大数据构架与云端服务模式，通过准确、完整的数据索引和知识本体分析，为用户提供优质的知识服务解决方案。维普中文期刊服务平台是高校图书馆文献保障系统的重要组成部分，也是科研工作者进行科技查证和查新的必备数据库。

二、维普中文期刊服务平台检索方法

1. 基本检索

基本检索即一框式检索，是平台默认的检索方式。用户在首页检索框中输入检索词，点击右侧“检索”按钮即可获得检索结果。基本检索可以通过设定检索字段，从而获取更精确的检索结果。平台提供题名或关键词、题名、关键词、摘要、作者、第一作者、作者简介、机构、基金、分类号、参考文献、栏目信息、刊名等十余个检索字段，如图 4−2−1 所示。

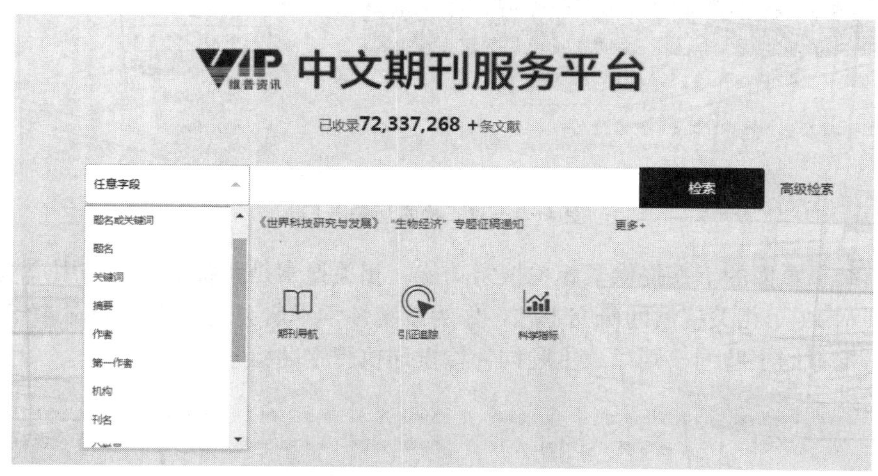

图 4−2−1　维普中文期刊服务平台基本检索界面

2. 高级检索

高级检索提供了更专业、更丰富的检索方式。高级检索包括向导式检索和检索式检索。用户可以运用布尔逻辑运算，进行多条件组配检索，进一步获取最优检索结果。高级检索入口如图 4－2－2 所示。

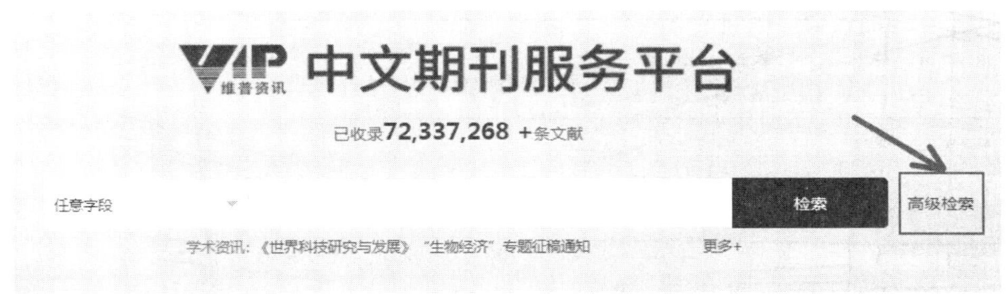

图 4－2－2　高级检索入口

（1）向导式检索。

向导式检索也称为组栏式检索。在检索区，用户可以运用“与”“或”“非”三种布尔逻辑关系将多个检索词进行组配检索。用“＋”和“－”增加或减少检索组合条件。用户可以对每个检索词分别设定检索命中字段，并且通过时间范围限定、期刊范围限定、学科范围限定来调整检索的数据范围；还可以选择“精确”和“模糊”两种匹配方式，选择是否进行“中英文扩展”和“同义词扩展”，通过更多的检索前条件限定，获得更精确的检索结果。例如检索成都医学院张容老师发表的“信息素养”相关的期刊文献，向导式检索界面如图 4－2－3 所示。

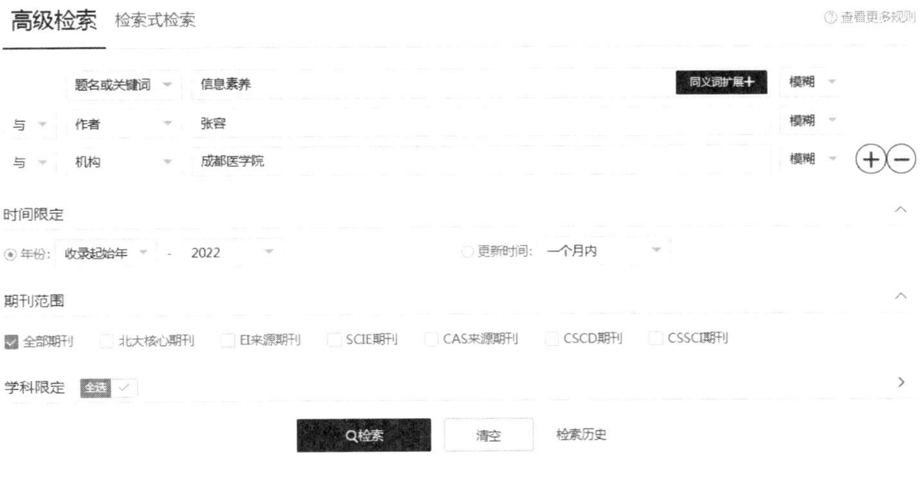

图 4－2－3　向导式检索界面

（2）检索式检索。

此检索方式是为专业用户提供的检索功能，由用户自行在检索框中书写布尔逻辑表达式进行检索，同样支持用户选择时间范围、期刊范围、学科范围等检索限定条件来控制检索命中的数据范围。例如检索关键词中含有“医学教育”或者题名中含有“医学生”的文章，检索式可书写为：K=医学教育 OR T=医学生。布尔逻辑检索式的具体书写也可以参照检索式输入框上方的检索规则说明，如图 4—2—4 所示。

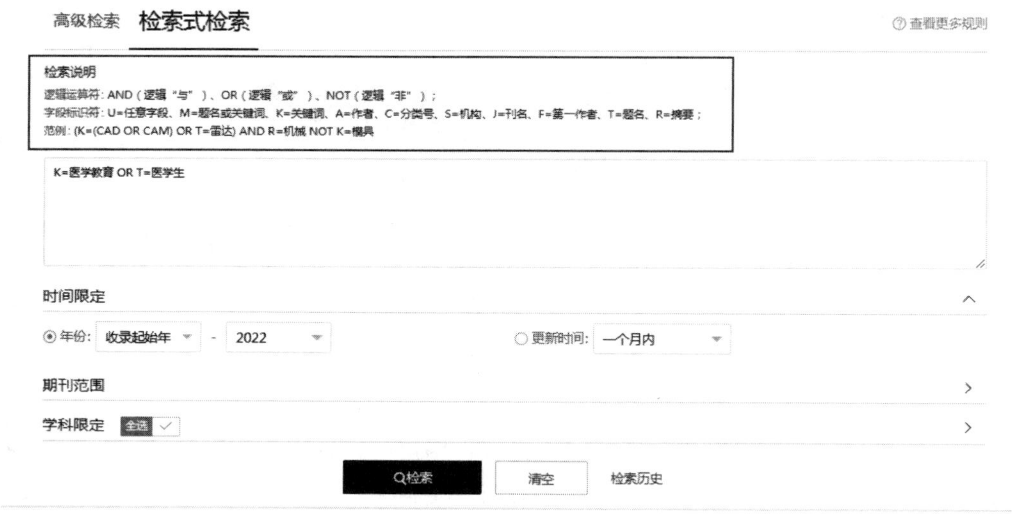

图 4—2—4　检索式检索界面

3. 期刊导览

点击检索页面顶部导航区的“期刊导航”链接或检索框后的“期刊导航”按钮，均可进入期刊导航页面，如图 4—2—5 所示。

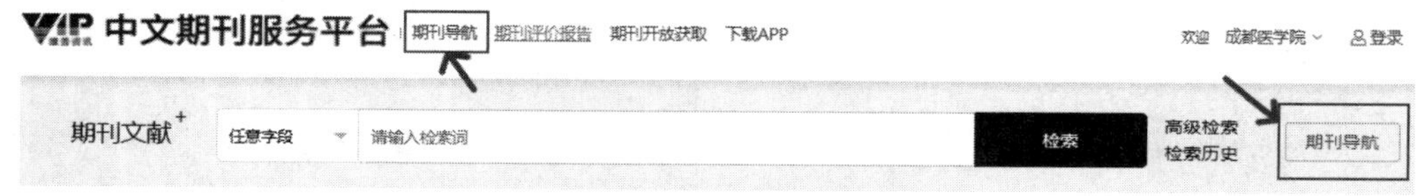

图 4—2—5　期刊导览入口

期刊导览的页面如图 4—2—6 所示。左侧期刊检索区可以切换检索字段，实现期刊资源的检索，平台提供的检索字段包括刊名、ISSN、CN、主办单位、主编、邮发代号。期刊检索区下方的聚类筛选平台提供核心刊导航、国内外数据库收录导航、地区导航、主题导航等多种期刊聚类方式，用户可按检索需求自行切换。“按首字母查找”可以通过期刊刊名的首字母查找期刊，“按学科浏览”可以通过页面上显示的学科类别浏览期刊。

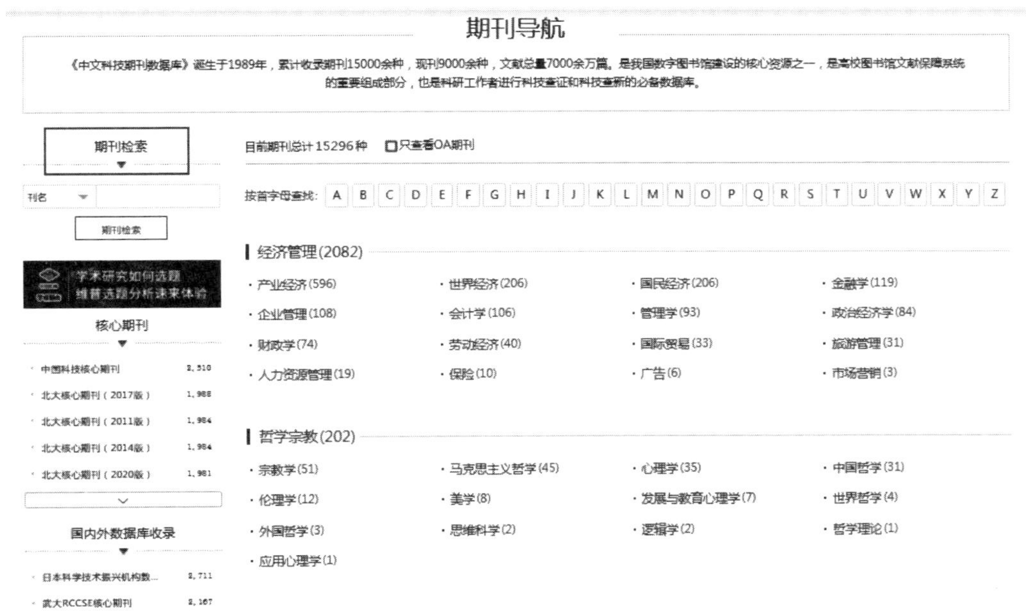

图 4—2—6　期刊导览页面

选择目标期刊点击期刊名或图片，则可进入期刊详情页面。在期刊详情页面可以查看期刊详情、收录汇总、发表作品、发文分析、评价报告。以《中国公共卫生》期刊为例，如图 4—2—7 所示。

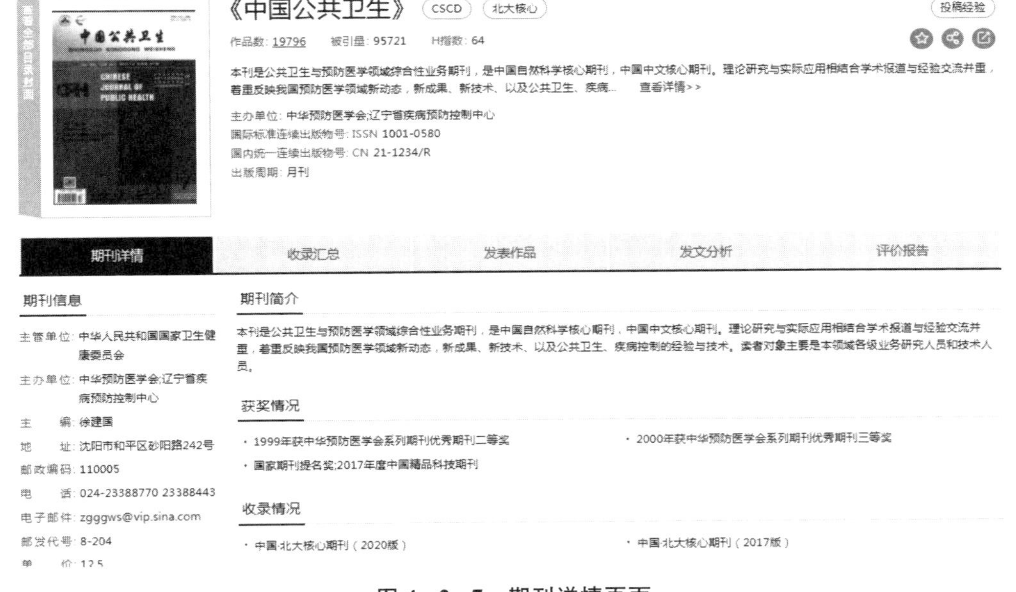

图 4—2—7　期刊详情页面

三、检索结果管理

1. 检索结果的筛选

平台提供了基于检索结果的二次检索、分面聚类筛选、多种排序方式，方便用户快速找到目标文献。以“题名或关键词=脑中风”的检索结果为例，如图4-2-8所示。

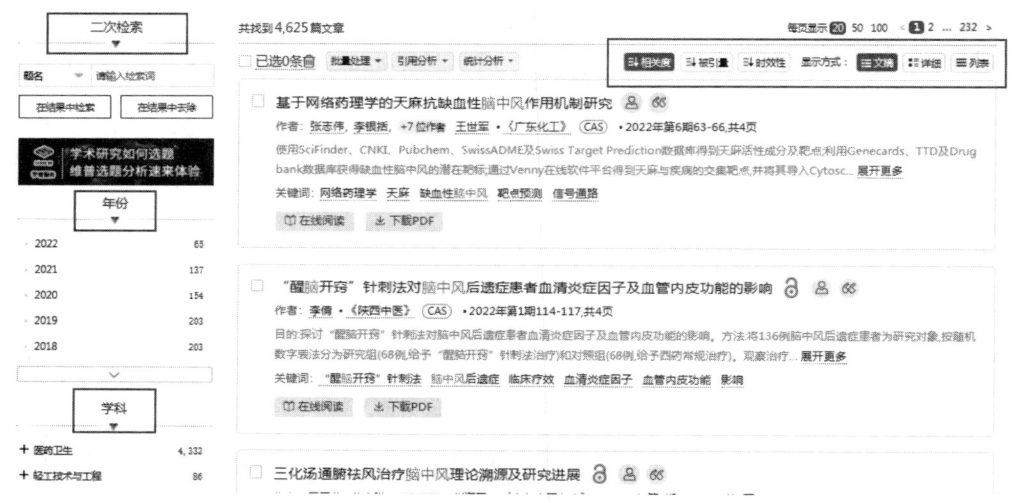

图4-2-8 检索结果页面

二次检索可以在已有检索结果的基础上，通过“在结果中检索”选定特定检索内容，或者通过“在结果中去除”摒弃特定检索内容，缩小检索范围，进一步精炼检索结果。

检索结果聚类平台提供基于检索结果的年份、所属学科、期刊收录、相关主题、期刊、发文作者和相关机构的分面聚类功能，各聚类项执行“且”的检索逻辑，用户可以点击相关聚类项，进行结果的聚类筛选。

检索结果可以按相关度、被引量和时效性三种方式排序，排序方式默认为相关度，用户可以自行切换。

查看视图切换平台支持文摘、详细和列表三种文献查看方式，用户可以按需进行视图切换。

2. 文献题录导出和分析

文献选择平台提供已选文献集合的文献管理功能，用户可以对已勾选内容进行题录导出和分析。

文献题录导出平台支持文献题录信息的导出功能，支持的导出格式为文本、查新格式、参考文献、XML、NoteExpress、Refworks、EndNote、Note First、自定义导出、Excel导出。用户可以勾选目标文献，点击批量处理中的“导出题录”按钮后，选择适当的导出格式。也可以点击文献题名后方的双引号图标实现题录导出，如图4-2-9所示。

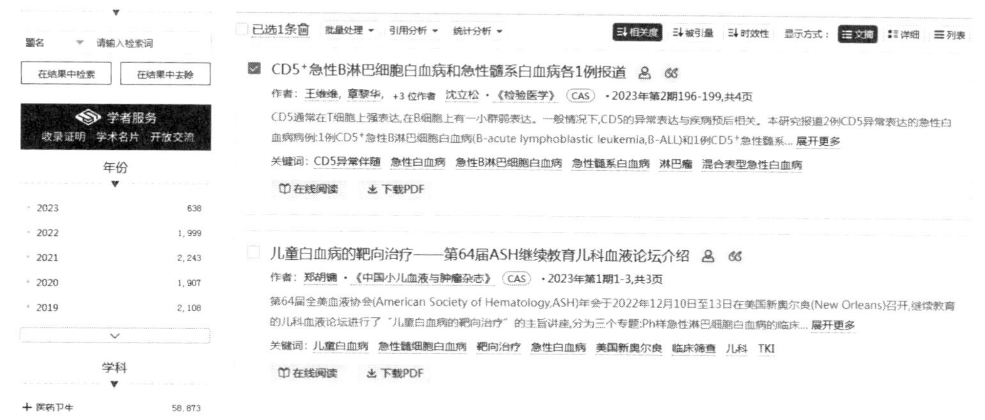

图 4－2－9　导出题录

在检索结果页面选择引用分析可对单篇或多篇文献题录的参考文献和引证文献进行汇总分析，同样以查询结果的形式返回具体数据，帮助用户有效梳理研究主题的来龙去脉。

统计分析可以提供对检索结果和已选文献集合的统计分析功能，分析文献集合的年份、发文作者、发文机构、发文期刊、发文领域等多维度的分布情况。

3. 在线阅读与下载

在检索结果页面，直接点击目标文献下方的在线阅读或下载 PDF，即可实现全文在线阅读和下载，也可以点击文献题名，查看当前文献的详细信息，并实现在线阅读与下载 PDF 等多种操作，如图 4－2－10 所示。

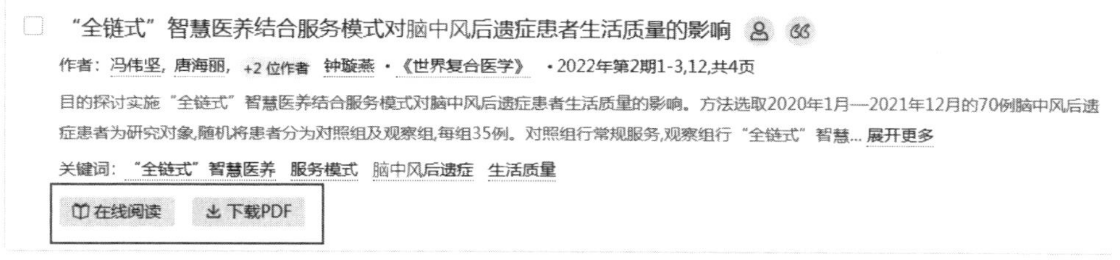

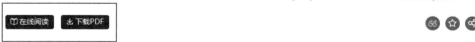

图 4－2－10　在线阅读与下载

平台提供"在线阅读""下载全文"两种方式获取全文。若某些平台无法提供全文下载功能的文献，或者用户所在学校（机构）并没有下载权限的文献，平台则会提供

“原文传递”“OA 全文链接”等多途径的全文保障模式。对只提供“原文传递”等获取方式的文章，可点击页面上的“原文传递”按钮，填写自己的邮箱和验证码，之后即可在邮箱中查看文献传递结果。

第三节　万方数据知识服务平台

一、万方数据知识服务平台介绍

万方数据知识服务平台是由万方数据公司开发的大型网络数据库，涉及自然科学和社会科学各个专业领域，包括学术期刊、学位论文、会议论文、专利技术、中外标准、科技成果、政策法规、图书、新方志、机构、科技专家等子库。万方数据公司以客户需求为导向，依托强大的数据采集能力，应用先进的信息处理技术和检索技术，为决策主体、科研主体、创新主体提供高质量的信息资源产品。在精心打造万方数据知识服务平台的基础上，万方数据公司还基于“数据+工具+专业智慧”的情报工程思路，为用户提供专业化的数据定制、分析管理工具和情报方法，并陆续推出万方医学网、万方数据企业知识服务平台、中小学数字图书馆等一系列信息增值产品，以满足用户对深层次信息和分析的需求，为用户确定技术创新和投资方向提供决策支持。

万方数据知识服务平台的网址是 http://www.wanfangdata.com.cn，首页提供了多种文献类型的基本检索界面并设有创研平台、数字图书馆、科研诚信、热门应用等栏目，如图 4-3-1 所示。用户可以免费检索并获得文摘信息，浏览下载全文则需要下载 PDF 软件并付费，可使用支付宝、微信、银联在线等多种付费形式。

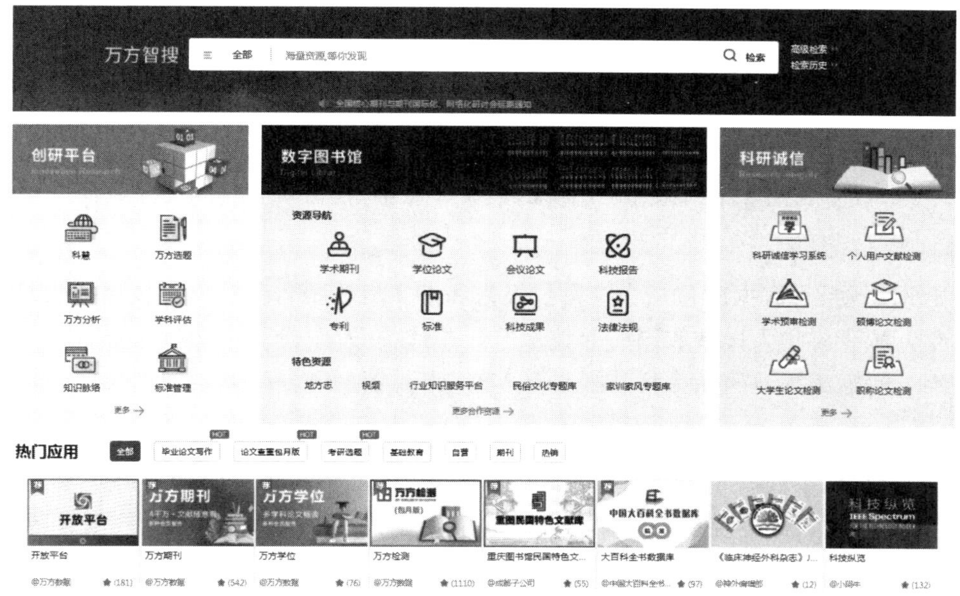

图 4-3-1　万方数据知识服务平台首页

1. 期刊论文

中国学术期刊数据库（China Online Journals，COJ），收录始于 1998 年，收录期刊 8000 余种，其中核心期刊 3300 余种，年增 300 万篇，每天更新，涵盖自然科学、工程技术、医药卫生、农业科学、哲学政法、社会科学、科教文艺等各个学科。

外文期刊主要来源于 NSTL 外文文献数据库以及数十家著名学术出版机构，及 DOAJ、PubMed 等知名开放获取平台，收录了世界各国出版的 40000 余种重要学术期刊。

2. 学位论文

中国学位论文全文数据库（China Disertation Database），收录始于 1980 年，年增 35 余万篇，涵盖基础科学、理学、工业技术、人文科学、社会科学、医药卫生、农业科学、交通运输、航空航天和环境科学等各学科领域。外文学位论文收录始于 1983 年。

3. 会议论文

中国学术会议文献数据库（China Conference Paper Database）的会议资源包括中文会议和外文会议。中文会议收录始于 1982 年，年收集约 2000 个重要学术会议，年增 20 万篇论文，每月更新。外文会议主要来源于 NSTL 外文文献数据库，收录了 1985 年以来世界各主要学协会、出版机构出版的学术会议论文共计 900 万篇（部分文献有少量回溯），每年增加论文约 20 余万篇，每月更新。

4. 专利

中外专利数据库（Wanfang Patent Database，WFPD），涵盖 1.3 亿余条国内外专利数据。其中，中国专利收录始于 1985 年，共收录 3300 万余条专利全文，可本地下载专利说明书，数据与国家知识产权局保持同步，包含发明专利、外观设计和实用新型三种类型，准确地反映中国最新的专利申请和授权状况，每月新增30万余条。国外专利收录1亿余条，均提供欧洲专利局网站的专利说明书全文链接，收录范围涉及中国、美国、日本、英国、德国、法国、瑞士、俄罗斯、韩国、加拿大、澳大利亚，世界知识产权组织、欧洲专利局等十一国和两组织的数据，每年新增300万余条。

5. 科技报告

中外科技报告数据库包括中文科技报告和外文科技报告。中文科技报告收录始于1966年，源于中华人民共和国科学技术部，共计10万余份；外文科技报告收录始于1958年，涵盖美国政府四大科技报告（AD、DE、NASA、PB），共计110万余份。

6. 成果

中国科技成果数据库，收录了自1978年以来国家和地方主要科技计划、科技奖励成果，以及企业、高等院校和科研院所等单位的科技成果信息，涵盖新技术、新产品、新工艺、新材料、新设计等众多学科领域，共计90多万项。数据库每两月更新一次，年新增数据1万条以上。

7. 标准

中外标准数据库（China Standards Database），收录了所有中国国家标准（GB）、中国行业标准（HB）以及中外标准题录摘要数据，共计200余万条记录，其中中国国家标准全文数据内容来源于中国质检出版社，中国行业标准全文数据收录了机械、建材、地震、通信标准以及由中国质检出版社授权的部分行业标准。国际标准来源于科睿唯安国际标准数据库，涵盖国际及国外先进标准，包含超过55万件标准相关文档，涵盖各个行业。

8. 法规

中国法律法规数据库（China Laws&Regulations Database），收录始于1949年，涵盖国家法律法规、行政法规、地方法规、国际条约及惯例、司法解释、合同范本等，权威、专业。每月更新，年新增量不低于8万条。

9. 地方志

地方志，简称“方志”，即按一定体例，全面记载某一时期某一地域的自然、社会、政治、经济、文化等方面情况或特定事项的书籍文献，通常按年代分为新方志、旧方志。新方志收录始于1949年，共计5.5万册；旧方志收录年代为1949年前，共计8600余种，10万多卷。

10. 视频

万方视频是以科技、教育、文化为主要内容的学术视频知识服务系统，现已推出高校课程、会议报告、考试辅导、医学实践、管理讲座、科普视频、高清海外纪录片等适合各类人群使用的精品视频。

二、万方知识服务平台检索方法

1. 基本检索

进入主页即进入基本检索界面，默认选择全部数据库，也可以选择其他文献类型数据库进行检索，如图 4-3-2 所示。在输入框输入检索词，点击“检索”，系统即可自动检索文献。基本检索主要有模糊检索和精确检索两种方式。模糊检索指直接输入任何词或者短语，表示在全部字段中检索。精确检索指检索词部分使用双引号“”括起来，表示精确匹配，精确匹配的字段不同，含义有所不同；也可以使用括号以及运算符构建检索表达式。基本检索界面还提供检索历史的功能。

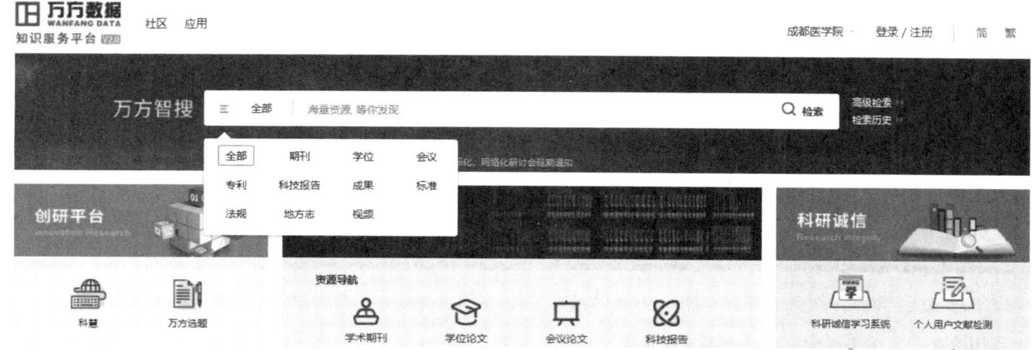

图 4-3-2　基本检索界面

2. 高级检索

高级检索界面有“高级检索”“专业检索”和“作者发文检索”三种方式。

（1）高级检索。

点击基本检索界面中的“高级检索”，系统就进入高级检索界面，如图 4-3-3 所示。“文献类型”选项是对数据库的选择，可以同时选择多个数据库；“检索信息”选项是在指定的范围内，通过增加检索条件满足用户更加复杂的要求，检索到满意的信息；“发表时间”选项是通过对时间的限定更加准确地找到所需要的文献；“智能检索”选项可以通过“中英文扩展”“主题词扩展”两个功能来扩大检索范围，提高文献的查全率。

亲爱的用户，由于检索功能优化，平台不再支持运算符（/+/^）的检索，请用大小写（and/or/not）代替，（*/+/^）将会被视为普通检索词。

高级检索　专业检索　作者发文检索　了解高级检索

文献类型：全部 清除　期刊论文　学位论文　会议论文　专利　中外标准　科技成果　法律法规　科技报告　地方志

检索信息：+ −　主题　模糊

与　题名或关键词　模糊

与　题名　模糊

发表时间：不限 - 至今　智能检索：中英文扩展　主题词扩展

检索　检索历史

图 4−3−3　高级检索界面

（2）专业检索。

在高级检索界面中点击“专业检索”，进入专业检索界面，如图 4−3−4 所示。专业检索需要检索人员根据系统的检索语法编制检索式来进行检索。

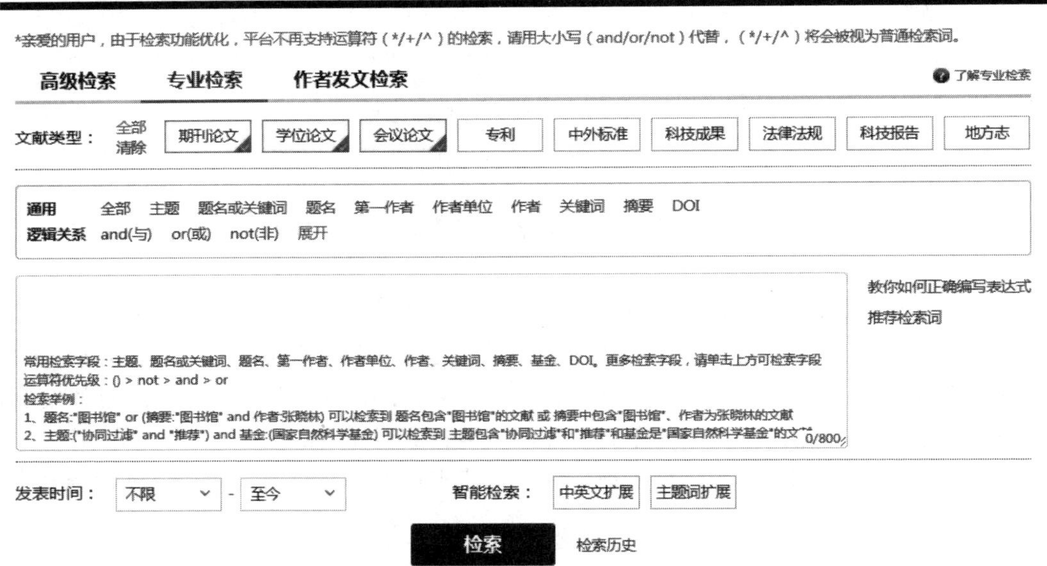

图 4−3−4　专业检索界面

专业检索提供了相应的可检索字段供用户选择，选择的数据库不同，则提供的可检索字段不同，如图 4−3−5 所示。

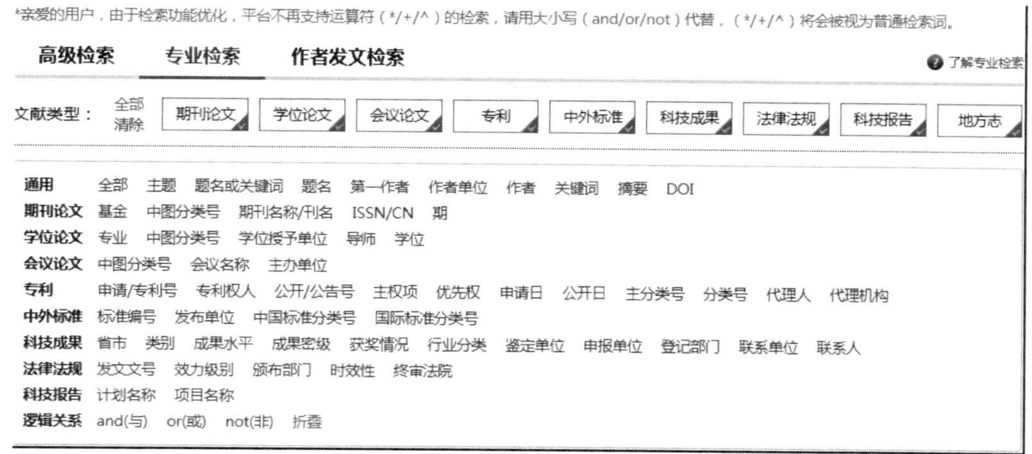

图 4-3-5　专业检索字段提示页面

（3）作者发文检索。

在高级检索界面中点击“作者发文检索”，进入作者发文检索界面，如图 4-3-6 所示。

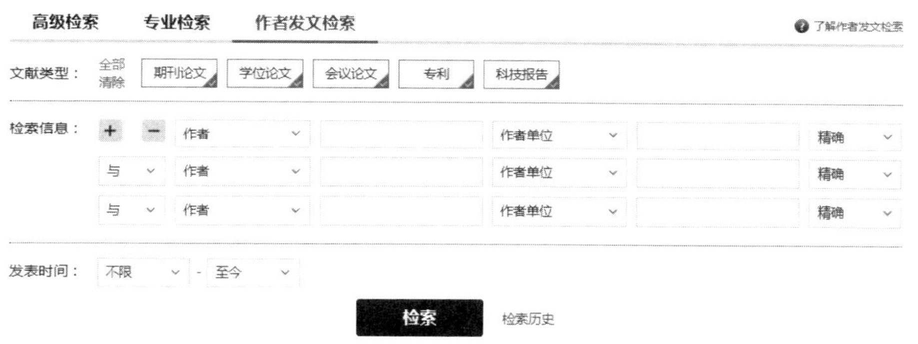

图 4-3-6　作者发文检索界面

可以输入作者名称和作者单位等字段来精确查找相关作者的学术成果，可自行选择精确还是模糊匹配，系统默认精确匹配。通过点击输入框前的“+”号来增加检索字段。若某一行未输入作者或作者单位，则系统默认作者单位为上一行的作者单位。

三、检索结果管理

1. 检索结果显示

数据库的检索结果以题录形式显示，如图 4-3-7 所示。可看到该文献的文献类型、期刊来源、发表卷期、作者、摘要、关键词等信息，可以通过左侧的功能栏选择不同的分类方式进行浏览；排序方式有“相关度”“出版时间”“引用频次”等选项；获取范围有“全文”“免费全文”“原文传递”“国外出版物”等选项；在检索结果中还提供了二次检索的功能；点击右侧的“展开更多”选项可以看到该关键词的研究趋势和相关热词。

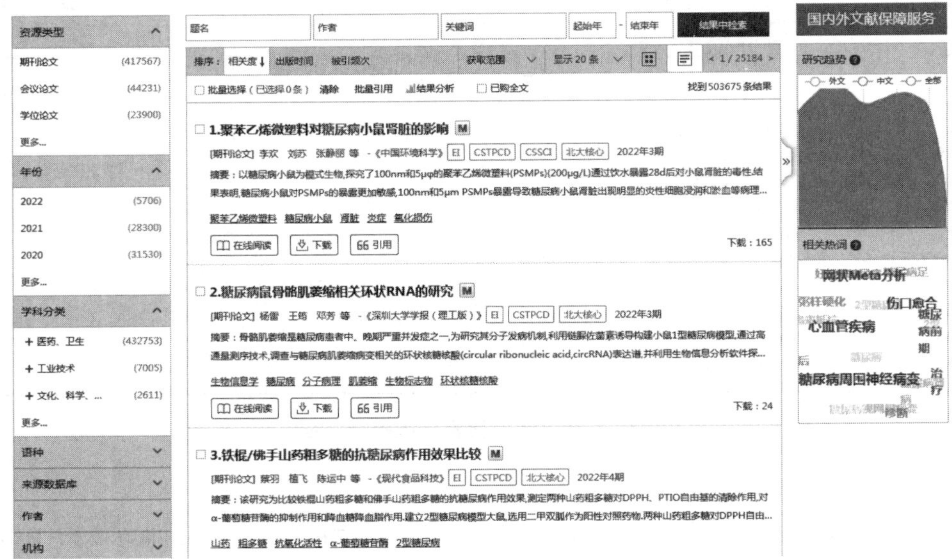

图 4－3－7　检索结果页面

2. 检索结果处理

选中一条检索记录后，进入该文献详细显示页面。该页面详细展示了文献的中英文题名、中英文摘要、中英文关键词、作者、作者单位、来源期刊（中英文刊名）、分类号、卷期、基金项目、在线出版时间、页码、doi 等详细信息，右侧提供“相关学者”“相关机构”功能栏，如图 4－3－8 所示。

糖尿病大鼠胰腺Wnt/β-catenin信号通路的变化及其调节胰岛干细胞分化与增生的意义

The change of Wnt/β-catenin pathway in diabetic rat pancrease and its role in regulating the differentiation and proliferation of pancreatic stem cells

下载　在线阅读　引用　收藏　分享

摘要： 目的 研究胰岛β细胞损伤后胰岛再生过程中Wnt/β-catenin信号通路的生物调控.方法:STZ破坏新生大鼠胰岛β细胞,免疫组织化学观察1d,2d,3d中Wnt/βcatenin通路βcatenin为核心的上、下游基因APC,c-Myc以及Nestin在胰岛再生过程中的表达.结果:β-catenin在残留的胰岛细胞中表达上调,并在胰腺间质中异常表达;APC... 查看全部>>

Abstract：

Objective To investigate the regulation role of Wnt/β-catenin signal pathway in regulating pancreatic islets regeneration after β-cells injury.MethodSTZ were used to injure β-cells and imunohistochemistry method was adopted to check the expression of several vital factors e.g. APC, β-catenin, c-Myc for Wnt/β-catenin signal pathway and of nestin in pancreatic islets regeneration. Results Immunohistochemistry showed that the β-catenin was up-regulated in β-cells and abnormally expressed in pancreatic stroma; APC was expressed on duct epithelium and β cells; C-myc was expressed in stroma and gland alveolus epithelium; nestin was expressed on islet cell and duct epithelium.ConclusionThe regulation roles of Wnt/β-catenin signal pathway in pancreatic islets regeneration may be through promoting pancreatic stem cells differentiation and proliferation.

doi：	10.3969/j.issn.1006-6187.2011.02.018
关键词：	β细胞　Wnt信号　胰腺干细胞　胰岛再生
Keyword：	β-cells　Wnt signal pathway　Pancreatic stem cell　Pancreatic islets regeneration
作者：	杨开明　胡晓松　羊惠君　李受冬　李茂新
作者单位：	大理,大理学院基础医学院组织学与胚胎学教研室,云南,671000　成都医学院　成都医学院　成都医学院　大理,大理学院基础医学院组织学与胚胎学教研室,云南,671000
刊名：	中国糖尿病杂志
Journal：	CHINESE JOURNAL OF DIABETES
年，卷(期)：	2011, 19(2)
机标分类号：	R65　R32
基金项目：	大理学院科研启动基金
在线出版日期：	2011-04-28（万方平台首次上网日期，不代表论文的发表时间）
页数：	共3页
页码：	149-151

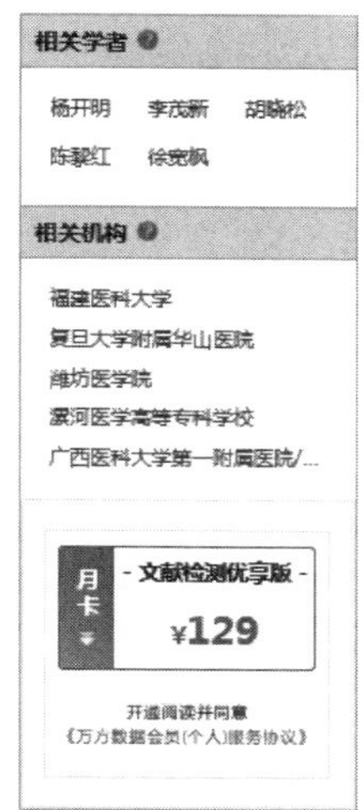

图 4-3-8　检中文献详细信息页面

检索结果还提供“引文网络”“相关文献”功能，在“引文网络”中可以查看该文献的参考关系图，如图 4-3-9 所示。

引文网络　相关文献

参考文献(6)　　收起参考关系图

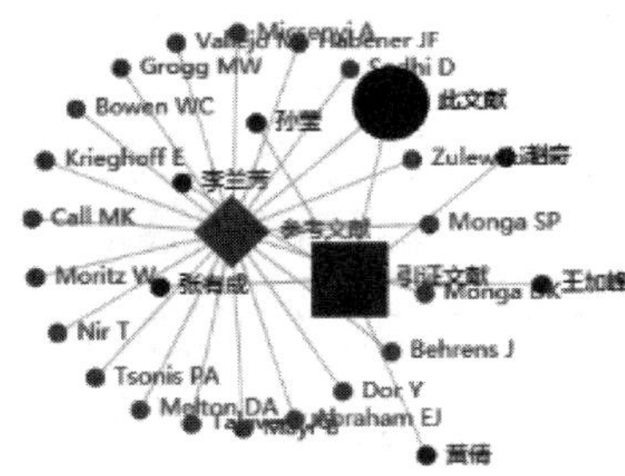

[1] Dor Y,Nir T,Melton DA.Recovery from diabetes in mice by beta cell regeneration.[J].The Journal of Clinical Investigation: The Official Journal of the American Society for Clinical Investigation.2007,117(9).

[2] Todorov I,Zhang CY,Lin CL,等.Elimination of insulitis and augmentation of islet beta cell regeneration via induction of chimerism in overtly diabetic NOD mice[J].Proceedings of the National Academy of Sciences of the United States of America.2007,104(7).

[3] Call MK,Grogg MW,Tsonis PA.Signaling during lens regeneration[J].Seminars in Cell & Developmental Biology.2006,17(6).

[4] Behrens J,Krieghoff E,Mayr B.Nucleo-cytoplasmic distribution of beta-catenin is regulated by retention[J].Journal of Cell Science.2006,119(7).

[5] Micsenyi A,Monga DK,Bowen WC,等.Morpholino oligonucleotide-triggered beta-catenin knockdown compromises normal liver regeneration.[J].Journal of Hepatology: The Journal of the European Association for the Study of the Liver.2005,43(1).

[6] Zulewski H,Abraham EJ,Habener JF,等.Multipotential nestin-positive stem cells isolated from adult pancreatic islets differentiate ex vivo into pancreatic endocrine, exocrine, and hepatic phenotypes.[J].Diabetes: A Journal of the American Diabetes Association.2001,50(3).

引证文献 (5)

[1] 赵奇.枸杞多糖激活 Wnt/β--catenin信号通路减轻高血糖加重脑缺血再灌注损伤的初步研究[D].宁夏医科大学,2019.

[2] 孙莹.基于Wnt信号通路探讨筋脉通对糖尿病大鼠神经髓鞘及高糖培养雪旺细胞的修复作用[D].北京协和医学院中国医学科学院,2017.

[3] 黄倩.糖尿病小鼠肾小球入球动脉对内皮素-1的反应性变化及机制研究[D].浙江大学,2016.

[4] 李兰芳.分泌型卷曲相关蛋白5与动脉粥样硬化相关性研究进展[J].医学综述.2015,(24).doi:10.3969/j.issn.1006-2084.2015.24.016.

[5] 王加峰,张有成.分泌型卷曲相关蛋白5与肥胖及糖尿病的相关性研究进展[J].中国全科医学.2014,(20).2406-2408.

图 4－3－9　检中文献引文信息页面

（1）全文查看及下载。

在检索结果页面点击“下载”选项可以直接下载全文；点击“在线阅读”选项可在网页中直接对全文进行浏览，在该页面可进行窗口宽度调整放大、缩小、保存及打印等操作，如图 4－3－10 所示。当检索的文献无法直接下载时，可在检索结果页面点击国内外文献保障服务系统，申请文献传递。

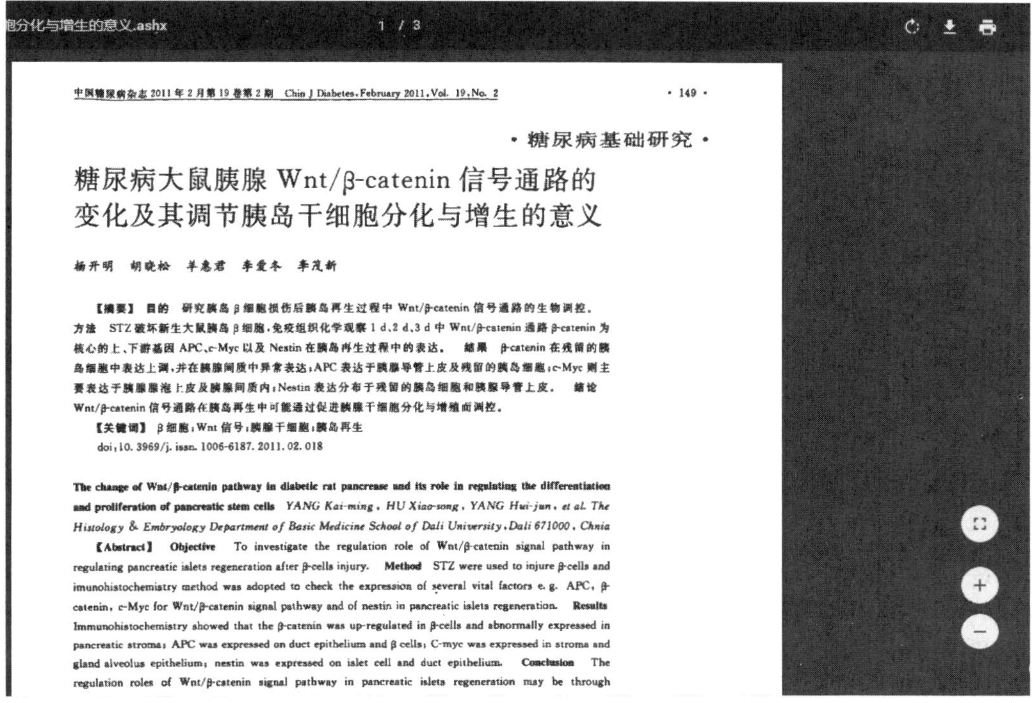

胞分化与增生的意义.ashx　1 / 3

中国糖尿病杂志 2011 年 2 月第 19 卷第 2 期　Chin J Diabetes, February 2011, Vol. 19, No. 2　· 149 ·

· 糖尿病基础研究 ·

糖尿病大鼠胰腺 Wnt/β-catenin 信号通路的变化及其调节胰岛干细胞分化与增生的意义

杨开明　胡晓松　羊惠君　李爱冬　李茂新

【摘要】 目的　研究胰岛 β 细胞损伤后胰岛再生过程中 Wnt/β-catenin 信号通路的生物调控。方法　STZ 破坏新生大鼠胰岛 β 细胞，免疫组织化学观察 1 d、2 d、3 d 中 Wnt/β-catenin 通路 β-catenin 为核心的上、下游基因 APC、c-Myc 以及 Nestin 在胰岛再生过程中的表达。　结果　β-catenin 在残留的胰岛细胞中表达上调，并在胰腺间质中异常表达；APC 表达于胰腺导管上皮及残留的胰岛细胞；c-Myc 则主要表达于胰腺腺泡上皮及胰腺间质内；Nestin 表达分布于残留的胰岛细胞和胰腺导管上皮。　结论　Wnt/β-catenin 信号通路在胰岛再生中可能通过促进胰腺干细胞分化与增殖而调控。

【关键词】 β 细胞；Wnt 信号；胰腺干细胞；胰岛再生

doi：10.3969/j.issn.1006-6187.2011.02.018

The change of Wnt/β-catenin pathway in diabetic rat pancrease and its role in regulating the differentiation and proliferation of pancreatic stem cells　*YANG Kai-ming, HU Xiao-song, YANG Hui-jun, et al. The Histology & Embryology Department of Basic Medicine School of Dali University, Dali 671000, Chnia*

【Abstract】 **Objective**　To investigate the regulation role of Wnt/β-catenin signal pathway in regulating pancreatic islets regeneration after β-cells injury.　**Method**　STZ were used to injure β-cells and imunohistochemistry method was adopted to check the expression of several vital factors e. g. APC, β-catenin, c-Myc for Wnt/β-catenin signal pathway and of nestin in pancreatic islets regeneration.　**Results**　Immunohistochemistry showed that the β-catenin was up-regulated in β-cells and abnormally expressed in pancreatic stroma; APC was expressed on duct epithelium and β cells; C-myc was expressed in stroma and gland alveolus epithelium; nestin was expressed on islet cell and duct epithelium.　**Conclusion**　The regulation roles of Wnt/β-catenin signal pathway in pancreatic islets regeneration may be through

图 4－3－10　在线阅读

（2）文献引用。

"引用"功能可以根据用户所需要的格式导出文献题录信息，如图 4－3－11 所示。

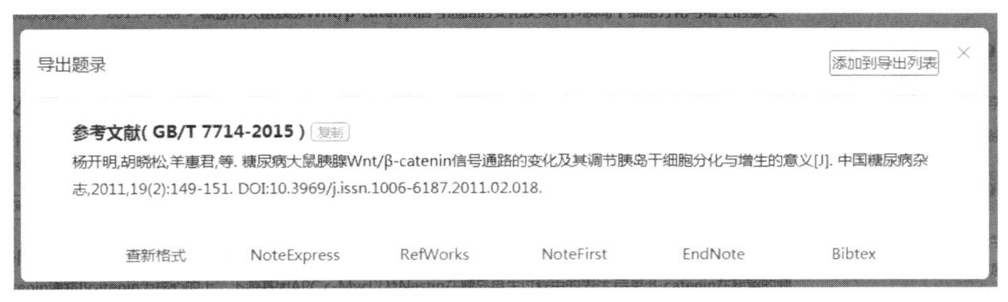
导出题录
添加到导出列表
参考文献(GB/T 7714-2015)
复制
杨开明,胡晓松,羊惠君,等. 糖尿病大鼠胰腺Wnt/β-catenin信号通路的变化及其调节胰岛干细胞分化与增生的意义[J]. 中国糖尿病杂志,2011,19(2):149-151. DOI:10.3969/j.issn.1006-6187.2011.02.018.
查新格式
NoteExpress
RefWorks
NoteFirst
EndNote
Bibtex

图 4－3－11　文献引用

（3）文献收藏。

点击"收藏"按钮可以对文献进行收藏，已收藏文献在"个人中心"的"收藏的文献"功能栏查看。

（4）文献分享。

登录账号以后可以把该文献分享到万方学术圈、新浪微博、微信等社交平台。

第四节　中华医学期刊全文数据库

一、中华医学期刊全文数据库介绍

中华医学杂志社有限责任公司（以下简称中华医学会杂志社）是以编辑出版中华医学会主办的各类医学期刊为主要任务的全国性医学期刊出版机构，也是中华医学会对其所主办的各类医学期刊实施管理的重要业务部门。中华医学会主办的医学期刊达 140 余种，形成了国内外医药卫生界数量最多、影响最大、权威性最强的医学期刊系列。

中华医学期刊数据库收录了中华医学会期刊出版平台下的全部期刊，学科领域涉及所有临床专业，以及护理、预防医学、中医药和医学人文等。文献更新同步纸刊，最早文献追溯至百年前，支持多维度检索功能。

中华医学期刊全文数据库的网址是 http://www. yiigle. com，首页提供了全库、期刊、指南、病例、图表、专家等基本检索界面，并设有知识库、总编推荐、热门文章、精选专题等栏目。中华医学期刊全文数据库首页如图 4-4-1 所示。

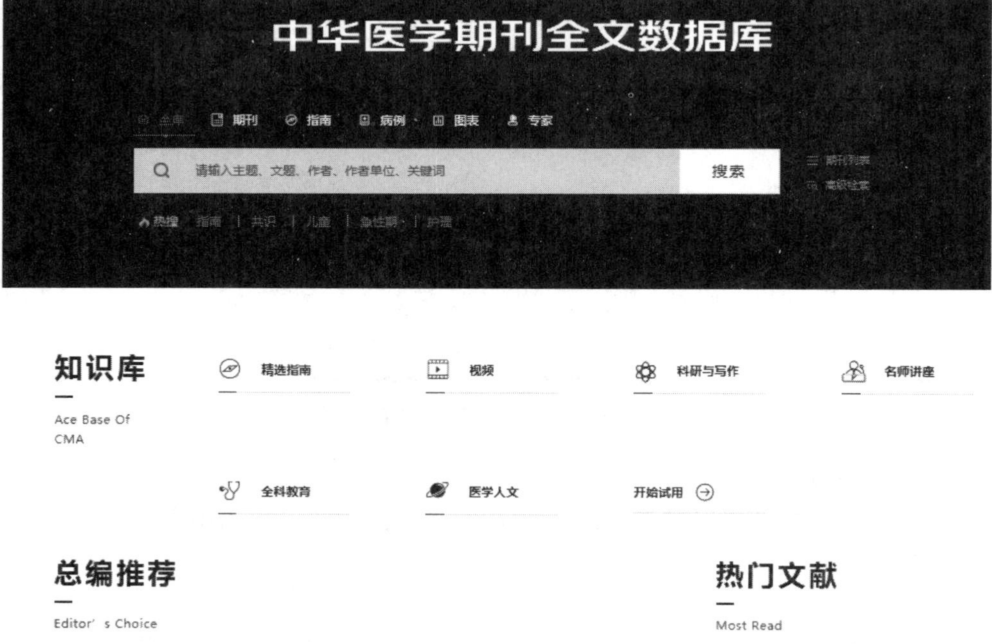

图 4-4-1　中华医学期刊全文数据库首页

中华医学期刊全文数据库“知识库”栏目从指南、视频、讲座等多个方面整合数据资源，为使用者提供更方便快捷的数据服务。

精选指南：精选中华医学会系列杂志发表的指南共识，并分学科按疾病浏览。
视频：整合中华医学会杂志社会议资源，提供多学科、多热点的学术视频。
科研与写作：科研、写作培训、选刊、投稿服务的一站式综合平台。
名师讲座：资深专家录制指南精讲、术式、疾病专题讲座。
全科教育：涵盖基层常见疾病诊疗指南和学科热点，助力全科诊疗水平提高。
医学人文：医学不只是科学，还需要探讨医学的艺术、历史、美学和人文关怀。

二、中华医学期刊全文数据库检索方法

1. 基本检索

进入主页即进入基本检索界面，默认选择“全库”，也可以点击选择其他途径进行检索，在输入框输入检索词，点击“搜索”，系统即会自动检索文献。检索框下方有热门搜索提示，可以直接点击选择热门检索词，如图 4—4—2 所示。全库默认检索字段有主题、文题、作者、作者单位、关键词；默认模糊检索，直接输入任何词或者短语即可。

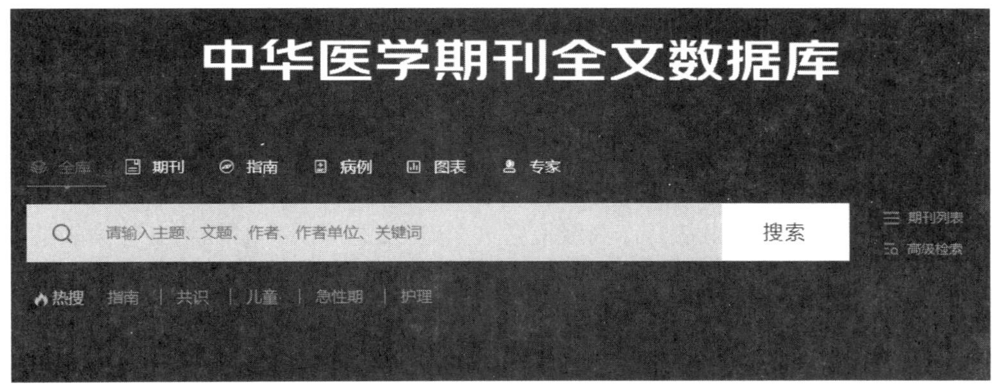

图 4—4—2　基本检索界面

2. 高级检索

点击基本检索界面中的“高级检索”，系统就会进入高级检索界面，如图 4—4—3 所示。“高级检索”可以选择限定的字段，包括主题、标题、关键词、第一作者、通信作者、第一/通信作者、所有作者、作者单位、刊名、基金、摘要或者所有字段；各限定条件之间用逻辑词进行衔接。逻辑检索词按照从左到右的顺序执行。其中“+”和“−”按钮用来增加和减少检索条件；“文献分类”提供了更多的检索控制条件，包括文献类型、研究类型、研究方法等；还可以通过“出版日期”选项控制检索结果的时间范围。

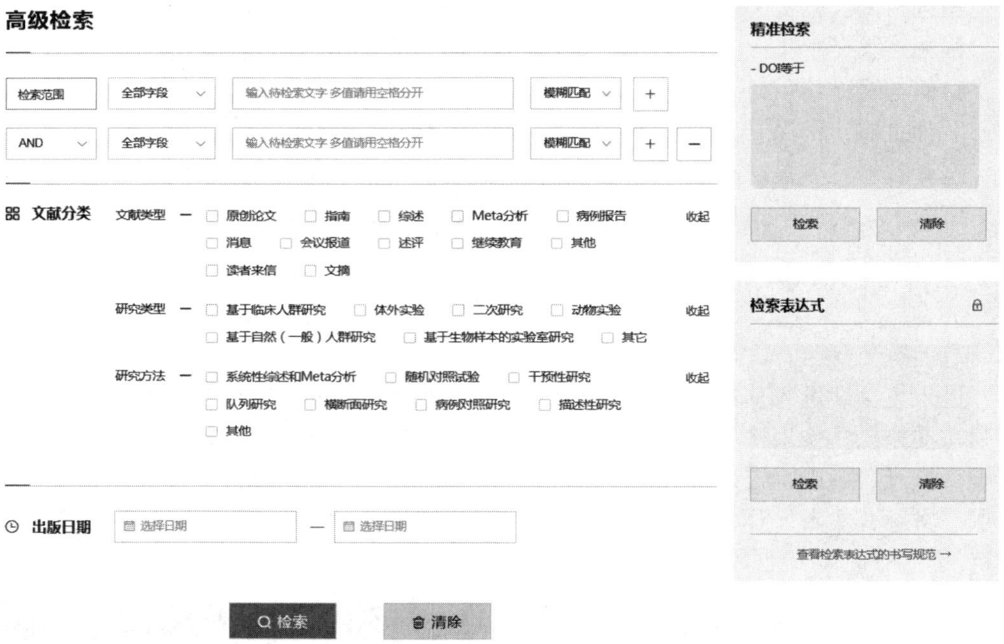

图 4－4－3　高级检索界面

为快速定位文献，在高级检索界面右侧设置了“精确检索”功能，可以使用文献的DOI编号进行精确检索。该检索要求输入完整的DOI，否则无法返回文献的地址。

在“检索结果页（专业版）”“高级检索页”“历史检索页”右侧均有检索表达式检索的功能，可以通过运用运算符、语法和检索字段组合进行检索。

（1）运算符。

中华医学期刊数据库运算符如表4－4－1所示。

表 4－4－1　运算符

运算符	说明	用法实例	备注
=	指定字段查询指定条件	如“所有作者＝张三”表示检索作者字段中含张三的文献	
?	单个任意字符的通配	如“张?”表示检索含有“张”加一个任意字符	不能在检索词起始位置使用，如仅作为问号检索时，需做转义处理，即在问号前加反斜杠“\?”
AND、&&	逻辑运算“与”	如检索包含“张三”和“李四”可以表示为“张三 AND 李四”	
OR、‖	逻辑运算“或”	如检索包含“张三”或“李四”可以表示为“张三 OR 李四”	
( )	构成子查询	如（肿瘤 AND 肝脏）OR（张三）	

（2）语法。

单字段单条件查询：模糊查询，如（标题=肿瘤）；精确查询，如（标题=肿瘤）。单字段多条件查询，如（标题=（肿瘤 AND 肾脏））。多字段查询，如（标题=肿瘤 AND 关键词=肾脏）。

（3）检索字段。

中华医学期刊数据库检索字段如表 4-4-2 所示。

表 4-4-2　检索字段

中文字段	英文字段
所有	ALL
主题	TM
标题	TI
关键词	KW
第一作者	FA
通信作者	CA
第一/通信作者	KA
所有作者	AA
作者单位	AF
刊名	JT
基金	FU
摘要	AB
出版日期	PD
DOI	DOI

筛选字段：文献类型/AT、研究类型/ST、研究方法/SM。

（4）检索示例。

①检索中华医学会制定的新型冠状病毒肺炎相关的所有指南类文献。

（标题=新型冠状病毒肺炎）AND 所有作者=中华医学会 * AND 文献类型=指南。

②检索 2010 年之后发表的文题中包含有心力衰竭或利尿剂的综述类文献。

((标题=心力衰竭) OR (标题=利尿剂)) AND (文献类型=综述) AND (出版时间=[2010-01-01 TO*])。

3. 期刊检索

点击基本检索界面中的“期刊列表”，系统就会进入期刊检索界面，如图 4-4-4 所示。期刊检索提供多种方式来查找所需要的期刊：系列分类、学科分类、数据库收录。也可以通过输入检索词的方式直接查找期刊。

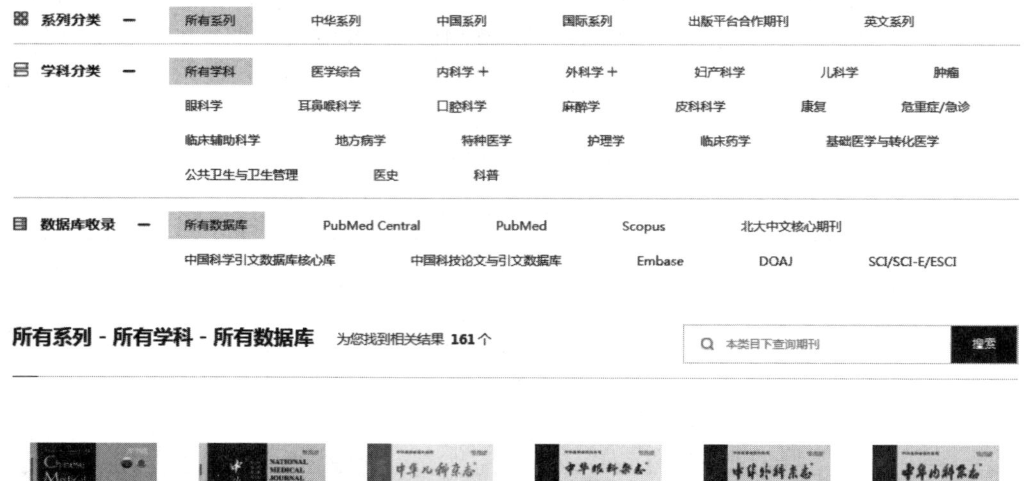
当前位置：首页 > 期刊列表
系列分类
所有系列
中华系列
中国系列
国际系列
出版平台合作期刊
英文系列
学科分类
所有学科
医学综合
内科学 +
外科学 +
妇产科学
儿科学
肿瘤
眼科学
耳鼻喉科学
口腔科学
麻醉学
皮肤科学
康复
危重症/急诊
临床辅助科学
地方病学
特种医学
护理学
临床药学
基础医学与转化医学
公共卫生与卫生管理
医史
科普
数据库收录
所有数据库
PubMed Central
PubMed
Scopus
北大中文核心期刊
中国科学引文数据库核心库
中国科技论文与引文数据库
Embase
DOAJ
SCI/SCI-E/ESCI
所有系列 - 所有学科 - 所有数据库
为您找到相关结果 161 个
本类目下查询期刊
搜索
中华医学杂志（英文...
中华医学杂志
中华儿科杂志
中华眼科杂志
中华外科杂志
中华内科杂志

图 4—4—4　期刊检索界面

三、检索结果管理

1. 检索结果显示

数据库的检索结果以题录形式显示，如图 4—4—5 所示。可看到该文献的文献类型、期刊来源、发表卷期、作者、摘要、阅读次数、引用情况、分享情况等信息，可以通过左侧的功能栏选择不同的分类方式进行浏览。浏览方式有“简约版”和“专业版”两种；排序方式有“发表时间”“阅读次数”“引用次数”“相关性”等选项；显示条数可以根据自己的阅读习惯自由切换；在检索结果中还提供了二次检索功能以及分享、收藏、点赞等功能。在检索结果界面可以对文献进行引用本文、批量引用、手机阅读、全文阅读、下载等操作；右侧功能栏提供了“年度分布”情况以及“相关指南”推荐。

2. 检索结果处理

选中一条检索记录后，进入该文献详细显示界面，如图 4—4—6 所示。该页面详细展示了文献的题名、作者、来源期刊、卷期、页码、DOI、摘要等详细信息；通过切换标签可以查看文献的正文、作者信息、关键词、基金、英文摘要、评论及相关资源推荐。

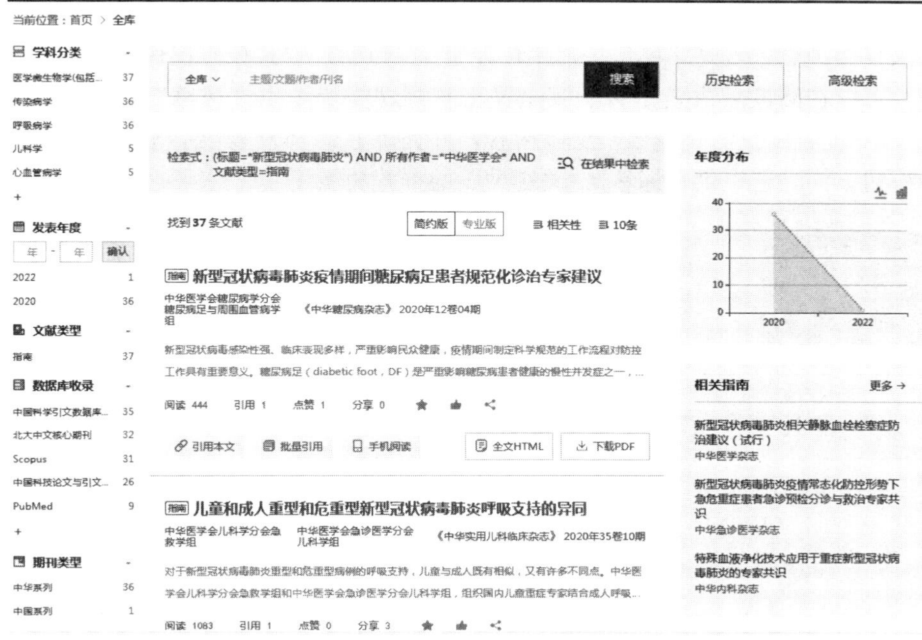

图 4－4－5　检索结果界面

• 短篇论著·2019新型冠状病毒感染 •

乳酸脱氢酶与新型冠状病毒肺炎的独立相关性

陈清　林素涵　戴建义　陈玉森

中华传染病杂志, 2021,39(1)：46-48. DOI: 10.3760/cma.j.cn311365-20200302-00183

摘要

目的 探讨乳酸脱氢酶与早期预测新型冠状病毒肺炎(COVID-19)的独立相关性。

方法 回顾性分析2020年1月17日至2月14日温州市中心医院南白象分院收治的140例COVID-19患者的临床资料。根据入院首次(24 h内)乳酸脱氢酶水平将患者分为乳酸脱氢酶正常(≤250 U/L)组和乳酸脱氢酶升高(>250 U/L)组。比较2组患者的各项临床指标。统计学分析采用独立样本t检验，Kruskal-Wallis非参数检验和χ^2检验。采用logistic回归分析预后的影响因素，采用受试者操作特征曲线下面积(area under receiver operating characteristic curve，AUROC)评价高危因素对于COVID-19患者的预测价值。

结果 乳酸脱氢酶升高组重型患者的比例为39.0%(16/41)，危重型患者的比例为12.2%(5/41)，男性患者的比例为65.9%(27/41)，红细胞沉降率为(33.0±16.5) mm/1 h，凝血酶原时间为(13.3±1.3) s，C反应蛋白为31.8(11.0, 57.4) mg/L，丙氨酸转氨酶为32(21，68) U/L，天冬氨酸转氨酶为39(28，54) U/L，肌酸激酶为112.8(64.0，230.5) U/L，肌酸激酶同工酶为14.6(10.1，21.3) U/L，D-二聚体为177(134，296) μg/L，分别高于乳酸脱氢酶正常组的6.1%(6/99)、0(0/99)、47.5%(47/99)、(24.6±14.8) mm/1 h、(12.4±1.0) s、7.3(2.3，20.7) mg/L、17(12，26) U/L、21(18，26) U/L、56.6(44.1，94.0) U/L、11.9(9.3，13.9) U/L、126(81，186) μg/L，差异均有统计学意义(χ^2 = 23.786、12.520、5.569，t = -2.653、-4.178，Z = -4.449、-4.578、-6.639、-4.480、-2.492、-3.306，均P<0.05)。乳酸脱氢酶为COVID-19患者预后的影响因素，单因素分析结果显示，比值比(odds ratio，OR)为1.020，95%可信区间1.012～1.028，P<0.01；多因素分析结果显示，OR为1.090，95%可信区间1.009～1.177，P= 0.029。乳酸脱氢酶预测COVID-19的AUROC为0.871，最佳临界值为241.5 U/L，灵敏度为0.864，特异度为0.809。

结论 乳酸脱氢酶可作为早期评估COVID-19预后的独立因素。

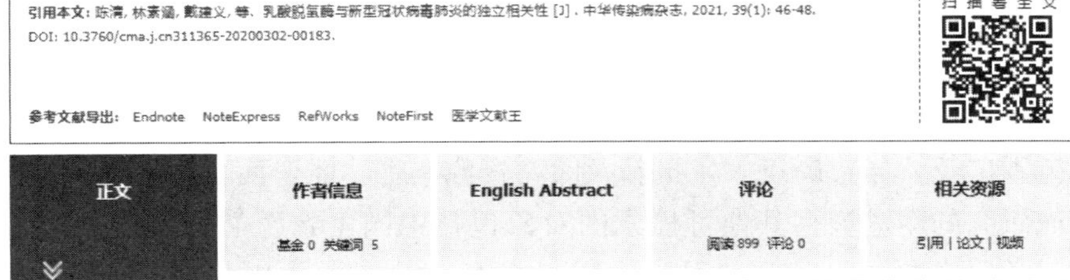

图 4－4－6　文献详细显示界面

选择“正文”标签，可以查看该文献的正文，如图4－4－7所示。若为单位采购用户，可以直接浏览；若是非单位采购用户，全文HTML方式免费提供了第一章节的内容阅读，可以在阅读后决定是否购买全文。右侧功能栏提供“提纲”“图表”“PDF”“顶部”等功能帮助读者快速定位文献内容，并提供下载PDF全文，放大、缩小字体等操作的按钮。同时还提供“标签”“关键词”的推荐功能。

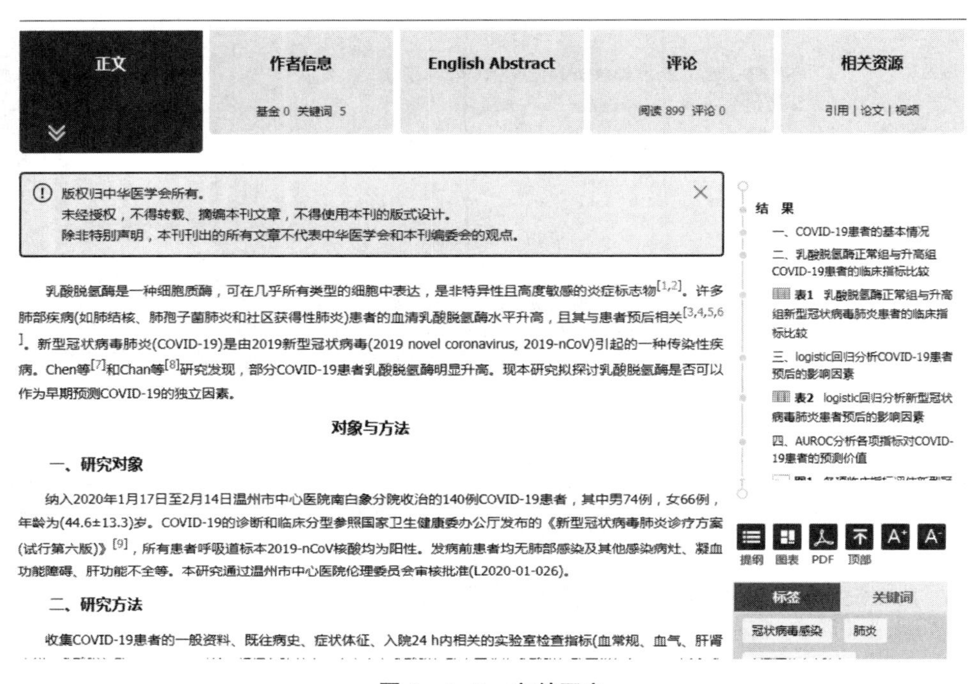

图4－4－7 文献正文

第五节 中国生物医学文献服务系统

一、中国生物医学文献服务系统概述

1. 中国生物医学文献服务系统分类

中国生物医学文献服务系统（SinoMed）是由中国医学科学院信息研究所/图书馆开发研制的集检索、开放获取、个性化定题服务和全文传递服务于一体的生物医学文献检索服务系统。该系统涵盖预防医学、基础医学、临床医学、药学等生物医学的各个领域，学科范围广泛，年代跨度大，更新及时，资源丰富，能全面、快速地反映国内外生物医学领域研究的新进展。其他可检索的对象包括中国生物医学文献数据库（CBM）、中国生物医学引文数据库（CBMCI）、西文生物医学文献数据库（WBM）、北京协和医学院博硕学位论文库（PUMCD）、中国医学科普文献数据库（CPM）5个数据库。其网站为：http://www.sinomed.ac.cn。

中国生物医学文献数据库（CBM）：收录 1978 年至今国内出版的生物医学学术期刊 2900 余种，文献题录总量 1080 余万篇。全部题录均进行主题标引、分类标引，同时对作者、作者机构、发表期刊、所涉基金等进行规范化加工处理。

中国生物医学引文数据库（CBMCI）：收录 1989 年以来中国生物医学学术期刊文献的原始引文 2000 余万篇，引文总量达 640 余万篇。所有期刊文献引文与其原始文献题录关联，以更好地支持多维度引文检索与引证分析。

西文生物医学文献数据库（WBM）：收录世界各国出版的重要生物医学期刊文献题录 2900 余万篇，部分期刊可回溯至创刊年。

北京协和医学院博硕学位论文库（PUMCD）：收录 1981 年以来北京协和医学院培养的博士、硕士学位论文全文，涉及医学、药学各专业领域及其他相关专业，内容前沿、丰富。

中国医学科普文献数据库（CPM）：收录 1989 年以来近百种国内出版的医学科普期刊，文献总量达 43 万余篇，重点突显养生保健、心理健康、生殖健康、运动健身、医学美容、婚姻家庭、食品营养等与医学健康有关的内容。

2. 中国生物医学文献服务系统检索技术

SinoMed 与 PubMed 检索系统具有良好的兼容性，其中 CBM 全部题录均严格依据美国国立医学图书馆（NLM）的医学主题词标引规则，采用 NLM 的《医学主题词表（MeSH）》（中译本）、中国中医科学院中医药信息研究所的《中国中医药学主题词表》进行主题标引。同时采用《中国图书馆分类法·医学专业分类表》进行分类标引。主要检索技术包括：

（1）逻辑组配检索。

支持利用布尔逻辑运算符 AND（逻辑“与”）、OR（逻辑“或”）和 NOT（逻辑“非”）进行检索词或代码的逻辑组配检索。逻辑运算符优先顺序为 NOT>AND>OR，圆括号中的检索式最先运算。

（2）截词检索。

SinoMed 允许使用单字通配符“?”和任意通配符“%”进行截词（通配）检索，如输入“血?系统”，可检索出含有“血液系统”“血管系统”等字符串的文献。

（3）模糊检索/精确检索。

模糊检索亦称包含检索，即在返回的检索结果中包含输入的检索词。精确检索指检索词与命中检索字符串完全等同。模糊检索能够扩大检索范围，提高查全率，如无特殊说明，SinoMed 系统中默认进行的是模糊检索。

（4）短语检索。

短语检索又称强制检索，即对检索词用半角双引号进行标识，SinoMed 系统将其作为不可分割的词组短语，在数据库的指定字段中进行检索，便于检索含有“-”“()”等特殊符号的词语。

3. 跨库检索

跨库检索指能同时在 SinoMed 平台集成的所有数据库中进行检索。首页的检索输入框默认是跨库快速检索框；其右侧是跨库检索的高级检索，点击后可进入跨库高级检索，如图 4－5－1 所示。

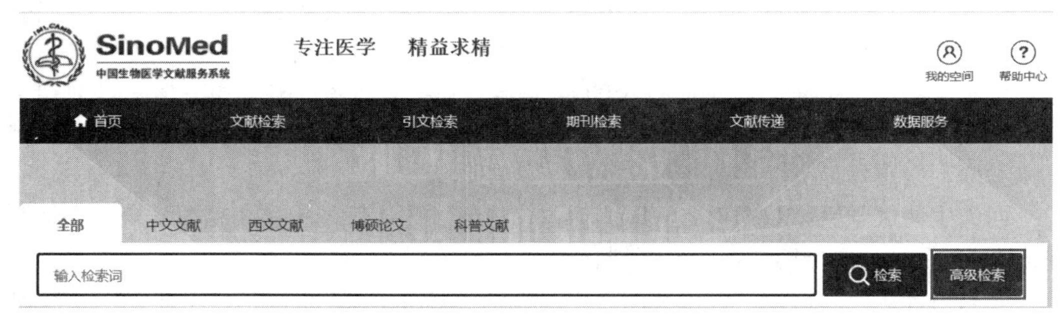

图 4－5－1　跨库检索界面

SinoMed 跨库检索支持快速检索、高级检索、主题检索和分类检索等，并将智能检索、精确检索、限定检索、过滤筛选等功能融入相关检索过程中。用户可根据需要选择单一字段检索，或多个字段组合进行检索，也可使用逻辑运算符、通配符或半角双引号灵活随意地构建检索表达式。

4. 引文检索

数据库支持从被引文献题名、主题、作者/第一作者、出处、机构/第一机构、资助基金等途径查找引文，帮助用户了解感兴趣的科研成果等在生物医学领域的引用情况，针对被引文献作者、机构、出处、资助基金检索项增加智能提示功能。同时，支持发表年代、施引年代的限定检索，亦支持对检索结果从发表时间、期刊、作者、机构、期刊类型维度做进一步聚类筛选。

二、中国生物医学文献数据库检索方法

1. 中国生物医学文献数据库概述

中国生物医学文献数据库（CBM）由拥有专业医学信息研究队伍的中国医学科学院医学信息研究所开发研制。其收录自 1978 年以来 2900 多种中国生物医学期刊约 1000 余万篇文献，著录内容既包括简单的题录信息，也包括引文在内的摘要数据。学科范围涉及基础医学、临床医学、预防医学、药学、口腔学、中医学及中药学等生物医学的各个领域。CBM 检索系统检索入口多，检索方式灵活，具有主题、分类、期刊、作者等多种词表辅助查询功能，可满足简单检索和复杂检索的需要。

2. 检索字段与检索特点

（1）检索字段。

CBM 的每条记录包括 30 多个字段，可检索字段名称包括常用字段、全部字段、核心字段、中文标题、英文标题、摘要、关键词、主题词、特征词、分类号、作者、第一作者、通迅作者、作者单位、第一作者单位、通迅作者单位、地区、刊名、出版年、期、ISSN、基金等。其中常用字段由中文标题、摘要、关键词、主题词四个检索项组成，核心字段由中文标题、关键词、主题词三个检索项组成。

（2）检索特点。

①智能检索。

自动实现单个检索词、检索词对应主题词及该主题词所含下位词的同步检索。

②限定检索。

不但提供特色主题词检索、分类检索，还提供多种限定检索功能，包括文献语种、年龄、临床研究类型、核心期刊等限定。

③链接检索。

在检索结果中，自动实现作者、出处、关键词、主题词、主题词/副主题词、主题相关等知识点的快速链接，可全方位满足用户在检索过程中的新需求。

④结果分析。

支持对检索结果从年代、作者、作者单位、来源期刊、主要主题词、文献类型等多角度进行辅助分析，同时提供检索结果的多种排序、显示、拷盘、打印输出等功能，帮助检索者快速了解领域发展现状，洞察学科发展线索。

⑤原文获取。

CBM 题录数据库实现全文链接功能，1989 年以来的全文可直接链接维普科技期刊数据库获取。同时，SinoMed 提供学位论文部分内容的在线阅读、免费全文直接获取、非免费全文多渠道链接及在线索取等服务，使用户经济、便捷地获取全文。

3. 检索途径与方法

（1）快速检索。

快速检索途径的检索执行可分为单个词检索和多个词检索。单个词检索时系统默认在常用字段内执行检索，且集成了智能检索功能，让检索过程更简单，检索结果更全面；多个词检索时系统支持逻辑组配检索及通配符运算。快速检索界面如图 4－5－2 所示。

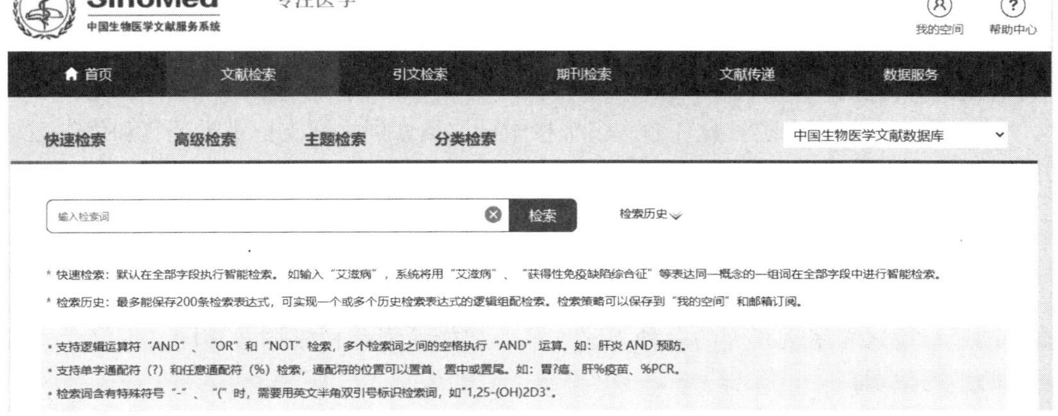

图 4－5－2　快速检索界面

检索规则包括：

输入多个检索词时，词间用空格分隔，默认为“AND”逻辑组配关系。

支持逻辑运算符“AND”“OR”和“NOT”检索，如：肺炎 AND 预防。

支持单字通配符（?）和任意通配符（%）检索，通配符的位置可以置首、置中或置尾，如：胃?癌、肝%疫苗、%PCR。

需要将多个英文单词作为一个检索词时，或者检索词含有特殊符号“－”“（”时，需要用英文半角双引号标识检索词，如"1,25－(OH)2D3"。

智能检索是基于词表系统，将输入的检索词转换成表达同一概念的一组词的检索方式，即自动实现检索词及其同义词（含主题词、下位主题词）的同步检索，是基于自然语言的主题概念检索。

（2）高级检索。

高级检索支持多个检索入口、多个检索词之间的逻辑组配检索，方便用户构建复杂检索表达式，如图 4－5－3 所示。

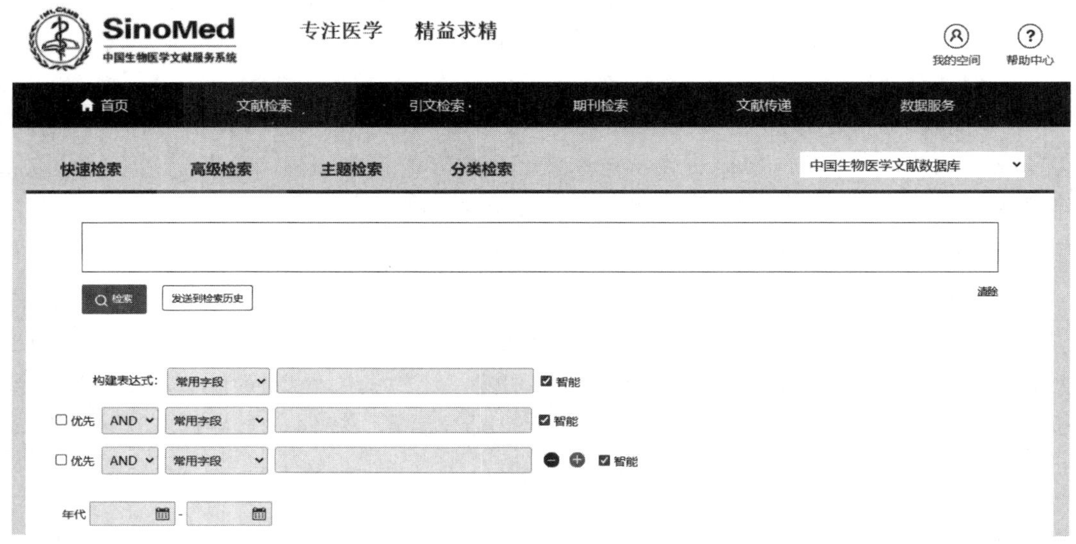

图 4－5－3 高级检索界面

检索规则包括：

构建检索表达式每次可允许输入多个检索词，检索词之间支持逻辑运算和优先运算（即括号运算）。

针对作者、作者单位、刊名、基金检索项增加智能提示功能，即支持规范名称的输入词提示和关联词提示。

检索词在不同的检索字段对应“智能”“精确”两种检索方式的选择。精确检索是检索结果与检索词完全匹配的一种检索方式，智能检索是检索词及其同义词（含主题词）的扩展检索。

检索表达式实时显示编辑，提供直接“检索”及“发送到检索历史”两种结果显示方式。

【例 1】在高级检索中检索成都医学院发表的肺癌方面的文献。

分析：肺癌是肺部恶性肿瘤的总称，它还可以细分为小细胞肺癌、非小细胞肺癌等，要查全此类文献，这几个词都应作为检索词进行检索。

操作步骤：

第一步，在“构建表达式”中选择“关键词”字段，分别在三个输入框中输入“肺癌”“恶性肺肿瘤”“小细胞肺癌”“非小细胞肺癌”，输入框后默认选择“智能”检索，四个词之间的逻辑关系选择“OR”。

第二步，在第五个输入框中选择“作者单位”字段，输入“成都医学院”。

第三步，在第二、第三个输入框前的“优先”选择框中打钩，确定逻辑运算优先顺序。

第四步，检查运算表达式构建框中的表达式是否正确，选择“检索”按钮，即可获得相关文献的题录信息；选择“发送到检索历史”按钮，可得出检索结果数目。

（3）主题检索。

主题检索是采用规范化的主题词，基于主题概念进行的检索。与自由词检索相比，能有效地提高查全率和查准率。主题检索界面如图 4－5－4 所示。

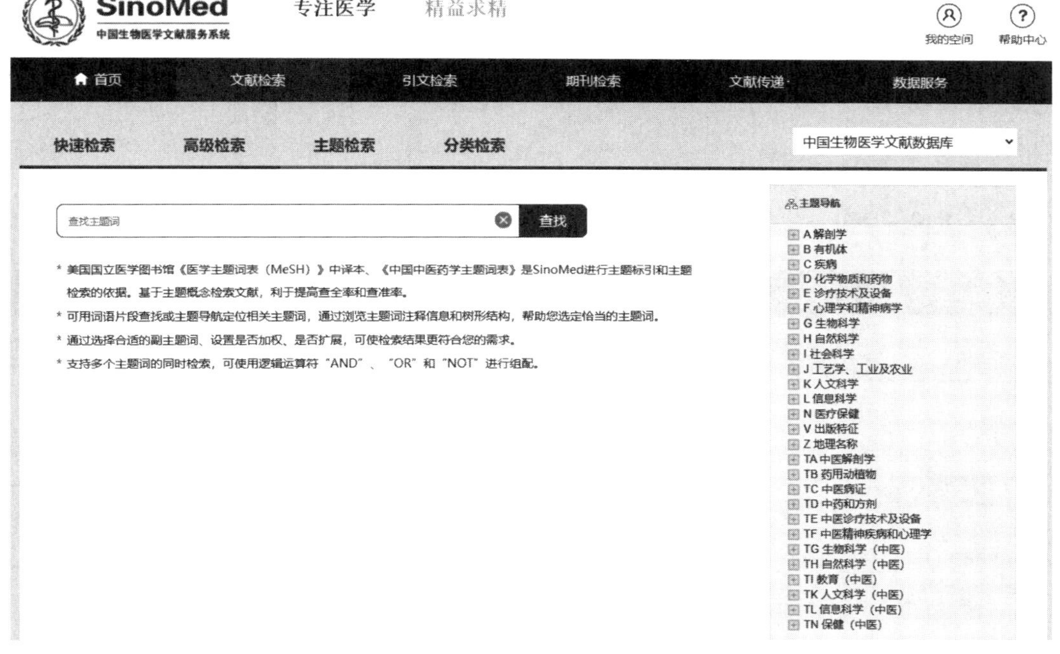

图 4－5－4　主题检索界面

检索规则包括：

输入检索词后，系统将在《医学主题词表（MeSH）》中文译本及《中国中医药学主题词表》中查找对应的中文主题词；也可通过“主题导航”，浏览主题词树查找需要的主题词。

选定主题词后，设置是否加权（即加权检索）、是否扩展（即扩展检索），使检索结果更符合课题的需求。

加权检索表示仅对加星号（＊）主题词（主要概念主题词）进行检索。非加权检索表示对加星号和非加星号主题词（非主要概念主题词）均进行检索，是一种缩小检索范围、提高检准率的有效方法。系统默认为非加权检索。

扩展检索是对当前主题词及其下位主题词进行检索，系统默认为扩展检索。当一个主题词分属几个不同的树时，可以选择对其中任何一个树进行扩展检索。

在主题词下方选择合适的副主题词进行组配，使检出的文献仅限于主题词概念的某一方面，以提高检索的准确性。

可扩展副主题词（+）的提示功能，系统提供副主题词及其下位副主题词的显示功能，帮助选择更为准确或全面的副主题词进行检索。系统默认为副主题词扩展。

同一主题词下，可选择多个副主题词，各副主题词之间的逻辑关系是“或”（OR）。

支持构建多个主题词同时检索的功能，有利于提高查全率和查准率。

【例 2】在主题检索中检索“药物治疗胃肠肿瘤”的相关文献。

分析：该题目的关键词包括“药物治疗”和“胃肠肿瘤”，“胃肠肿瘤”是题目的核心词，它包括的下位词较多，“药物治疗”可以作为副主题词，因此可采用主题检索方法提高查全率和查准率。

操作步骤：

第一步，在主题检索界面输入“胃肠肿瘤”，点击“查找”按钮，查找到对应的主题词“胃肠肿瘤”，并点击进入“胃肠肿瘤”的主题词检索和注释界面，如图 4－5－5 和图 4－5－6 所示。

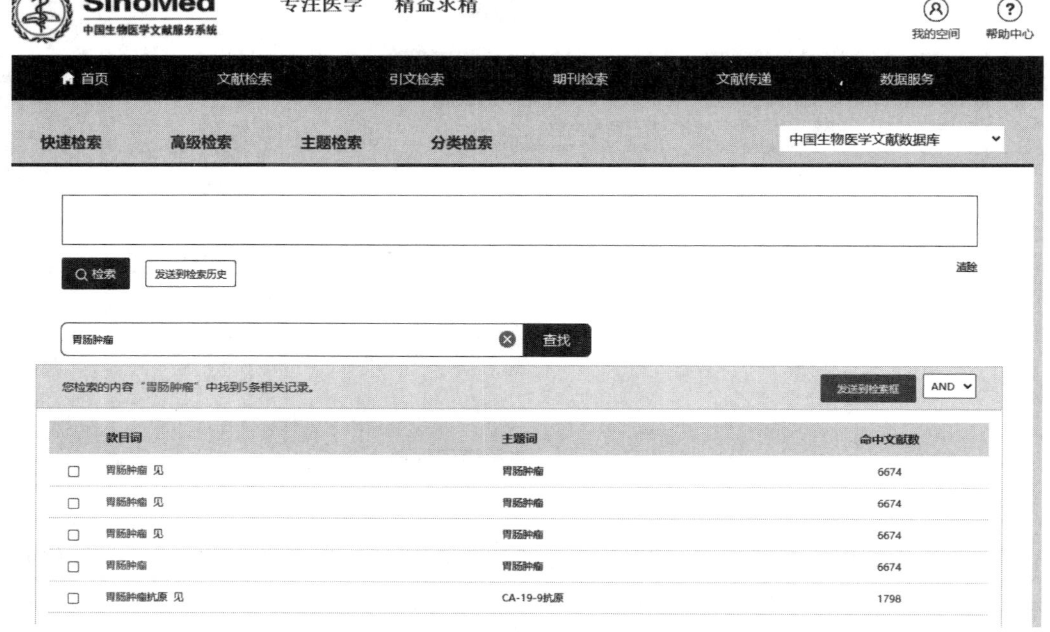

图 4－5－5 “胃肠肿瘤”主题检索

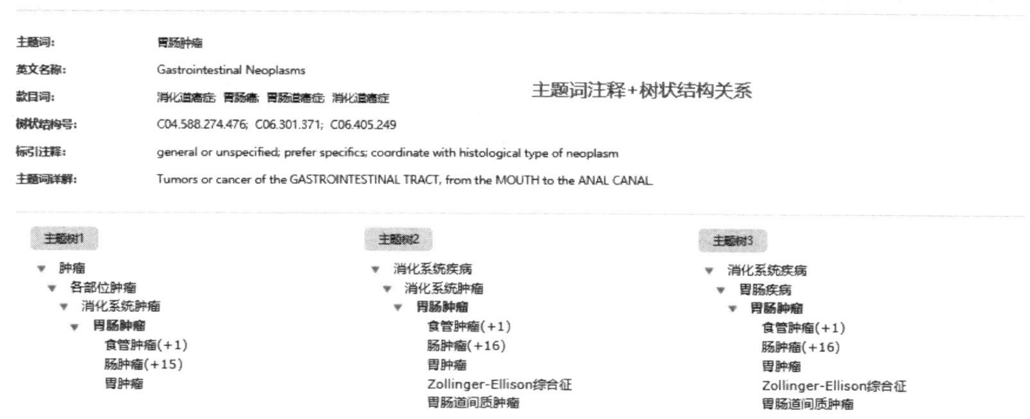

图 4－5－6　“胃肠肿瘤”主题词树状结构界面

第二步，查看“胃肠肿瘤”主题词注释表，了解主题词详细信息，确定需要扩展主题词以提高查全率，在主题词检索界面的“扩展检索”项选择“扩展”。同时在可组配的副主题词表中选择副主题词“药物疗法”及“中医药疗法”（注意：此处不能进行副主题词的扩展，只选“中医药疗法”），点击“发送到检索框”按钮，如图 4－5－7 所示。

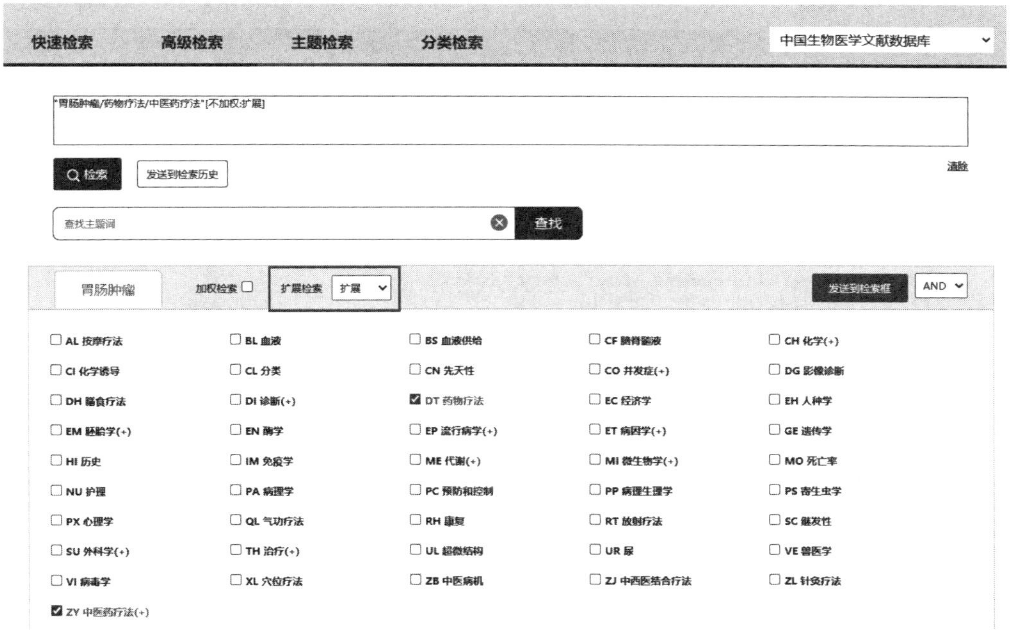

快速检索　高级检索　主题检索　分类检索　中国生物医学文献数据库

"胃肠肿瘤/药物疗法/中医药疗法"[不加权:扩展]

检索　发送到检索历史　清除

查找主题词　查找

胃肠肿瘤　加权检索　扩展检索　扩展　发送到检索框　AND

AL 按摩疗法　BL 血液　BS 血液供给　CF 脑脊髓液　CH 化学(+)
CI 化学诱导　CL 分类　CN 先天性　CO 并发症(+)　DG 影像诊断
DH 膳食疗法　DI 诊断(+)　DT 药物疗法　EC 经济学　EH 人种学
EM 胚胎学(+)　EN 酶学　EP 流行病学(+)　ET 病因学(+)　GE 遗传学
HI 历史　IM 免疫学　ME 代谢(+)　MI 微生物学(+)　MO 死亡率
NU 护理　PA 病理学　PC 预防和控制　PP 病理生理学　PS 寄生虫学
PX 心理学　QL 气功疗法　RH 康复　RT 放射疗法　SC 继发性
SU 外科学(+)　TH 治疗(+)　UL 超微结构　UR 尿　VE 兽医学
VI 病毒学　XL 穴位疗法　ZB 中医病机　ZJ 中西医结合疗法　ZL 针灸疗法
ZY 中医药疗法(+)

图 4－5－7　主题扩展检索界面

第三步，检查并确认检索表达式后，点击“检索”按钮，得出查询具体结果，如图 4－5－8 所示。

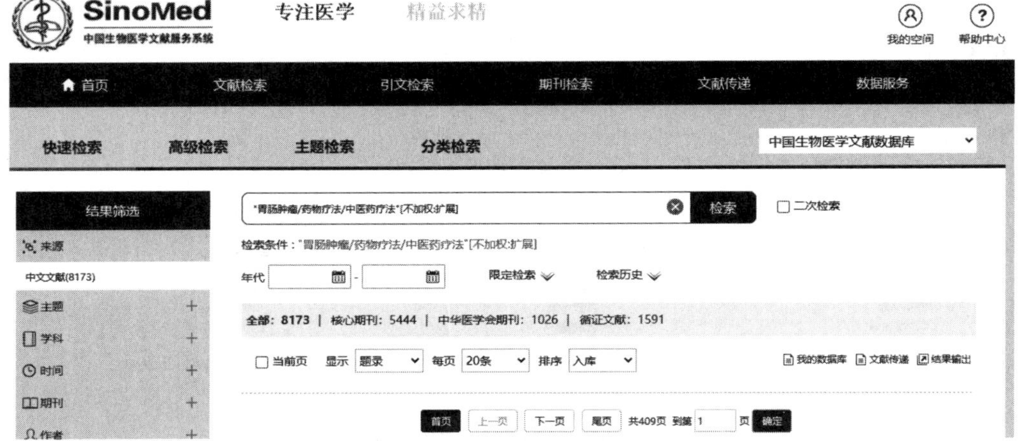

图 4-5-8　主题检索结果界面

（4）分类检索。

CBM 依据《中图法》医学类目分类号或分类词进行分类组织和检索。它从文献所属的学科角度进行检索，有利于提高族性检索。分类检索界面如图 4-5-9 所示。

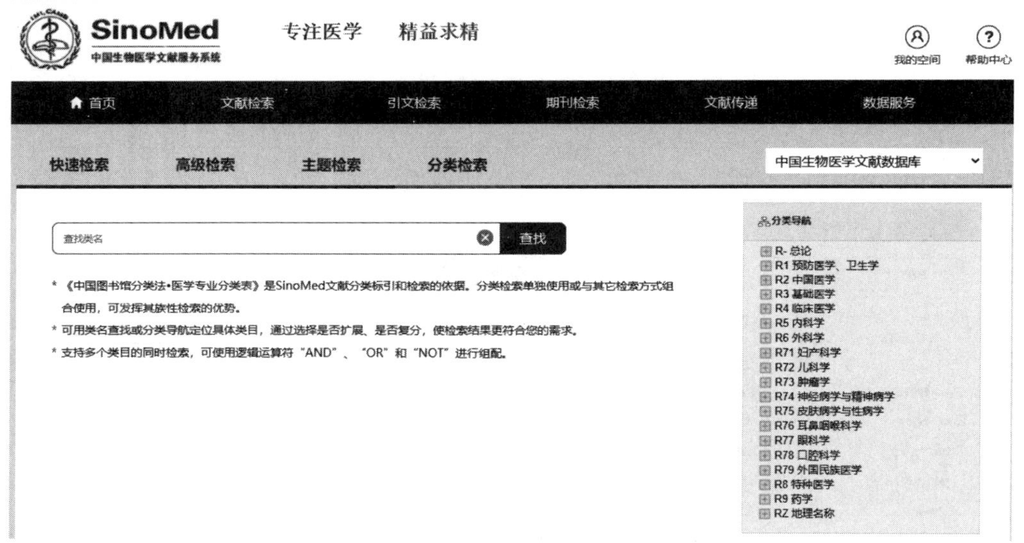

图 4-5-9　分类检索界面

检索规则包括：

分类检索可通过输入学科类名或分类导航逐级展开，选定合适的类名及类号。

在选定类名或类号的注释界面，选择是否扩展，添加相应的复分号后即可进行检索。

扩展检索表示对该分类号及其全部下位类分类号进行检索，不扩展则表示仅对该分类号进行检索。

复分组配检索用于对主类号某一特定方面加以限制，强调某些专指方面。如复分号

“022”表明主类号的“病理学”方面。

分类检索中也包含了对地理名称的分类，地理名称为 RZ 类，排列在分类表的最后，如 RZ2 中国，RZ21 北京。

【例 3】采用分类途径检索“小儿流行性感冒的流行病学研究”相关文献。

分析：题目中的关键词是“流行性感冒”和“流行病学”，“小儿”是疾病的对象，采用分类检索首先要查找到疾病的具体分类号，再利用复分组配查找特定研究方向。

操作步骤：

第一步，在分类检索界面输入“流行性感冒”，点击查找；在显示列表中查看到有“小儿流行性感冒”分类名及分类号“R725.117”，点击“小儿流行性感冒”分类名，进入分类词检索及注释界面，如图 4－5－10 所示。

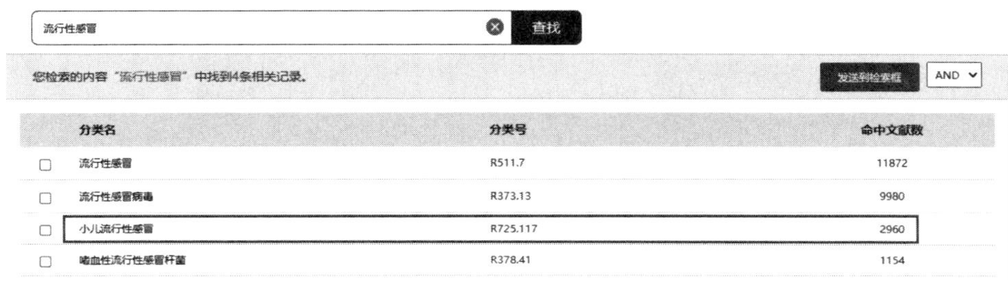

图 4－5－10　“流行性感冒”分类检索界面

第二步，在该分类词可组配的复分号中选择“011 流行病学调查”框，同时对分类号进行扩展检索，点击“发送到检索框”按钮，如图 4－5－11 所示。

快速检索　高级检索　主题检索　分类检索　中国生物医学文献数据库

"R725.117/011"[分类号:扩展]

检索　发送到检索历史　清除

查找分类词　查找

R725.117 小儿流行性感冒　扩展检索　发送到检索框　AND

01 预防、控制和卫生　011 流行病学调查　012 传播途径　02 病理学、病因学　022 病理学

023 病理生理学　024 病理化学　025 病因学　026 遗传学　03 医学微生物学、免疫学

04 诊断学　045 影像诊断学　0451 超声波诊断　0454 放射线诊断　0455 放射性核素成像

05 治疗学　053 药物疗法、化学疗法　0531 中药疗法　058 中西医结合疗法　0593 膳食营养疗法

06 并发症　09 康复

分类号：R725.117

类 名：小儿流行性感冒

分类树1

儿科学
小儿内科学
小儿传染病
小儿病毒性传染病
小儿流行性感冒

图 4－5－11　分类号扩展检索

第三步，检查并确认检索表达式后，点击“检索”或“发送到检索历史”按钮，得出查询具体结果。

（5）限定检索。

限定检索把文献类型、年龄组、性别、对象类型、其他等常用限定条件整合到一起，用于对检索结果的进一步限定，可减少二次检索操作，提高检索效率。一旦设置了限定条件，除非用户取消，否则在该用户的检索过程中，限定条件一直有效。限定检索界面如图 4－5－12 所示。

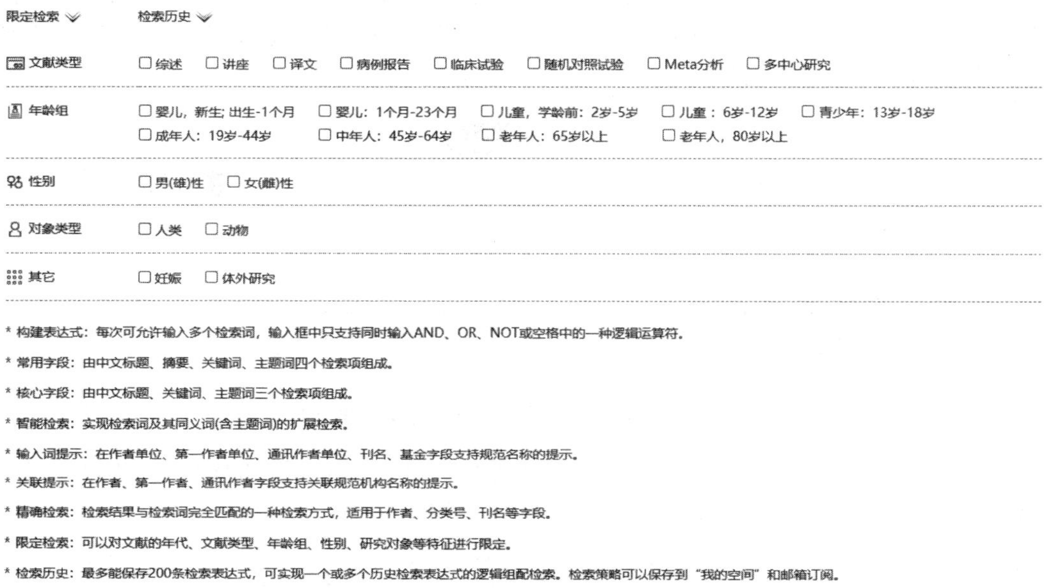

图 4－5－12　限定检索界面

（6）其他检索。

①期刊检索。

通过输入刊名、出版地、出版单位、期刊主题词和 ISSN 号，直接查找某种或某类期刊；也可通过期刊导航，层层筛选查找期刊。在期刊页面可直接查找某年、某期的某篇文献，也可通过系统提供的“在本刊中检索”输入框，检索该刊限定卷期内特定内容的文献。若勾选“含变更”，则指在该刊所有卷期及变更前后的所有刊中进行检索。检索界面如图 4－5－13 所示。

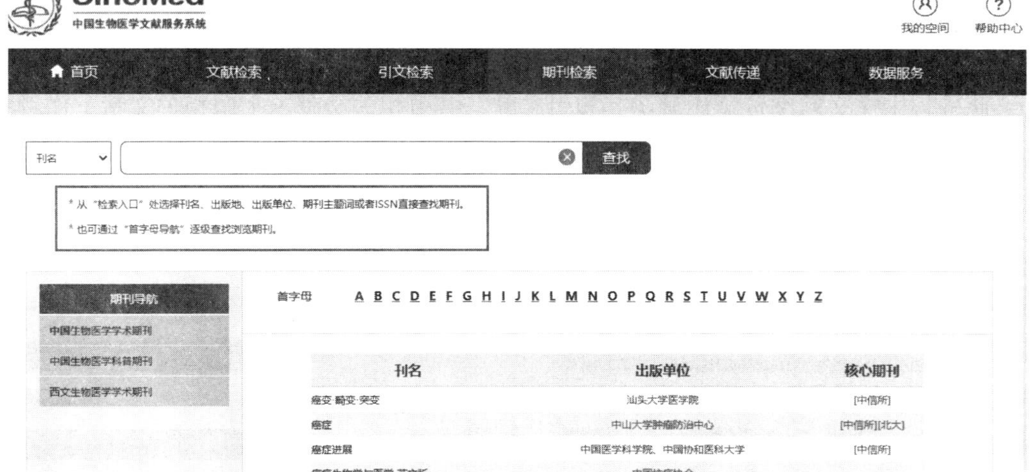

图 4-5-13　期刊检索界面

②个性化检索。

在线注册后便能拥有 SinoMed 的“我的空间”，享有检索策略定制、检索结果保存和订阅、检索内容主动推送及邮件提醒、引文跟踪等个性化检索服务。

“我的检索策略”：登录“我的空间”后，在检索历史页面勾选一个或者多个记录，保存为一个检索策略。保存成功后，可以在“我的空间”里对检索策略进行重新检索、导出和删除操作。这里的重新检索是对其中的全部检索式进行数据更新。点击策略名称进入策略详细页面，可对策略内的检索表达式进行“重新检索”“删除”或“推送到邮箱”操作。通过策略详细页面的“重新检索”，可以查看不同检索时间之间新增的数据文献。

“我的订阅”：在已登录“我的空间”的前提下，从检索历史页面，可以对历史检索表达式进行邮箱订阅。邮箱订阅是指将有更新的检索结果定期推送到用户指定邮箱，可以设置每条检索表达式的推送频率，并可浏览和删除任意记录的邮箱推送服务。

“我的数据库”：登录“我的空间”后，可以在检索结果页面把感兴趣的文献添加到“我的数据库”。在“我的数据库”中，可以按照标题、作者和标签查找文献，并且可以对每条记录添加标签和备注信息。

三、检索结果管理

SinoMed 平台支持多种个性化检索结果浏览和输出设置。

1. 检索结果展示

在 SinoMed 文献检索结果概览页，可以设置检出文献的显示格式（题录、文摘）、每页显示条数（20 条、50 条、100 条）、排序规则（入库、年代、作者、期刊、相关度、被引频次），并且可以进行翻页操作和指定页数跳转操作等。

引文检索结果概览页亦可以设置检出引用文献的显示格式［引文、引文（带机构)]、每页显示条数（20 条、50 条、100 条）、排序规则（文献发表年、被引频次、第一作者、被引文献出处、相关度），并且可以进行翻页操作和指定页数跳转操作。

通过点击检索结果概览页的文献标题，即可进入文献细览页，显示文献的详细信息。此外，中文文献细览页还显示其施引文献、共引相关文献、主题相关文献、作者相关文献等。

2. 全文链接展示

SinoMed 文献检索结果概览页或细览页对于有全文链接的文献，均在文献标题后显示全文 PDF 图标，并提供“文献传递”按钮，如图 4−5−14 所示。

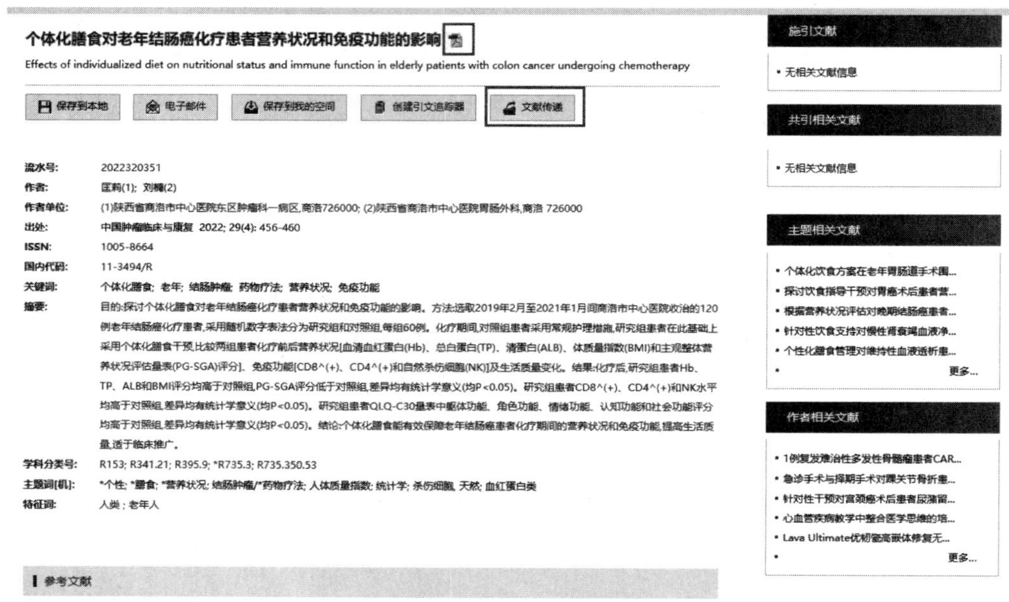
个体化膳食对老年结肠癌化疗患者营养状况和免疫功能的影响
Effects of individualized diet on nutritional status and immune function in elderly patients with colon cancer undergoing chemotherapy
保存到本地
电子邮件
保存到我的空间
创建引文追踪器
文献传递
流水号: 2022320351
作者: 匡莉(1); 刘楠(2)
作者单位: (1)陕西省商洛市中心医院东区肿瘤科一病区,商洛726000; (2)陕西省商洛市中心医院胃肠外科,商洛 726000
出处: 中国肿瘤临床与康复 2022; 29(4): 456-460
ISSN: 1005-8664
国内代码: 11-3494/R
关键词: 个体化膳食; 老年; 结肠肿瘤; 药物疗法; 营养状况; 免疫功能
摘要: 目的:探讨个体化膳食对老年结肠癌化疗患者营养状况和免疫功能的影响。方法:选取2019年2月至2021年1月间商洛市中心医院收治的120例老年结肠癌化疗患者,采用随机数字表法分为研究组和对照组,每组60例。化疗期间,对照组患者采用常规护理措施,研究组患者在此基础上采用个体化膳食干预,比较两组患者化疗前后营养状况[血清血红蛋白(Hb)、总白蛋白(TP)、清蛋白(ALB)、体质量指数(BMI)和主观整体营养状况评估量表(PG-SGA)评分]、免疫功能[CD8^(+)、CD4^(+)和自然杀伤细胞(NK)]及生活质量变化。结果:化疗后,研究组患者Hb、TP、ALB和BMI评分均高于对照组,PG-SGA评分低于对照组,差异均有统计学意义(均P<0.05)。研究组患者CD8^(+)、CD4^(+)和NK水平均高于对照组,差异均有统计学意义(均P<0.05)。研究组患者QLQ-C30量表中躯体功能、角色功能、情绪功能、认知功能和社会功能评分均高于对照组,差异均有统计学意义(均P<0.05)。结论:个体化膳食能有效保障老年结肠癌患者化疗期间的营养状况和免疫功能,提高生活质量,适于临床推广。
学科分类号: R153; R341.21; R395.9; *R735.3; R735.350.53
主题词[机]: *个性; *膳食; *营养状况; 结肠肿瘤/*药物疗法; 人体质量指数; 统计学; 杀伤细胞, 天然; 血红蛋白类
特征词: 人类 ; 老年人
参考文献
施引文献
• 无相关文献信息
共引相关文献
• 无相关文献信息
主题相关文献
• 个体化饮食方案在老年胃肠道手术围...
• 探讨饮食指导干预对胃癌术后患者营...
• 根据营养状况评估对晚期结肠癌患者...
• 针对性饮食支持对慢性肾衰竭血液净...
• 个性化膳食管理对维持性血液透析患...
更多...
作者相关文献
• 1例复发难治性多发性骨髓瘤患者CAR...
• 急诊手术与择期手术对踝关节骨折患...
• 针对性干预对宫颈癌术后患者尿潴留...
• 心血管疾病教学中整合医学思维的培...
• Lava Ultimate优韧瓷高嵌体修复无...
更多...

图 4−5−14　全文链接界面

3. 检索结果聚类筛选

SinoMed 支持对检索结果进行多维度聚类筛选，不同资源库的聚类维度略有不同。点击每个维度右侧“+”，展示其下具体的聚类结果，可勾选一个或多个聚类项进行过滤操作，根据需要对检索结果进行筛选精炼。

主题聚类：依据 2017 版《中文医学主题词表》（CMeSH），展示二级主题树聚类结果，包含所有下位主题。

学科聚类：依据《中国图书馆分类法・医学专业分类表》，展示一级类目聚类结果，包含所有下级类目。

除时间维度外，各聚类结果均按由多到少排序显示，默认显示前 10 条，点击“更多…”后显示前 50 条。

4. 检索结果分组

为方便用户查看检索结果，系统支持对检索结果的多维度分组显示。

CBM 重点对核心期刊、中华医学会期刊及循证方面文献分组集中展示。其中，“核心期刊”指被《中文核心期刊要目总览》或者《中国科技期刊引证报告》收录的期刊文献；“中华医学会期刊”指由中华医学会编辑出版的医学期刊文献；“循证文献”则指系统对检索结果进行循证医学方面的策略限定结果。

WBM 重点对免费全文、协和馆藏、SCI 收录、F1000、循证文献五个方面进行了分组。免费全文是指被网络生物医学免费期刊出版发行的西文全文文献，协和馆藏是指被北京协和医学院图书馆收录的西文文献，SCI 收录是指被最新版《科学引文索引》(Science Citation Index，SCI) 收录的文献，F1000 是指被 Faculty of 1000 Medicine 和 Faculty of 1000 Biology 收录的文献。

CBMCI 从文献类型方面对引文检索结果进行分组展示，包括期刊、图书、专利、标准及其他（会议论文、学位论文、网络资源、报纸资源等）。

5. 检索结果输出

在检索结果页面，用户可根据需要选择输出检索结果，包括输出方式、输出范围、保存格式。输出方式有 SinoMed、NoteExpress、EndNote、RefWorks、NoteFirst，如图 4—5—15 所示。

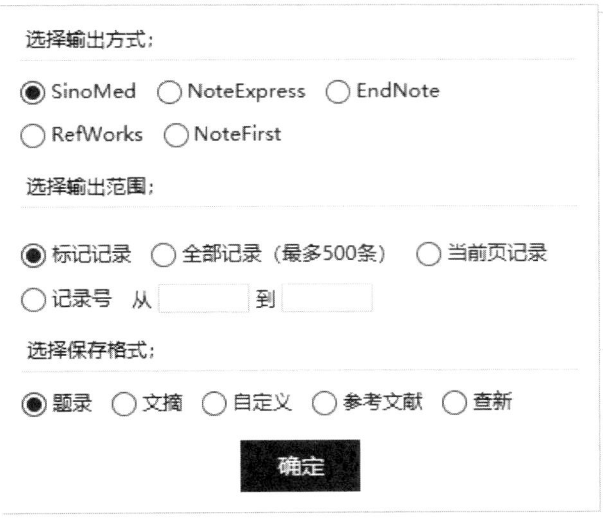

选择输出方式：
SinoMed　NoteExpress　EndNote
RefWorks　NoteFirst
选择输出范围：
标记记录　全部记录（最多500条）　当前页记录
记录号　从　到
选择保存格式：
题录　文摘　自定义　参考文献　查新
确定

图 4—5—15　检索结果输出界面

6. 文献传递

文献传递是 SinoMed 提供的一项特色服务。它帮助您对感兴趣的检索结果直接进行原文传递服务。用户可通过“SinoMed 系统内检索”和“手工填写‘代检代查’申请单”两种方式提交原文申请。SinoMed 将在您提交申请后两个工作日内回复。

四、综合检索举例

【例 4】在 CBM 中检索“近 10 年来老年肾性高血压患者的非药物治疗研究进展”相关文献。

分析：根据题目内容，可提取出“老年”“肾性高血压”“非药物治疗”“进展”四个检索概念，其中“肾性高血压”为主要检索概念，“老年”“非药物治疗”“进展”为限定检索概念，时间范围为2012年至今。为了提高检出文献的全面性和相关性，首选主题检索。

操作步骤：

第一步，进入主题检索界面，输入“肾性高血压”，点击“查找”，没有显示相关主题词。这时我们要考虑到主题词可能有排列倒置的情况，故输入“高血压，肾性”，然后通过其“词语提示”功能，查看到有“高血压，肾性”这个主题词提示，点击输入，查找到相关主题词并点击进入“高血压，肾性”检索和注释界面，如图4－5－16所示。

高血压,肾性　查找

您检索的内容“高血压,肾性”中找到2条相关记录。　发送到检索框　AND

	款目词	主题词	命中文献数
☐	高血压, 肾性 见	高血压, 肾性	2611
☐	高血压, 肾性	高血压, 肾性	2611

图4－5－16　主题词筛选界面

第二步，查看主题词注释，选择主题词“扩展检索”；在可组配的副主题词表中选择“TH治疗（＋）”，这时副主题词自动进行扩展，将与治疗相关的副主题词同时选中，由于题目要求查找“非药物治疗”方面的文献，因此将“DT药物疗法”和“ZY中医药疗法”这两个副主题词去掉，点击“发送到检索框”按钮，如图4－5－17所示。

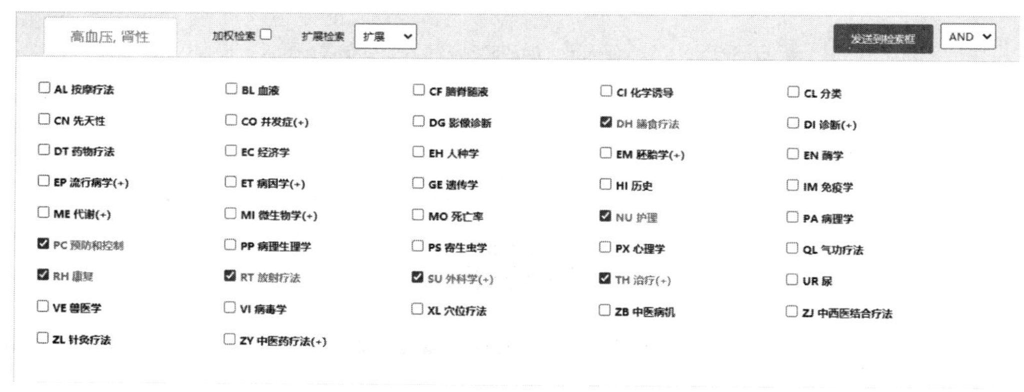

图4－5－17　主题词扩检

第三步，检查并确认检索表达式后，点击“检索”按钮进入表达式检索结果页面；打开限定检索下拉菜单，输入年代范围“2012—2022”，勾选文献类型“综述”、年龄组“老年人：65岁以上”和“老年人：80岁以上”、对象类型“人类”，如图4－5－18所示。再次点击检索条件中的检索表达式，得出检索结果。

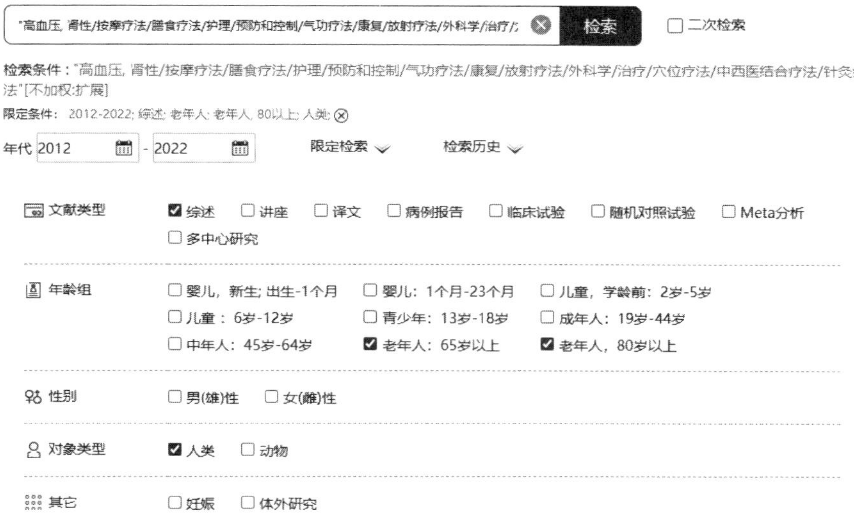

"高血压, 肾性/按摩疗法/膳食疗法/护理/预防和控制/气功疗法/康复/放射疗法/外科学/治疗/ 检索 □二次检索

检索条件："高血压, 肾性/按摩疗法/膳食疗法/护理/预防和控制/气功疗法/康复/放射疗法/外科学/治疗/穴位疗法/中西医结合疗法/针灸疗法"[不加权:扩展]

限定条件： 2012-2022; 综述; 老年人; 老年人, 80以上; 人类

年代 2012 - 2022 限定检索 检索历史

文献类型 ☑综述 □讲座 □译文 □病例报告 □临床试验 □随机对照试验 □Meta分析 □多中心研究

年龄组 □婴儿, 新生; 出生-1个月 □婴儿：1个月-23个月 □儿童, 学龄前：2岁-5岁 □儿童：6岁-12岁 □青少年：13岁-18岁 □成年人：19岁-44岁 □中年人：45岁-64岁 ☑老年人：65岁以上 ☑老年人, 80岁以上

性别 □男(雄)性 □女(雌)性

对象类型 ☑人类 □动物

其它 □妊娠 □体外研究

图 4－5－18　限定检索界面

第六节　中文资源整合检索平台

一、中文资源整合检索平台简介

全球信息量的激增和书刊价格的不断上涨，使得任何一个图书馆都不可能依赖自身收藏或拥有的信息资源满足用户的所有信息需要，图书馆之间需要构建一定形式的合作，提高自身的信息服务能力，拓展服务范围。信息资源的共建共享是图书馆通过网络利用计算机、通信、电子、多媒体等先进的信息技术，将各馆馆藏信息资源进行综合协作开发的活动。

资源整合检索平台就是借助统一的检索接口，利用统一的检索方法，实现对分布式、异构信息资源的检索。信息资源可以来自本地馆藏，也可以来自网络数据库，甚至还可以是经搜索引擎发现的 Web 信息。最终检索结果经系统去重排序操作处理后，以用户个性定制的方式显示给用户。目前主要的中文资源整合检索平台有中国高等教育文献保障系统（CALIS）、国家科技图书文献中心（NSTL）、超星数字图书馆等。下面介绍常用的读秀学术搜索。

二、读秀学术搜索

读秀学术搜索是由海量图书、期刊、报纸、会议论文、学位论文、标准、专利及学术视频等学术资源组成的庞大的知识系统，是一个可以对文献资源及其全文内容进行深度检索，并且提供原文传送服务的开放型数字图书馆平台。在读秀上可以搜索到 6 亿页全文资料、5000 万条期刊元数据、2000 万条报纸元数据、100 万个人物简介、1000 万个词条解释等一系列海量学术资源。读秀的特点：一是整合各种文献资源于同一平台，实现统一检索管理；二是定制特色功能，满足用户的管理需求和读者的阅读需求。平台网址为：http://www.duxiu.com，基本检索界面如图 4—6—1 所示。

图 4—6—1　基本检索界面

1. 读秀知识频道

读秀知识频道是将数百万种的图书、期刊等学术文献资料打散，以章节、内容为基础重新整合，搜索包含有检索词内容的知识点，为读者提供了突破原有一本本图书翻找知识的新的搜索体验，更有利于资料的收集和查找。例如查找有关“护理美容”的资料和文章，可以进行如下操作：

第一步，在读秀首页选择知识频道，输入“护理美容”，点击“中文搜索”按钮，如图 4—6—2 所示。

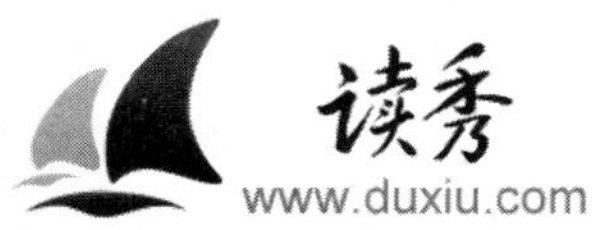

图 4—6—2　知识检索界面

第二步，进入搜索结果页面，如图 4—6—3 所示，选择需要的章节，点击标题链接或“阅读”即可进入图书 3 页试读的阅读页面；还可以通过右上角的“在结果中搜索”来缩小检索范围。在结果页面右侧为各频道的相关知识点检索结果，其中图书、期刊、报纸、学位论文、会议论文等已经过细致分类，用户可以通过点击链接查看相关类型文献。

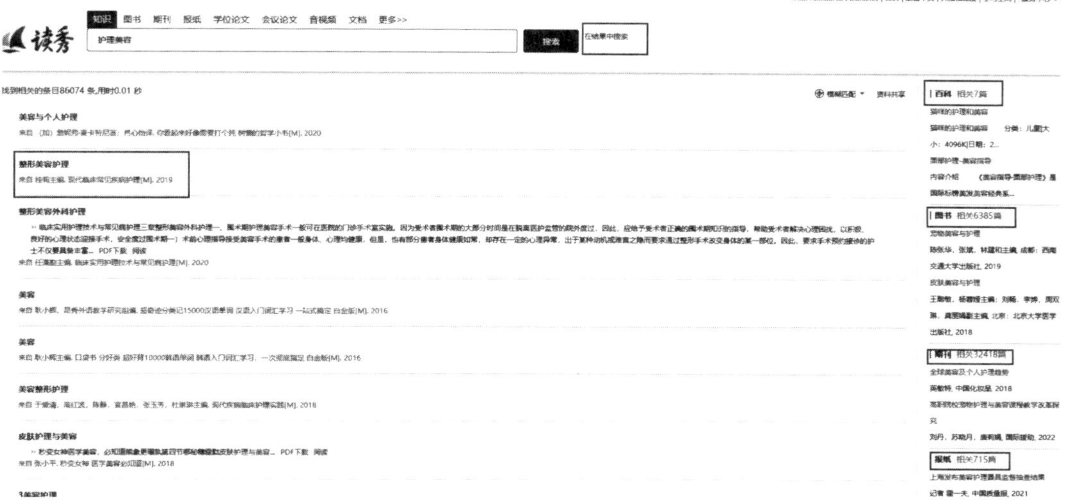

图 4－6－3　知识检索结果

2. 读秀图书频道

读秀图书频道为读者提供中、外文图书资源的查找。查找中文图书时，读秀图书频道为读者提供三种检索模式：快速检索、高级检索和分类导航。查找外文图书时，读秀图书频道为读者自动转链接到百链学术搜索（外文）进行检索。

查找到的图书，读秀图书频道提供查看图书的封面页、版权页、前言页、目录页以及正文部分页（7 页～30 页不等）的试读功能。如果该本图书在图书馆内可以借阅或者进行电子全文的阅读，读秀提供给用户“本馆馆藏纸书”“本馆电子全文”两个相关链接，使读者可以直接借阅图书或者阅读全文。同时提供“图书馆文献传递”入口，对图书进行文献传递（将图书原文发送到自己的邮箱），每次文献传递不超过本书的 20％。读秀图书频道还提供图书馆联合参考目录功能，方便读者查询图书在其他图书馆的馆藏情况。

（1）快速检索。

快速检索是系统默认的检索方式。读秀图书频道提供全部字段、书名、作者、主题词、丛书名、目次字段检索，读者可以根据需要选择检索字段，并在检索框内输入关键词。完成之后点击“中文搜索”搜索中文图书，或点击“外文搜索”搜索外文图书，如图 4－6－4 所示。

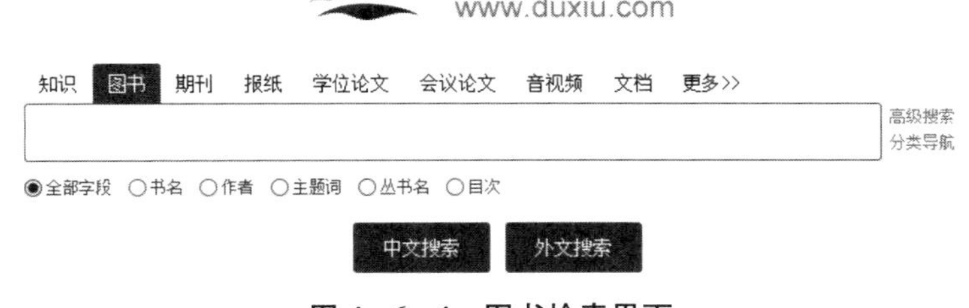

图 4－6－4　图书检索界面

（2）高级检索。

高级检索是指可以对书名、作者、主题词、出版社、ISBN 号、分类、年代等字段进行逻辑组配的检索，同时还要对检索年代以及每屏显示的检索结果数进行选择。单击“高级检索”按钮，进入图书高级检索主页面，根据需要在相应的检索框中输入检索词进行精确搜索，如图 4－6－5 所示。其检索结果一目了然。读秀还提供图书查询专业检索入口（图 4－6－6），即按相关检索规则构建检索式，就可以进行相关图书信息的查询，可提高查准率。

书名：包含 要搜索的图书书名
作者： 要搜索的图书作者
主题词： 要搜索的图书主题词
出版社： 要搜索的图书出版社
ISBN： 要搜索的图书ISBN,最少匹配长度为10
分类：全部分类 要搜索的图书分类
中图分类号： 要搜索的图书的中图分类号
年代：请选择 至 请先选择开始年代 要搜索的图书出版年代
搜索结果显示条数：每页显示10条 选择搜索结果显示的条数
高级搜索

图 4－6－5 图书高级检索界面

中文图书专业检索
搜索
说明：
T=书名，A=作者，K=关键词，S=摘要，Y=年，BKs=丛书名，BKc=目录
检索规则说明（以下符号均为半角符号）：
（1）逻辑符号：* 代表并且，| 代表或者， - 代表不包含；
（2）其他符号：() 括号内的逻辑优先运算，=后面为字段所包含的值，>代表大于，<代表小于，>=代表大于等于，<=代表小于等于；
（3）大于小于符号仅适用于年代Y，如果只有单边范围，字段名称必须写前边，如 Y < 2013，不允许写出 2013 > Y
（4）年代不允许单独检索；
（5）如：题名或关键词中含有“图书馆”，且出版年范围是2000至2013年（含边界），表达式为：
(T=图书馆|K=图书馆)*(2000<=Y<=2013)
详细说明

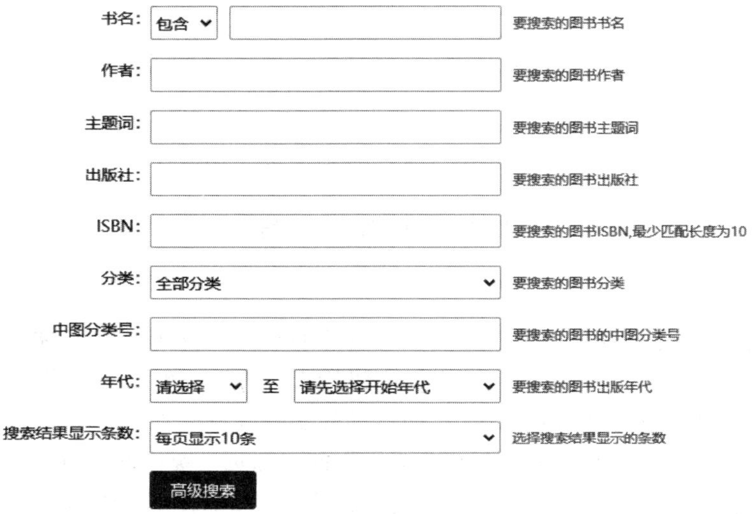

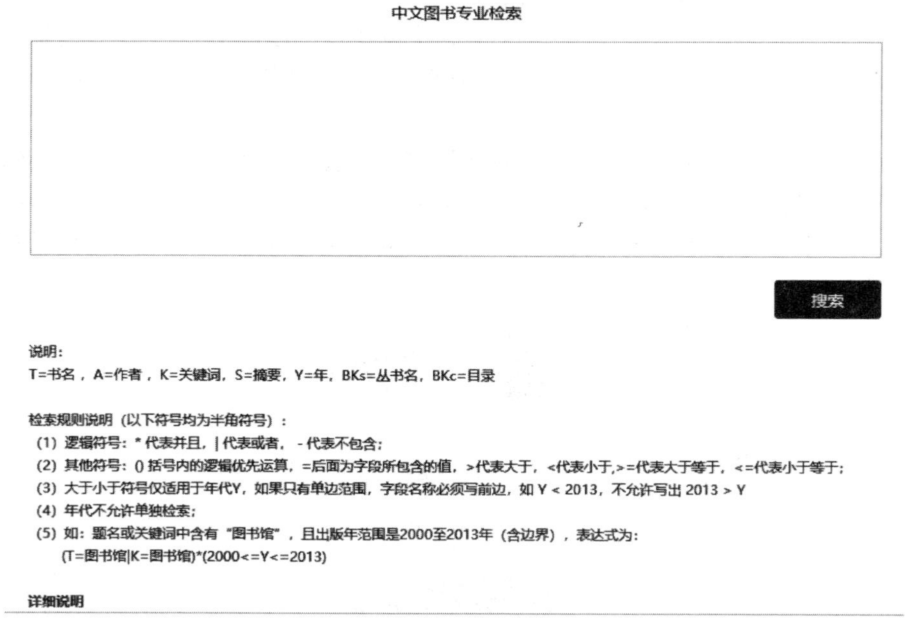

图 4－6－6 专业检索入口

（3）图书分类导航。

读秀图书频道检索框后方设置有图书“分类导航”链接，点击“分类导航”进入图书导航页面，可以看到按照中国图书馆图书分类法设置的分类，如图 4－6－7 所示。

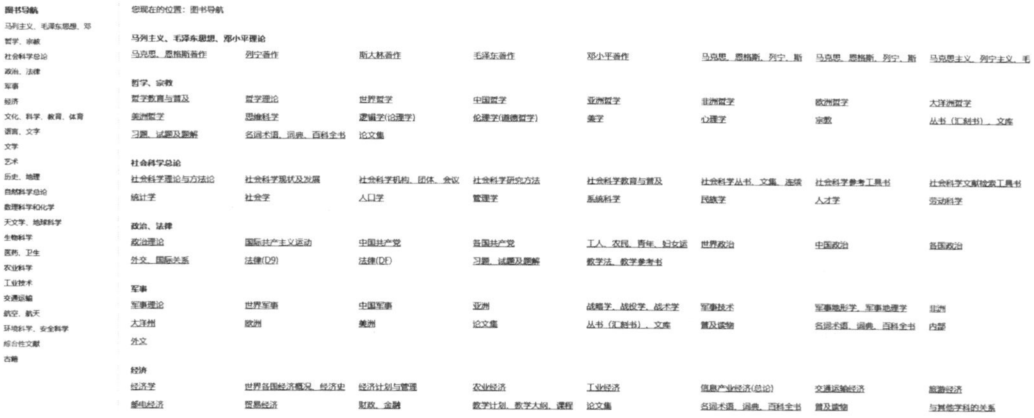

图 4－6－7　图书分类导航

点击一级分类或二级分类的链接，可以看到属于相应类别的图书及其子分类的链接。如点击一级分类“医药卫生、妇产科学”，则可浏览“医药卫生、妇产科学”类别的图书。

（4）图书获取途径。

读秀图书频道为用户提供三种途径获取图书资源。一是“本馆馆藏纸本”链接，可直接对接图书馆 OPAC 检索系统，根据索书号获取馆藏纸本图书信息；二是“本馆电子图书”数据库链接，可直接阅读或下载电子书；三是若无馆藏，可点击“图书馆文献传递”链接，根据要求填写接收邮箱，从外馆传递所需文献部分内容。

3. 读秀期刊频道

读秀期刊频道为用户提供中、外文期刊资源的查询。在频道首页提供有快速检索、高级检索和热门期刊链接入口，方便用户快速进入期刊内容检索。外文期刊资源查询时自动转链接到百链学术搜索入口。读秀期刊频道首页及检索字段如图 4－6－8 所示。

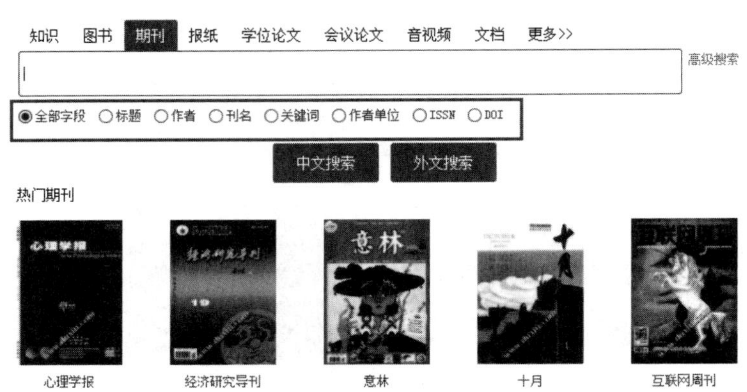

图 4-6-8 期刊检索界面

（1）检索方式。

读秀期刊频道中的快速检索提供全部字段、标题、作者、刊名、关键词、作者单位、ISSN、DOI 字段的检索入口；高级检索提供基于更多字段组合查询的检索方式，同时提供按相关规则构建专业表达式的检索入口。

（2）结果显示。

期刊检索结果页面采用三栏显示：左侧为期刊信息聚类筛选，包括文献的类型、年代、学科、种类等；中间一栏显示的是命中期刊标题列表信息；右侧为知识检索结果分类显示。要获取相关全文信息，可点击命中期刊标题，进入文摘信息介绍页面，选择“电子全文”“超星期刊”“图书馆文献传递”中的一种获取途径进行下载或索取。

4. 综合检索

除上面介绍的知识、图书、期刊频道之外，读秀还提供报纸、论文、文档、音视频、课程等检索频道，如图 4-6-8 所示。这些频道中都有丰富的资源，读者可以在感兴趣的频道中进行检索、获取。

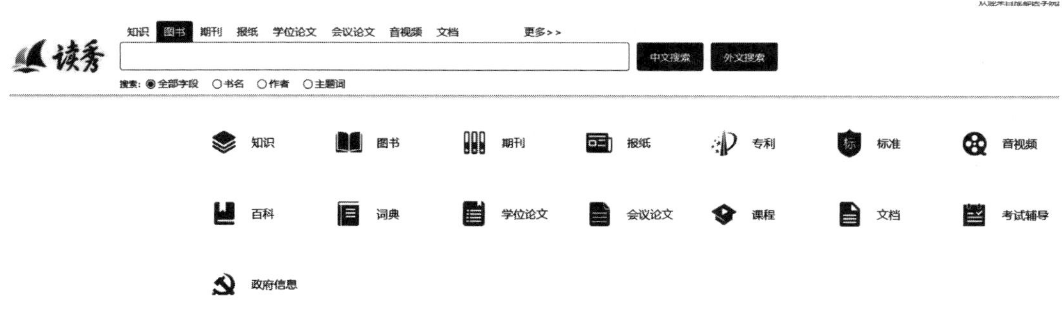

图 4-6-8 综合检索

此外，读秀还提供了一系列增值服务，包括图书被引用情况报告、图书收藏排名、图书馆馆藏结构分析等。

参考文献：

[1] 黄如花．信息检索［M］．3版．武汉：武汉大学出版社，2019．
[2] 赵文龙．医学信息检索与利用［M］．北京：科学出版社，2019．
[3] 管进．医学文献检索与论文写作［M］．北京：人民卫生出版社，2020．
[4] 张倩，徐云．医学信息检索［M］．武汉：华中科技大学出版社，2021．

第五章　外文医学文献检索工具

第一节　MeSH

一、基本情况

医学主题词表（Medical Subject Headings，简称 MeSH），也称叙词表，是美国国立医学图书馆（National Library of Medicine，简称 NLM）研制的一套用于标引、编排和检索生物医学文献的英文受控词表。MeSH 词表有三种类型：字顺表、轮排表（机读版）和树状结构表（分类表）。MeSH 保持每年更新。

NLM 主要提供三种方式免费获取其电子版：

一是 MeSH Browser（见图 5－1－1），包括 MeSH 的全部内容，供用户从浏览树状结构体系或关键词入手获取主题词信息，每周一至周五更新。

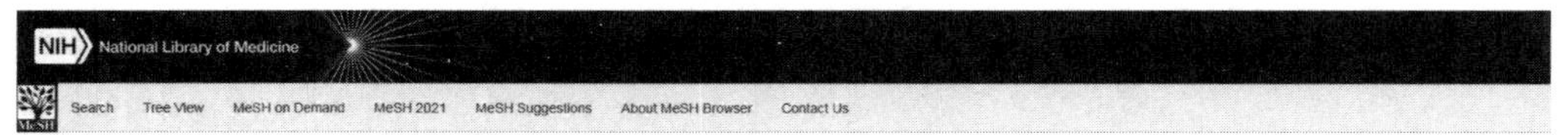

图 5－1－1　MeSH Browser 主页

二是 MeSH Database（见图 5－1－2），为用户检索 PubMed 提供帮助。

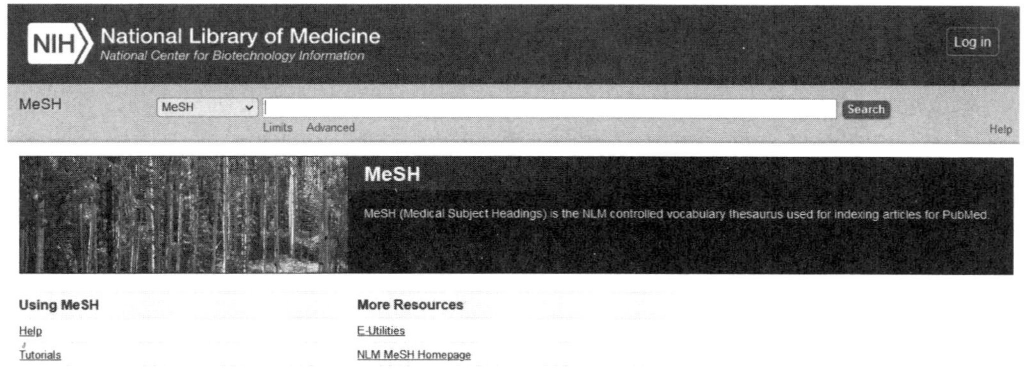

图 5－1－2　MeSH Datebases 查找界面

三是 UMLS Metathesaurus，除 MeSH 外，还包括其他受控词表的主题信息。

目前 MeSH 在全世界很多国家都得到广泛的应用，有多个语言版本。中国医学科学院医学信息研究所等机构将英文版的 MeSH 翻译成了中文，并在中国生物医学文献数据库（CBM）中提供其中、英文的电子版，为中文文献的标引和检索提供了极大的方便（详见第四章第五节）。

二、收词类型

MeSH 主要包括主题词、款目词、副主题词、类目词和特征词 5 个类型的词汇。

1. 主题词（Subject Headings）

主题词又称叙词（Descriptors），是用于描述主题事物或内容的规范化词汇，是具有独立检索意义的名词术语。

（1）主题词的形式。

词汇以名词为主，可数名词多采用复数形式如“blood cells”（血细胞），不可数名词或表示抽象概念的名词采用单数形式如“brainstem”（脑干）。主题词包括单个词或词组。词组形式一般按自然语言顺序如“lung abscess”（肺脓肿），但为了将概念相似的词集中起来便于族性检索，有时 MeSH 主题词会采用倒置形式，即把中心词置前，其他修饰词滞后，并用“,”隔开，如：

anemia，aplastic（再生障碍性贫血）
anemia，hemolytic（溶血性贫血）
anemia，hypochromic（低色素性贫血）
anemia，macrocytic（大细胞性贫血）
anemia，myelophthisic（骨髓病性贫血）
anemia，neonatal（新生儿性贫血）
anemia，refractory（难治性贫血）
anemia，sideroblastic（铁粒幼细胞性贫血）

（2）主题词的树状结构表。

MeSH根据每个主题词的词义范畴和学科属性，将全部主题词分门别类地归入16个大类（见图5－1－3），每个大类均用一个字母表示，每个大类又细分出117个二级类目（见附录2）。各子类目下再层层划分，逐级展开，每一个主题词均给予一个相应的树状结构号（字母或字母与数字的组合），以此来展示同一概念范围的主题词之间的并列、隶属等关系（见图5－1－3）。

Anatomy [A]
Organisms [B]
Diseases [C]
Chemicals and Drugs [D]
Analytical, Diagnostic and Therapeutic Techniques, and Equipment [E]
Psychiatry and Psychology [F]
Phenomena and Processes [G]
Disciplines and Occupations [H]
Anthropology, Education, Sociology, and Social Phenomena [I]
Technology, Industry, and Agriculture [J]
Humanities [K]
Information Science [L]
Named Groups [M]
Health Care [N]
Publication Characteristics [V]
Geographicals [Z]

Anatomy [A]
Organisms [B]
Diseases [C]
Infections [C01]
Neoplasms [C04]
Cysts [C04.182]
Hamartoma [C04.445]
Neoplasms by Histologic Type [C04.557]
Neoplasms by Site [C04.588]
Abdominal Neoplasms [C04.588.033]
Peritoneal Neoplasms [C04.588.033.513]
Retroperitoneal Neoplasms [C04.588.033.731]
Sister Mary Joseph's Nodule [C04.588.033.740]

图5－1－3　MeSH树状结构表一级类目

树状结构表有三个方面的作用：一是用树状结构号可确定主题词在范畴表中的位置，是字顺表和树状结构表相互联系的桥梁，是确定副主题词可组配类别的依据。二是可用于扩大或缩小检索范围，改善检索效果。三是通过树状结构号可以了解某主题词的学科属性及该词与其他词的隶属关系，加深对医学知识的了解。

（3）主题词的单一性和动态性。

主题词原则上一个语词只表达一个概念，一个概念也只用一个语词来表达。如表达乳腺癌的常见同义词有“breast neoplasms”“breast cancer”“breast tumors”“human mammary carcinoma”等，但MeSH只选择了“breast neoplasms”作为主题词，因此，凡论及乳腺癌的文献，不管使用的是哪个词，在《医学主题词表》标引和检索的数据库中使用的主题词只能是“breast neoplasms”，这样有利于提高文献的查全率。MeSH是医学常用规范化词汇的浓缩，必然随着医学科学的不断发展而不断地增删、调整，以及时反映医学科学的最新发展、新主题和新事物，有一定的动态性，其每年都会新增一些主题词。

2. 副主题词（Subheadings）

副主题词又称限定词（Qualifiers），是对主题词对应的研究方向做进一步限定的词。限定词本身无独立检索意义，通常用组配符“/”与主题词一起使用，构成具有检索意义的表达式。如：查找出血性贫血的文献，标引的主题词为“anemia，hemolytic”，根据不同的内容可分别组配上不同的限定词，如“anemia，hemolytic/diagnosis”“anemia，hemolytic/etiology”“anemia，hemolytic/therapy”等，在不增加主题词的情况下可使表达文献的内容更为确切，检索达到更高的专指度。

限定词的数量及其可组配的主题词的范围均有严格规定，每个副主题词可组配的主题词范围见附录3。

3. 款目词（Entry Terms）

款目词也称入口词，是主题词的同义词或相关词，起到将自由词指向主题词的作用。例如：当用户使用“breast cancer”检索文献时，MeSH会通过“breast cancer See breast neoplasms”指引用户使用主题词“breast neoplasms”。此外，款目词还为用户进行文献查全提供了同义词扩展。

4. 类目词

类目词是为了保证分类表体系的完整性而设立的一类词汇，通常是一些学科范围较宽的词，一般不作为检索用词使用。如“Congenital，Hereditary，and Neonatal Diseases and Abnormalities”（先天性遗传性新生儿疾病和畸形）就是类目词。

5. 特征词

特征词用于表达文献中的某些特征，其作用在于检索时对文献集合中有某种特征的文献进行限定或排除。特征词的种类包括以下几类。

对象特征词，指文献研究的对象，包括种属（动物）、性别、年龄、是否妊娠状态、病例报告等。

时间特征词，包括年代、时代等。

位置特征词，包括国家、地区等。

文献类型特征词，包括临床文献、教材、专题讨论、综述等。

6. 参照系统

网络版MeSH Browser常用Entry Term、See Also和Consider Also参照。Entry Term揭示该主题词的款目词；See Also是提示该主题词的相关主题词，选择这些词可以提高查全率；Consider Also常用于解剖类主题词，比如主题词“Liver”，其Consider Also terms at HEPAT－表示以HEPAT开头的这类词与liver有关。

三、主题词检索的优势

1. 克服同一概念由拼法不同而导致的漏检或误检

例如，维生素C有“Vitamin C”和“Ascorbic Acid（抗坏血酸）”两种拼法，使用MeSH词“Ascorbic Acid”可将两种拼法的文献都检索出来。

2. 主题词检索具有下位词扩展检索功能

例如，再生障碍性贫血（Anemia，Aplastic）的下位主题词还有先天性再生不良贫血（Anemia，Hypoplastic，Congenital）、Diamond－Blackfan贫血（Anemia，Diamond－Blackfan）、范可尼贫血（Fanconi anemia），使用主题词扩展检索功能可以把再生障碍性贫血的下位概念都检索出来。

3. 专指性

主题词检索支持副主题词限定功能，使检索更具有专指性。

4. 限定查找

可以限定查找主要主题词，使查出的结果更加准确。

四、医学主题词的查找

MeSH Browser 是 MeSH 的网络版。它不仅收录了 MeSH 最新版本的全部词汇，还收录了《化学主题词表》的 13 万多个化学物质主题词，MeSH Browser 提供的查询匹配方式如图 5—1—1。

1. 查找途径

树状结构：从树状结构的等级体系浏览，帮助用户从树状结构体系入手查询主题词的信息。

关键词查询方式：直接在 Search 检索框中输入关键词进行查询，可匹配三种方式：精确词查找、查找词组中所有的词、查找词组中的任意一个词。

关键词可限定在主题词、限定词或补充概念（化学物质名称）中查询，可查询到其主题词的 ID 号、主题词的解释说明及范畴，还可以限定在《化学主题词表》的某一特定字段如化学物质登记号或酶编码（CAS Registry/EC Number）中进行查询。

中文版医学主题词：可以通过中国生物医学文献数据库（CBM）的主题检索途径进行查询，其具体检索方式详见本书第三章第五节。

2. 主题词和副主题词的检索应用

【例】 检索有关“乳腺癌的手术治疗和护理”方面的文献，以 MeSH Database 为例进行检索。

第一步，在检索框中输入“breast cancer”，系统提供与检索词相关的主题词（若有多个结果，则按相关性排序）及其含义，在确定主题词后，点击该主题词的详细信息界面（见图 5—1—4）。该界面包括定义、检索构建器（PubMed Search Builder）、款目词（Entry Terms）、历史标引（Previous Indexing）、树状结构等信息。

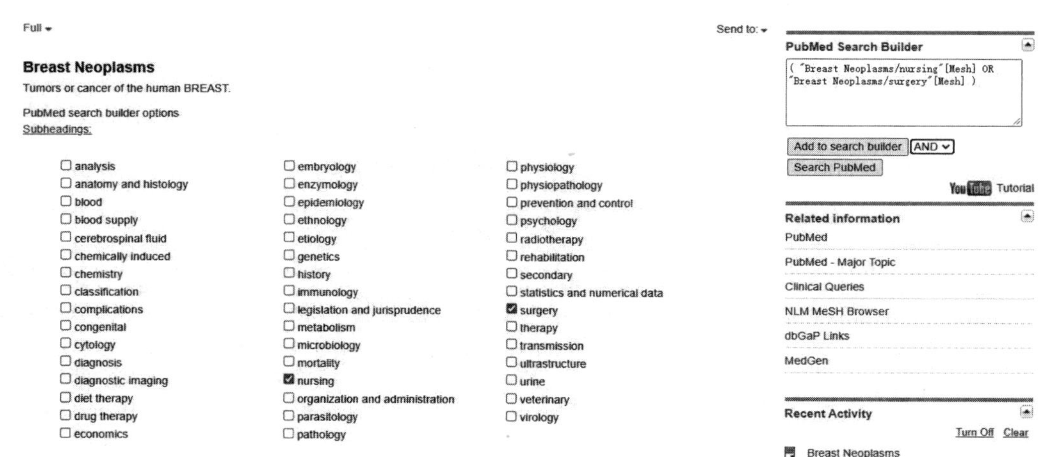

图 5—1—4 主题词详细信息界面

第二步，勾选副主题词“surgery”（外科学）和“nursing”（护理），点击页面右上角“Add to search builder”，当同时选择多个副主题词时，检索框中自动生成“逻辑或”检索式；如果选择“逻辑与”，可将“OR”编辑为“AND”。

第三步，点击“Search PubMed”，即完成该主题词和副主题词组配的检索。

第二节 PubMed

一、概述

1. 基本情况

PubMed是由美国NLM下属的美国生物技术信息中心（National Center for Biotechnology Information，NCBI）开发和维护的基于Web的生物医学文献数据库，是目前全球生物医学领域重要的文献数据库。

PubMed的前身是由NLM创刊的著名医学检索工具——医学索引（Index Medicus，IM）。自1960年起，IM由NLM编辑出版。1964年，NLM建立了医学文献分析与检索系统（Medical Literature Analysis and Retrieval System，MEDLARS），实现了文献加工、检索与编制的计算机化。1971年，NLM推出的MEDLINE（MEDLARS Online）投入联机检索服务。1983年MEDLINE光盘版的发行使MEDLINE数据库在世界范围内得到广泛应用。

1997年6月MEDLINE依托PubMed向全世界开放。该系统具有收录范围广、数据更新快、覆盖内容全、检索途径多、检索方式灵活、检索体系完备、链接功能强大及使用免费等特点，使用过程中不需返回初始检索界面即可进行新的检索，每一个检索界面里均有检索提问输入框，可随时输入检索或修正检索提问。目前PubMed已成为世界上使用最广泛的生物医学文献检索系统。

2. 收录范围

PubMed收录了全世界80多个国家和地区的60多个语种11000多种期刊上的生物医学文献，最早可回溯至1865年。收录文献涉及基础医学、临床医学、营养卫生、药理和药剂学、预防医学、护理学、口腔医学、兽医学、生物学、环境科学、卫生管理和医疗保健领域。这些记录主要来源于MEDLINE、PubMed Central（PMC）和Bookshelf三个数据库。

（1）MEDLINE。

MEDLINE是PubMed的主体部分，以期刊题录信息为主。其是世界上最权威的医学数据库之一，也是我国卫生健康委员会认定的科技查新必须检索的国外医学数据库之一。MEDLINE中的文献数据均经过了医学主题词（Medical Subject Headings，简称MeSH）标引，同时也标引基金来源、遗传、化学、生物信息和其他元数据，各标引之间的检索可实现无缝对接。

(2) PubMed Central。

PubMed Central 是 PubMed 收录的开放获取(Open Access,简称 OA)全文数据库,包括 NLM 审查和选择的期刊,以及科研资助方允许的 OA 全文,数据量仅次于 MEDLINE,并与 MEDLINE 数据库的收录范围有所交叉。

(3) Bookshelf。

Bookshelf 是 PubMed 收录的另一个全文数据库,其文献主要为书籍、报告、数据库以及与生物医学、健康和生命科学有关的其他文献。

二、检索方法

1. 检索机制

(1) 检索词转换。

PubMed 设有词汇自动功能,在 PubMed 主页的简单检索框中输入检索词,系统将使用以下 4 种表或索引,对检索词进行转换后再检索。

MeSH 转换表(automatic term mapping)包括 MeSH 词、参见词、副主题词等。如果系统在 MeSH 主题词表中发现与检索词匹配的词,就会自动将其转化为相应的 MeSH 词和 text word 词进行检索。例如:键入"breast cancer",系统会将其转换成 "breastneoplasms"[MeSH Terms] OR ("breast"[All Fields] AND "neoplasms"[All Fields]) OR "breast neoplasms"[All Fields] OR ("breast"[All Fields] AND "cancer" [All Fields]) OR "breast cancer"[All Fields]后进行检索。

(2) 刊名转换表(Journals translation table)。

刊名转换表包括刊名全称、MEDLINE 形式的缩写和 ISSN 号。该转换表能把键入的刊名全称信息转换为 MEDLINE 刊名缩写后进行检索。例如,在检索框中输入"New England Journal of Medicine",PubMed 系统将其转换为"N Eng J Med"[Journal] OR "New England journal of medicine"[All fields]后进行检索。

(3) 著者全称转换表。

2002 年以后被 PubMed 收录的文章如果提供了著者全名,那么著者的全名就可以在该表中查到。如输入"Julia s Wong"或"wangjulia s",系统会自动转换成"Wong Julia S"[Full Author Name]后进行检索。

(4) 著者索引。

如果输入的词语未在上述各表中找到与之匹配的词,或输入的词是一个后面跟有 1~2个字母的短语,PubMed 则查著者索引。如输入"Smith BL",系统会自动转换成 "Smith,BL"[Full Author Name] OR "Smith BL"[Author]后进行检索。

Author Index(著者索引):如果输入的词在以上的转换表中未找到相匹配的词,且输入的并非单个单词,PubMed 会在著者索引进行查询。如输入"john smith",系统执行的检索为"Smith,John[Full Author Name] OR john smith[Author]"。

如果输入的检索词在以上四个转换表中仍然找不到匹配词,PubMed 就会把该词断开后再重复上述自动词汇转换过程。若仍然没匹配,则用单个词或词组在所有字段

([All fields]) 查找，或作为文本词检索，各词之间默认逻辑与（AND）关系。

2. 检索规则

（1）布尔逻辑检索。

在 PubMed 检索输入框中，可直接使用布尔逻辑运算符 AND、OR、NOT 进行组合检索，字母须使用英文大写，可使用小括号改变运算顺序。检索词与逻辑运算符之间空一格。如：#1 AND #2。再如：输入“allergen AND (asthma OR rhinitis)”进行检索。

（2）截词检索功能。

截词检索：PubMed 允许使用“*”号作为通配符进行截词检索，将“*”加在检索词后面表示对所有以该词开头的词进行检索。如：Bacter*，可以检出 bacter、bacteria、bacterium、bacteriophage 等最多 600 个单词。截词功能只限于单词，对词组无效。使用截词检索功能时，PubMed 会关闭词汇自动转换功能。

（3）强制检索功能。

如果用户不想输入的词组被分割进行检索，就可使用强制检索功能，采用双引号（“”）将检索词引起来，系统就会将其作为不可拆分的短语形式在所有字段中执行检索。如，在 PubMed 主页的检索框中输入“blood cell”，系统会将其视为一个不可分割的词组在数据库的全字段中进行检索，不会当作两个词来处理。使用双引号强制检索时，PubMed 会关闭词汇自动转换功能。

（4）作者检索功能。

有三种检索方式：一是利用 PubMed 的自动词语匹配功能，按照姓在前、名在后、姓全称、名缩写的输入规则进行检索；二是利用作者字段限定检索，按照“作者姓名[AU]”的输入规则进行检索；三是通过检索结果页面左侧的 search fields 中的作者（author）字段进行检索。另外，高级检索界面同样支持通过作者字段进行检索。

（5）字段限定检索。

在文献记录中，同一个词出现在不同的字段里，对表达文献主题概念所起的作用是不一样的，因此，PubMed 检索系统设置了限定检索范围的功能以达到约束或精确检索结果的目的。PubMed 中提供的可供检索和显示的字段共 60 多个，由于每条记录收录时间、内容、文献类型等有差异，其记录包含的字段数各不相同。

3. 检索途径与方法

PubMed 的主界面大致由三个板块组成：一是页面上方的检索框和功能按钮，包括基本检索、高级检索；二是中间的导航栏及服务内容；三是界面下方的信息栏（图 5-2-1）。

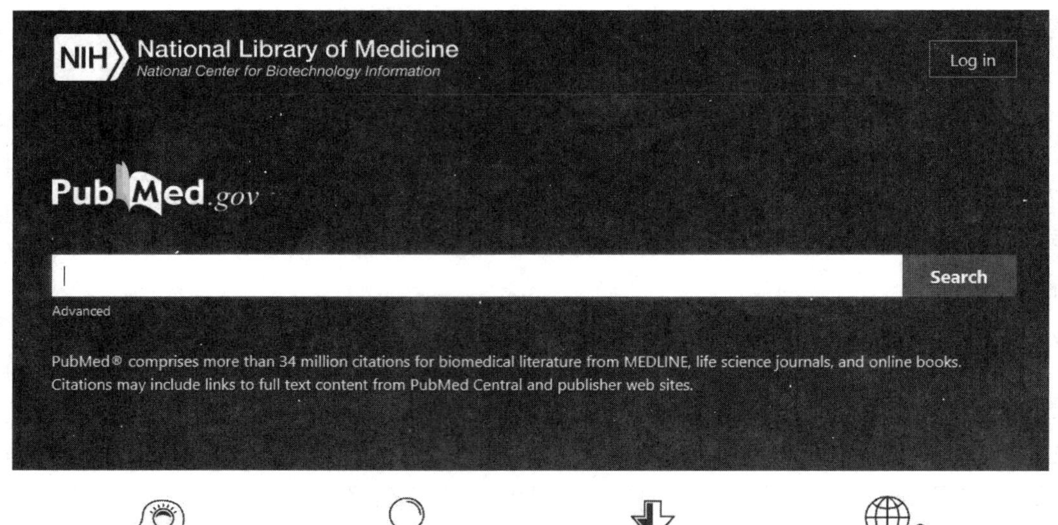

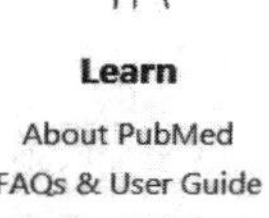

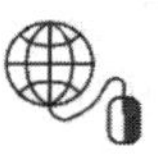

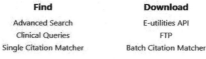

图 5-2-1　PubMed 主界面

（1）基本检索（Search）。

在 PubMed 主页初始界面的检索框中输入英文单词、短语（大小写均可），然后点击“Search”或回车，PubMed 便使用词汇自动转换功能进行检索，并将检索结果直接显示在主页下方。

检索词也可以是作者姓名，按照“姓在前，名在后，姓全称，名缩写”的规则输入，如 John Smith 为 Smith J。检索词还可以是期刊刊名全称或缩写，但需要注意避免出现歧义，如果刊名恰好是关键词，需要使用字段限定符，如 cell [TA] 可检索期刊 *Cell* 上发表的文献。也可以输入由逻辑运算符、截词符或字段限定符连接的检索式，若多个检索词以空格隔开同时输入，则词间自动按“AND”计算。

（2）高级检索（Advanced Search）。

高级检索页面上方是检索构建器（PubMed Advanced Search Builder）（见图 5-2-2），中间为检索历史及详细检索策略（History and Search Details），页面底部是 NCBI 资源总览及帮助系统汇总。

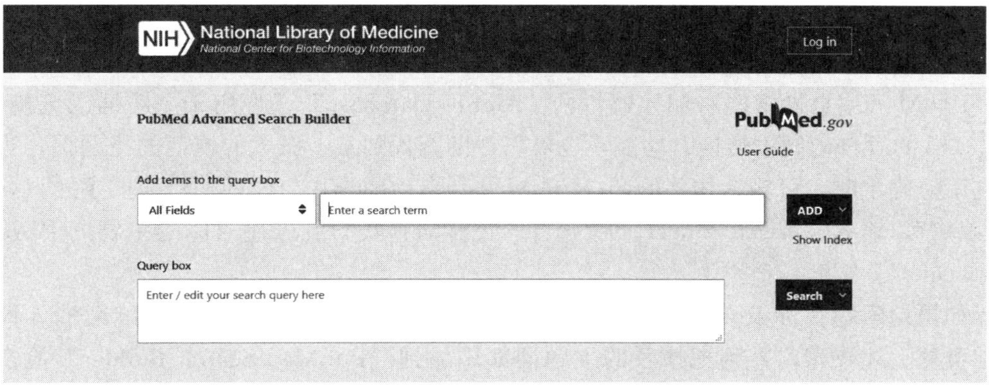

图 5-2-2　PubMed 高级检索界面

①检索构建器。

利用检索构建器可以实现多个字段的组合检索，也可以结合检索历史，完成复杂的布尔逻辑组配检索。

方法：在“All Fields”（全部字段）下拉列表中选择检索字段，在检索框输入检索词后，可从输入框右侧的“Show Index”（系统提供的与所输入检索词相关的索引表）中选择具体的索引词或词组，检索词会自动添加到检索词输入框，此时系统自动加双引号进行精确短语检索。若检索词为多个，可通过逻辑运算符“AND”“OR”“NOT”进行逻辑运算检索。检索表达式会自动添加到“Search Builder”输入框，点击下方的“Search”按钮即可执行检索。用户也可在“Query box”输入框中直接编写检索表达式，然后点击右方的“Search”按钮进行检索。

②检索历史及详细检索策略。

显示界面可显示检索历史，也可用于查看检索结果记录数量及 PubMed 实际执行的检索式（见图 5-2-3），包括检索式序号（Search）、操作（Actions）、详细检索策略（Details）、检索式（Query）、检索结果数量（Results）及检索时间（Time）。

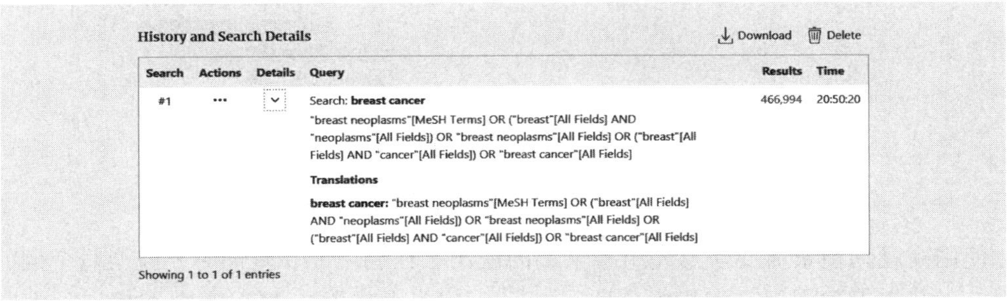

图 5-2-3　检索历史及详细检索策略显示界面

单击操作（Actions），在弹出的选项窗口选择将检索式添加至检索框（Add Query）、对检索式进行逻辑组配检索（Add with AND、Add with OR、Add with NOT）、删除（Delete）、自动推送（Create alert）等功能。单击详细检索策略（Details），可以看到 PubMed 实际执行的检索式。检索式最多存 100 条检索式，超过

100 条时，系统自动删除最早的检索式，检索式最多可保留 8 小时。

（3）主题词检索（MeSH Database）。

PubMed 主页检索框右侧导航栏内“MeSH Database”选项用于主题词浏览检索。PubMed 的“自动词语转换”功能，也可以帮助查找到某一概念的规范的主题词。当主题词不能确定时，可输入相关的词，PubMed 会自动地查找与该词相对应的主题词，如“乳腺癌”，输入“breast cancer”后 PubMed 自动查找与乳腺癌对应的主题词“breast neoplasms”。

如果检索题目涉及多个主题词，可在“MeSH Database”检索框中继续输入检索词，重复上述步骤，直到把涉及的主题词都添加到“PubMed Search Builder”检索框中，然后点击“Search PubMed”；也可分别检索每个主题词，再在高级检索的检索历史及详细检索策略（History and Search Details）中进行逻辑组配检索。

采用主题词检索时，需注意主题词的收录时间，上述主题词“stroke”是 2000 年收录为主题词的，故所检索结果均是 2000 年以后的文献。在此之前的文献是以其他主题词标引的，参见 Previous Indexing（见图 5－2－4），若检索 1964 年至 1999 年的文献，则要使用“Cerebrovascular Disorders”这个主题词。

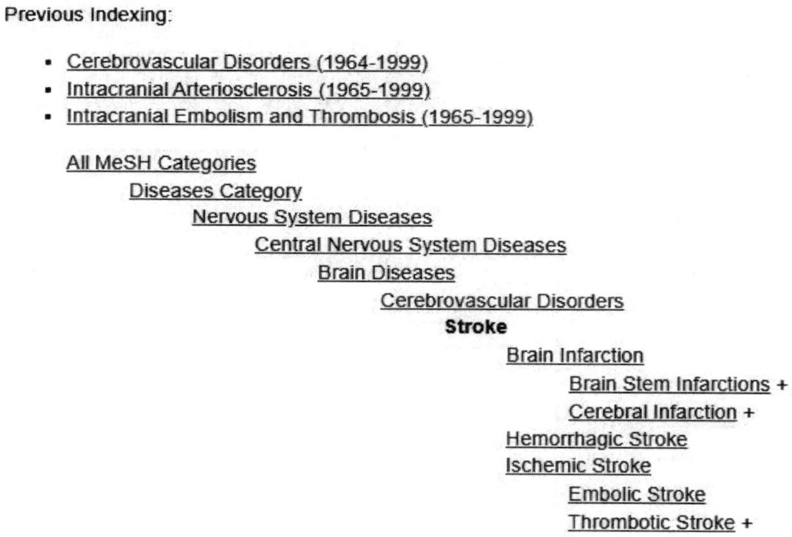

Previous Indexing:

- Cerebrovascular Disorders (1964-1999)
- Intracranial Arteriosclerosis (1965-1999)
- Intracranial Embolism and Thrombosis (1965-1999)

All MeSH Categories
　Diseases Category
　　Nervous System Diseases
　　　Central Nervous System Diseases
　　　　Brain Diseases
　　　　　Cerebrovascular Disorders
　　　　　　Stroke
　　　　　　　Brain Infarction
　　　　　　　　Brain Stem Infarctions +
　　　　　　　　Cerebral Infarction +
　　　　　　　Hemorrhagic Stroke
　　　　　　　Ischemic Stroke
　　　　　　　　Embolic Stroke
　　　　　　　　Thrombotic Stroke +

图 5－2－4　Previous Indexing 显示界面

使用主题词检索需要注意先组检索词的使用。在利用词表查词时要找全每个词的下位词有无此先组型词组。如检索“breast cancer”，应首先在 MeSH 中查找“肿瘤”的下位词。必须注意词表中的上下位词是按概念成族的。因此“乳腺癌”只能作为肿瘤的下位词出现，而不会作为“乳腺”的下位词。如果词表中有“乳腺癌”这一先组式主题词，就不应该用“breast AND cancer”或“breast AND neoplasms”的提问式来检索。有效的检索式应该是“breast neoplasms [MeSH Terms]”，这样检出的文献才是合乎要求的结果。

(4) 期刊检索 (Journals)。

在 PubMed 数据库主页，点击下方的“Journals”，即可进入期刊检索界面（见图 5-2-5）。

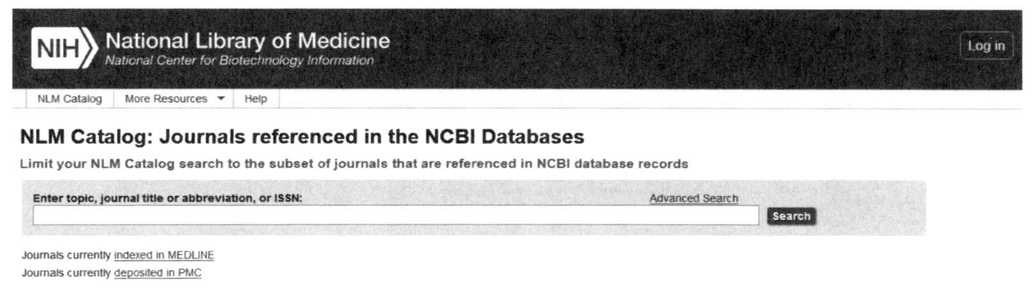

图 5-2-5　期刊检索界面

利用期刊数据库，可以通过主题（Topic）、刊名全称（Journal Title）、缩写（Abbreviation）、ISSN 途径查询所收录的期刊信息，检索结果仅为期刊的信息，而不是期刊所载的文章。期刊信息涉及期刊的全称、简称、印刷版和电子版 ISSN 号、创刊年、出版频率、出版国、出版商、语种、主题词、出版类型等。若要进一步获得该期刊发表的论文，可在期刊前面的复选框打“√”后，点击右侧的“PubMed Search Builder”下方的“Add to Search Builder”按钮，然后，点击“Search PubMed”按钮即可。

(5) 其他功能。

除上述四种检索方式外，PubMed 主页中间的导航栏及服务内容下还设有其他检索功能。

①单篇引文匹配器（Single Citation Matcher）。

可通过输入已知的作者、期刊名称（全程或标准缩写）、出版年月日、卷、期、起始页码或篇名中的任意词准确查找到所需的单篇文献。

②批量引文匹配器（Batch Citation Matcher）。

主要用于批量核对文献信息，检索时输入格式为：刊名｜年｜卷｜起始页｜著者｜文献标识。按指定的格式将需要查找的记录信息输入下方的文本框中，检索结果可以通过邮箱发送或直接保存到文件夹中。

③临床查询（Clinical Queries）。

专业临床医生设计的检索服务，提供临床研究（Clinical Studies）相关文献。临床研究用于查询疾病的治疗、临床预测指南、诊断、病因和预后。

三、检索结果管理

PubMed 检索系统为检索结果提供了显示、过滤、打印、保存和发送电子邮件等多种处理方式（见图 5-2-6）。

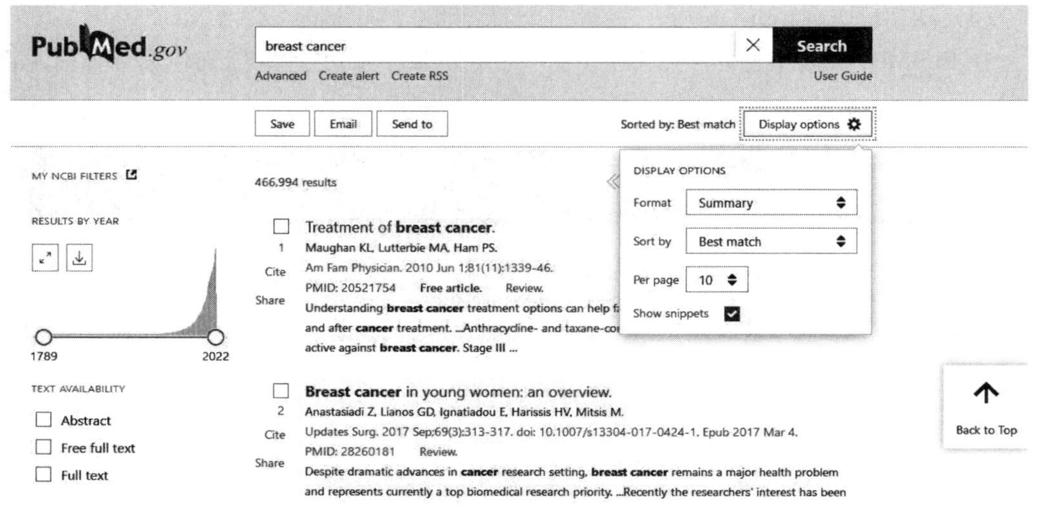

图 5-2-6 检索结果显示界面

1. 检索结果显示

点击显示选项（Display options）按钮，可以对显示格式、排序方式、每页显示数量进行选择。

（1）显示格式。

PubMed 的检索结果有多种显示格式，系统默认显示记录数为 10，每页最多可显示 200 条记录。点击“Display options”按钮，然后点击“Format Summary”后面的箭头，在下拉菜单中可更改显示格式，点击“Per page”后的箭头，可更改每页显示记录数。

①Summary。

系统默认的显示格式，显示每条记录的篇名、作者、缩写刊名、出版年月及卷期页码、PMID、记录状态、出版类型、非英语语种。如果该篇文献可以免费获取全文，则有“Free Article”标识。

②Abstract。

显示 Summary 格式所有信息，加上作者单位、摘要、出版类型、MeSH 主题词、化学物质等信息。以 Abstract 格式显示可获得更多的全文链接。

③PubMed。

显示记录中的全部字段信息，是显示字段最全的显示格式。

④PMID。

仅显示每条记录的 PMID（PubMed 唯一标识码），是显示字段最少的显示格式。

（2）排序方式。

点击“Sort by Best Match”后的箭头，在下拉菜单中选择排序方式。结果排序默认按最佳匹配（Best Match）排序，还可选择按最近新增（Most Recent）、出版时间（Publication Date）、第一作者（First Author）、刊名（Journal）排序。

2. 检索结果过滤

在 PubMed 检索结果显示页面的左侧提供了多种过滤功能，可从不同角度筛选检索结果（见图5－2－7）。

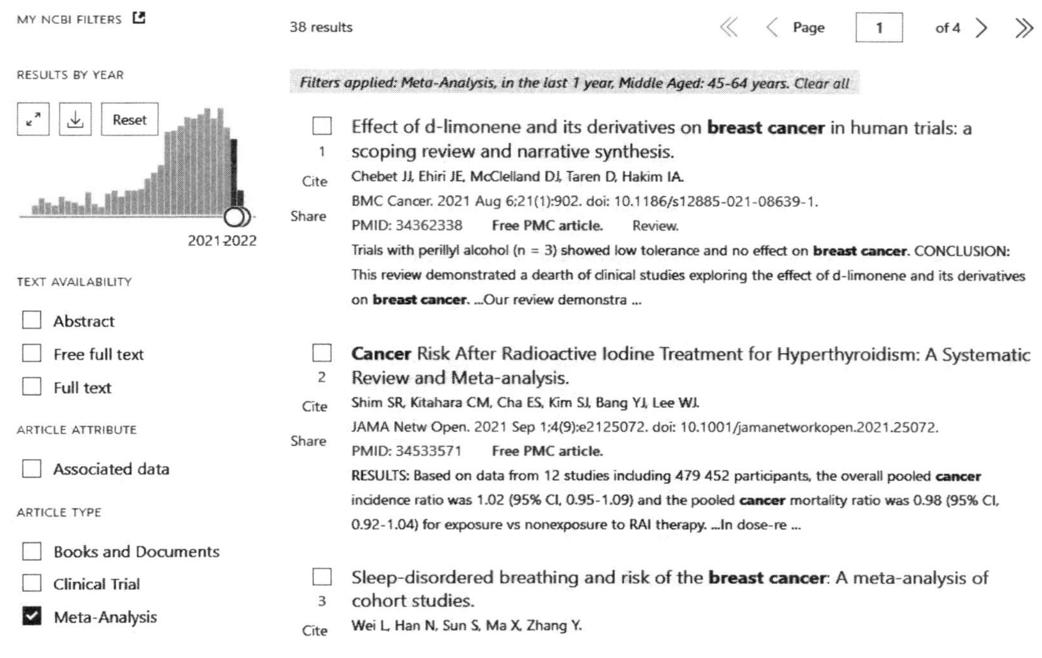

图5－2－7　PubMed检索结果过滤

可限定的选项有年代（RESULT BY YEAR）、文本可获取性（TEXT AVAILABILITY）、文章属性（ARTICLE ATTRIBUTE）、文章类型（ARTICLE TYPE）、出版日期（PUBLICATION DATE）等，点击“Additional filters”可显示物种（SPECIES）、语种（LANGUAGES）、性别（SEX）、主题限定（SUBJECT）、期刊（JOURNAL）、年龄（AGE）等更多选项。限定选项一经确定，会保持激活状态，在此后的检索中持续起作用。点击“Reset all filters”可重新进行限定。

3. 检索结果保存及输出

PubMed提供多种保存及输出方式。

（1）点击“Save”。

可选择将当前页的所有记录（All results on this page）或所有记录（All results）或选中的记录（Selection）保存为题录格式的纯文本形式［Summary（text）］、PubMed格式、PubMed唯一标识码（PMID）、文摘格式的纯文本形式［Abstract（text）］、逗号分割值文件格式（CSV）（见图5－2－8）。

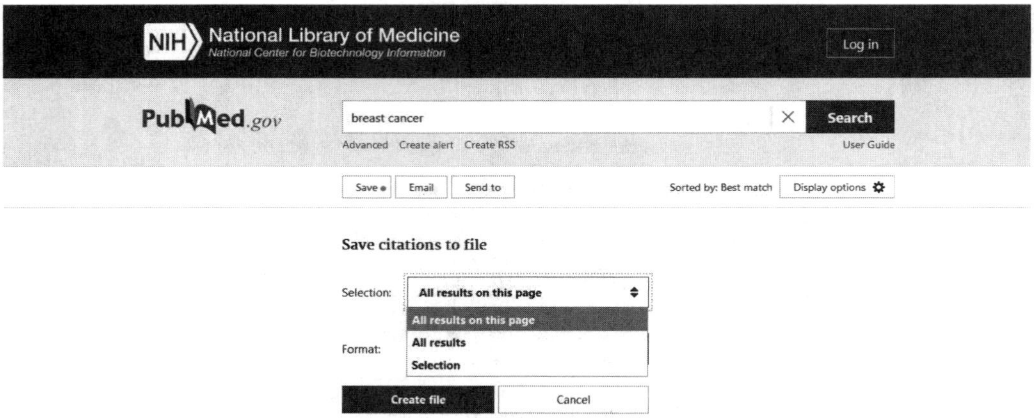

图 5-2-8　检索结果保存界面

(2) 点击“Email”。

可选择将当前页的所有记录 (All results on this page) 或所有记录 (All results) 或选中的记录 (Selection) 以题录格式的纯文本形式 [Summary (text)]、PubMed 格式、PubMed 唯一标识码 (PMID)、文摘格式的纯文本形式 [Abstract (text)]、逗号分割值文件格式 (CSV) 发送至指定的电子邮箱 (见图 5-2-9)。

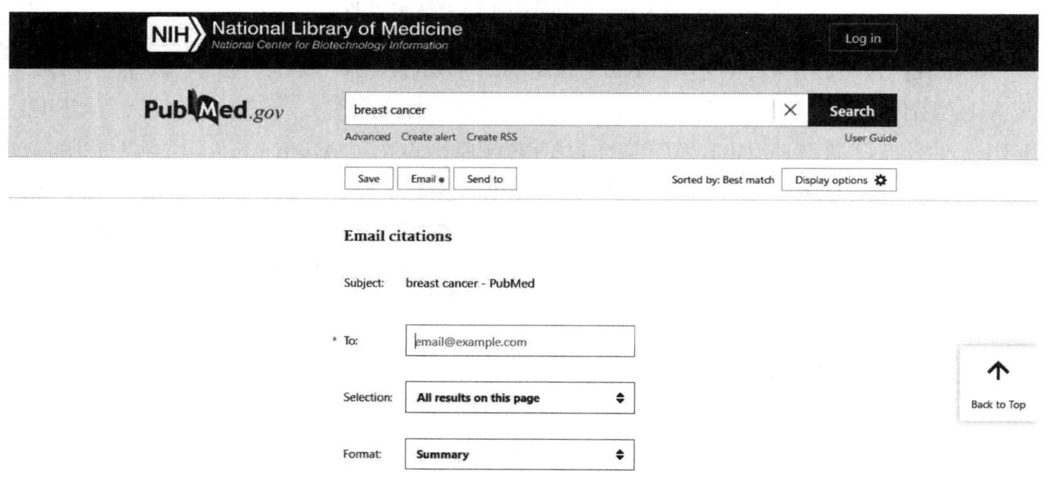

图 5-2-9　检索结果发送至电子邮箱界面

(3) 点击“Send to”。

系统可提供“Clipboard”(剪贴板)、“My Bibliography”(我的参考文献)、“Collections”(集合)、“Citation manager”(引文管理) 4 种不同的检索结果输出方式 (见图 5-2-10)。

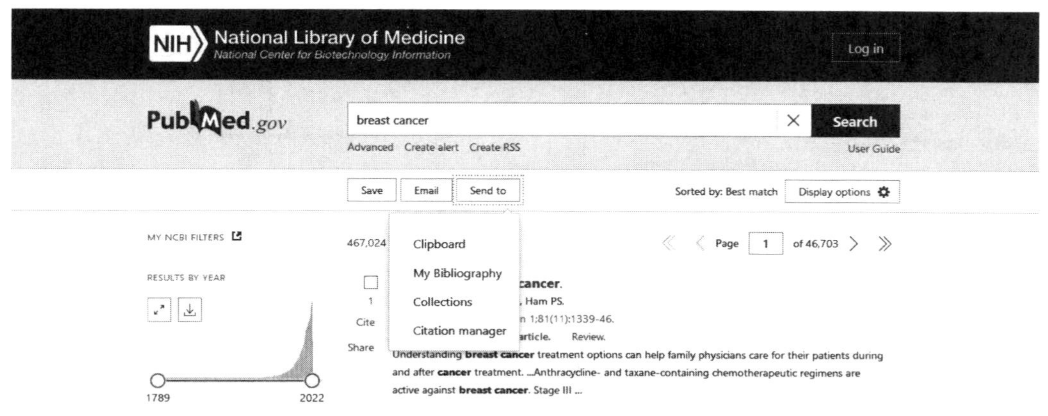

图 5－2－10　检索结果输出界面

①Clipboard（剪贴板）。

将选中的记录暂存到剪贴板中（最多保存 500 条记录），最后集中处理。

②My Bibliography（我的参考文献）。

注册 My NCBI 后，可将选中的记录保存到 My NCBI 我的参考文献中。

③Collections（集合）。

这是 My NCBI 个性化服务的一部分，为用户提供无限期保存检索结果记录的免费空间。

④Citation manager（引文管理）。

使用外部文献管理器创建一个文件夹保存检索结果，可选择保存的条数和起始序号。

4. 个性化服务

PubMed 的个性化服务主要是通过 My NCBI 实现的（见图 5－2－11）。My NCBI 可以保存检索式，可以设定对保存的检索式进行自动更新检索，并将检索结果发送到指定的电子邮箱。My NCBI 还可以对检索结果设定过滤器（Filter）等服务选项。过滤器是将用户感兴趣的检索结果聚合起来以供用户浏览，如有关检索课题的综述、免费全文、某类期刊发布的文献等均可设为过滤器，相当于给当前检索式增加一个个性化的限定条件；也可以给检出记录设置一个外部机构所提供资源的链接图标。

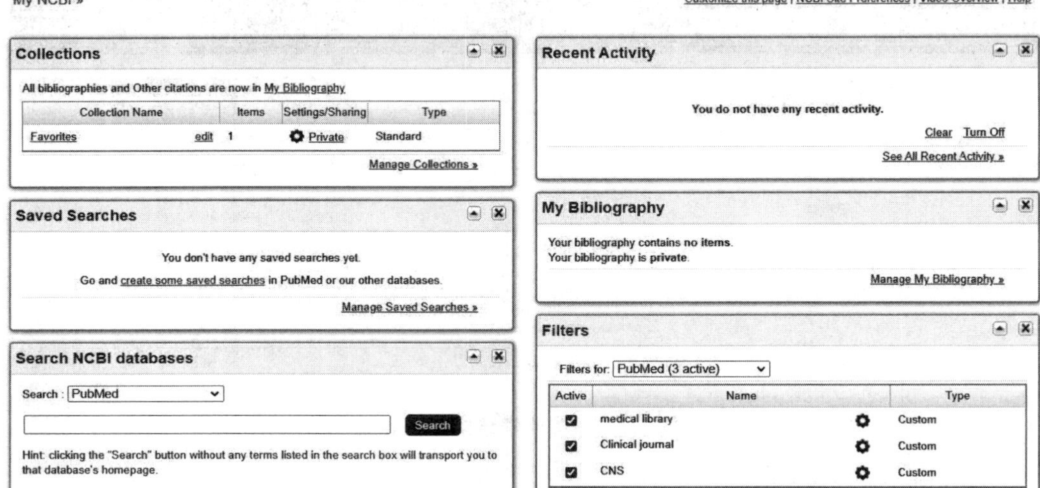

图 5－2－11 My NCBI 界面

使用 My NCBI 需要注册一个账号，并且需登录后才能使用。注册成功后点击 PubMed 右上方的“Log in”即可进入登录及注册界面。

四、检索实例

【例】 检索有关“乳腺癌患者化疗的临床试验”方面的文献。

检索分析：本课题的主题概念包括乳腺癌（breast cancer）、化疗（chemotherapy）和临床试验（clinical trial），三者的逻辑关系为“AND”。

如果用主题词进行检索：“化疗”可以副主题词“drug therapy”限定主题词“乳腺肿瘤”，而“临床试验”可以文献类型进行组配检索，或利用过滤器对检索结果进行限定。

1. 临床查询（Clinical Queries）

第一步，进入“Clinical Queries”检索界面，在检索框中依次输入各检索词“breast cancer chemotherapy clinical trial”（PubMed 默认各词间的空格为 AND），“Filter category”选择“Clinical Studies”，“Filter”选择“Therapy”，“Scope”选择“Narrow”。

第二步，点击“Search”，检出 6909 篇文献（见图 5－2－12），其检索结果按发表时间排序，显示最近发表的前 5 篇文献。

breast cancer chemotherapy clinical trial　Search

Filter category
Clinical Studies
COVID-19
Clinical Queries filters were developed by Haynes RB et al. to facilitate retrieval of clinical studies.

Filter
Therapy
See Clinical Queries filter details.

Scope
Narrow
Returns fewer results: more specific, but less comprehensive. See filter details.

Results for Clinical Studies: Therapy/Narrow

5 of 6,909 results sorted by: Most Recent

See all results in PubMed (6,909)

Neoadjuvant Trastuzumab and Pyrotinib for Locally Advanced HER2-Positive Breast Cancer (NeoATP): Primary Analysis of a Phase II Study.
Yin W, et al. *Clin Cancer Res* (IF: 12.53; Q1). 2022. PMID: 35713517 Show Abstract

Effectiveness of the Sanyin Formula Plus Chemotherapy on Survival in Women With Triple-Negative Breast Cancer: A Randomized Controlled Trial.

Back to

图 5－2－12　临床查询检索结果界面

2. 基本检索

第一步，在基本检索界面检索框中依次输入检索词“breast cancer chemotherapy”(PubMed默认各词之间的空格为AND)，单击“Search”，检出127158篇文献。使用基本检索时需前往“高级检索”(Advanced Search)查看检索历史及详细检索策略(History and Search Details)中的“Details”，分析PubMed词汇自动转换的检索策略是否正确。

第二步，限定检索结果为临床试验论文，在检索结果左侧选择“ARTICLE TYPE”中的“Clinical Trial”，点击后检出13301篇文献(见图5－2－13)，查准率有所提高。

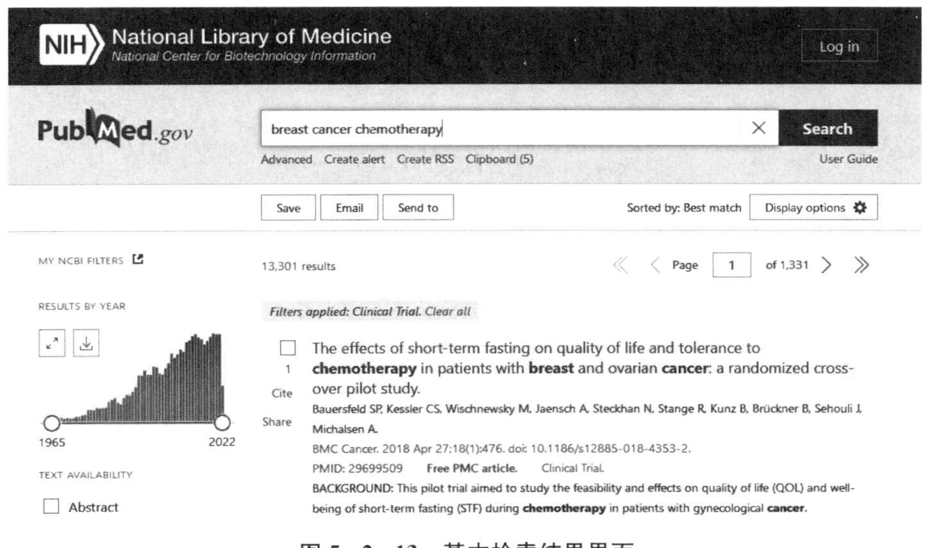

图 5－2－13　基本检索结果界面

3. 主题词检索（MeSH Database）

第一步，进入“MeSH Database”检索页面，在检索框中输入“breast cancer”，点击“Search”，系统显示与该词有关的主题词“Breast Neoplasms”（乳腺肿瘤）。

第二步，点击主题词“Breast Neoplasms”超链接，进入主副主题词组配检索界面，选择副主题词“drug therapy”（药物疗法）后，点击“Add to search builder”，进入检索表达式浏览窗口。

第三步，在“MeSH Database”检索框中继续输入检索词“clinical trial”，选中出版类型临床试验“Clinical Trial [Publication Type]”，选中前方小方框后点击“Add to search builder”，在其后的下方下拉框选择逻辑运算符“AND”，在检索式浏览窗口显示组配好的检索式“("Breast Neoplasms/drug therapy"[Mesh]) AND "Clinical Trial" [Publication Type]”，然后点击“Search PubMed”，显示检索结果9671篇（见图5－2－14），查准率较临床查询及基本检索两种方式都更高。

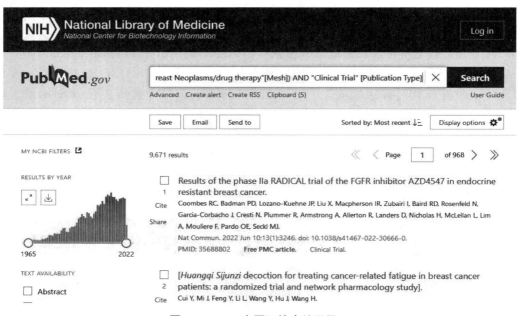

图5－2－14　主题词检索结果界面

4. 高级检索（Advanced Search）

第一步，进入高级检索（Advanced Search）界面，下拉检索框左侧的字段栏（All Fields），选择主题词字段“MeSH Terms”，在检索框中输入“Breast Neoplasms/drug therapy”后，点击“Add”，添加检索词到检索框“Query box”。

第二步，重复上述步骤，将字段限定为“Publication Type”，输入“clinical trial”，再点击“Add with AND”，与前述检索词组配检索式为“（Breast Neoplasms/drug therapy [MeSH Terms]）AND（clinical trial [Publication Type]）”，然后点击“Search”，显示检索结果9671篇（见图5－2－16），与主题词“MeSH Database”检索结果无异。

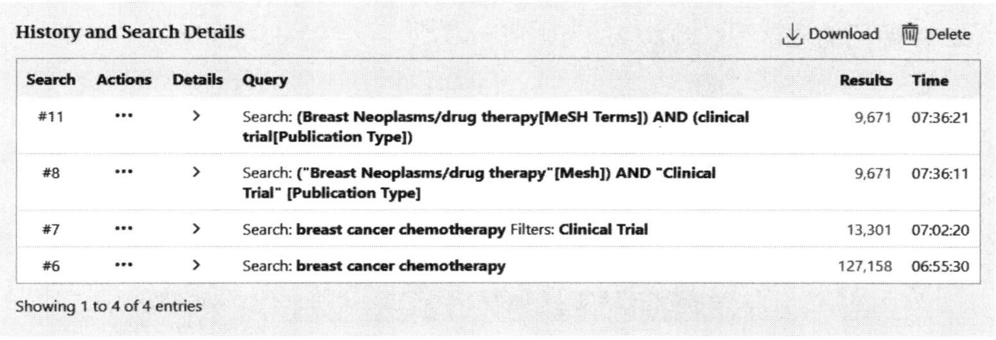

History and Search Details　　Download　Delete

Search	Actions	Details	Query	Results	Time
#11	•••	>	Search: **(Breast Neoplasms/drug therapy[MeSH Terms]) AND (clinical trial[Publication Type])**	9,671	07:36:21
#8	•••	>	Search: **("Breast Neoplasms/drug therapy"[Mesh]) AND "Clinical Trial" [Publication Type]**	9,671	07:36:11
#7	•••	>	Search: **breast cancer chemotherapy** Filters: **Clinical Trial**	13,301	07:02:20
#6	•••	>	Search: **breast cancer chemotherapy**	127,158	06:55:30

Showing 1 to 4 of 4 entries

图 5-2-16　高级检索结果界面

如果要在主题词检索的基础上进一步提高查全率，可在高级检索界面对各检索词的主题词及其款目词进行同义词组配检索。

第三节　ClinicalKey 医学信息平台

一、概述

1. 平台简介

ClinicalKey 是当前全球内容类型最全、内容质量最高、检索技术最先进的平台，涵盖全部医学专科，内容含图书、期刊、循证、视频、指南等 12 类资源，可为医学院、医疗机构在医、教、研三个方面提供有效支持。

2. 资源特点

（1）全面。

ClinicalKey 是全球内容最为丰富全面的医学信息平台之一，包括 MEDLINE、全文期刊、电子图书、循证医学、操作视频、影像图片、药物专论、诊疗指南、临床试验等 12 个版块。

（2）权威

ClinicalKey 内容来源于全球医学用户信赖的爱思唯尔，以及第三方机构如美国国立卫生研究院和各专业协会等，高度权威。

（3）快捷

ClinicalKey 采用先进的临床语义搜索技术，实现了内容之间广泛而紧密的语义关联，能够像医学工作者一样思考，实现前所未有的快捷检索。

（4）方便。

ClinicalKey 可以让用户远程登录，用户在任何时间任何地点均可上网检索；适配各种终端，包括电脑、手机、平板等；中文界面，中文检索，简单直接。

二、使用方法

1. ClinicalKey 主界面介绍

进入 ClinicalKey 主界面（见图 5－3－1），可以通过浏览期刊、图书、操作视频等不同模块获取相应类型资源，也可以直接输入关键词检索相关资源。

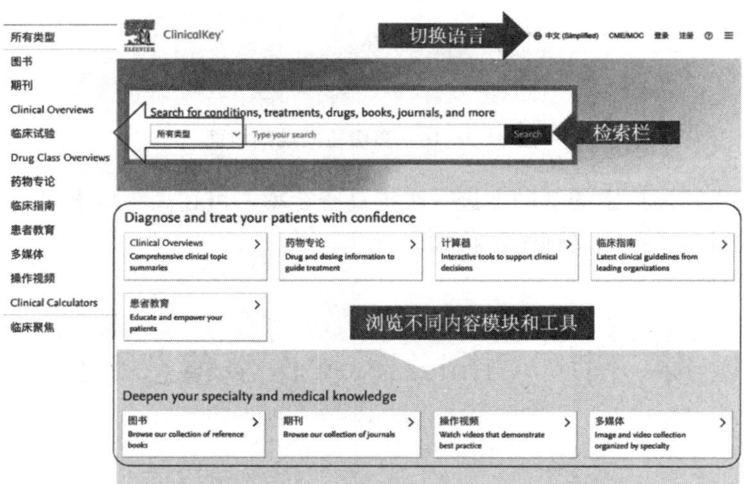

图 5－3－1　ClinicalKey 主界面

2. 检索功能

平台提供多种检索功能，可实现对教学、科研等方面的支持。在主界面检索框输入需要检索的疾病、症状、药物等，例如检索“Epilepsy”（癫痫）（中文界面下支持中、英文检索），结果页面左侧可以对资源类型进行筛选。其具体操作见图 5－3－2。

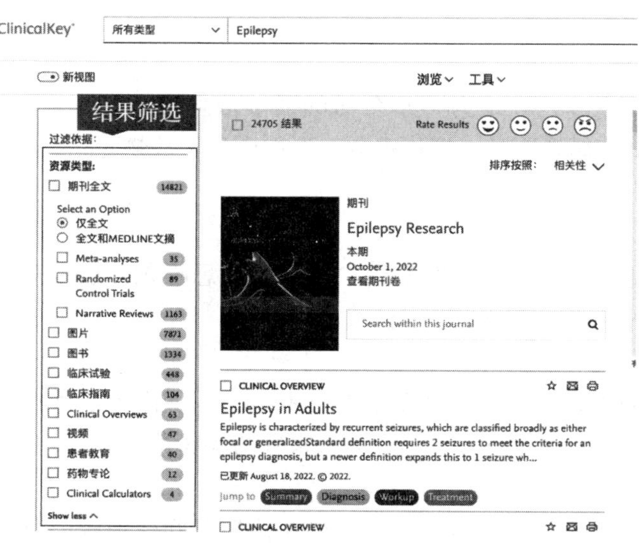

图 5－3－2　基本检索界面

以检索“Epilepsy”（癫痫）相关资源为例。

（1）助力科研。

平台可以帮助我们准确、快捷地获取最相关的医学信息。通过检索“Epilepsy”相关的期刊文章，了解相关领域最新研究。期刊检索结果界面见图 5-3-3。

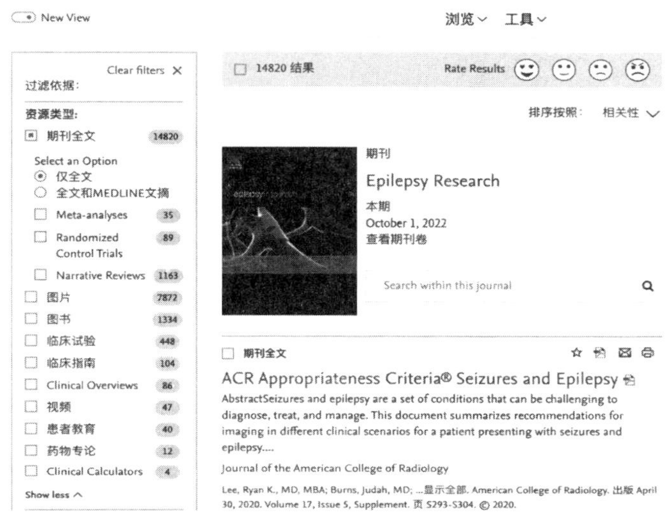

图 5-3-3　期刊检索结果界面

（2）助力医疗。

帮助医生快速准确地找到所需资源，提高临床决策的效率。

临床工作者可以检索 CLINICAL OVERVIEW（临床概要）的内容，快速获取关于癫痫权威、可信赖的诊断及治疗方案，内容简洁但信息丰富。其检索界面见图 5-3-4。

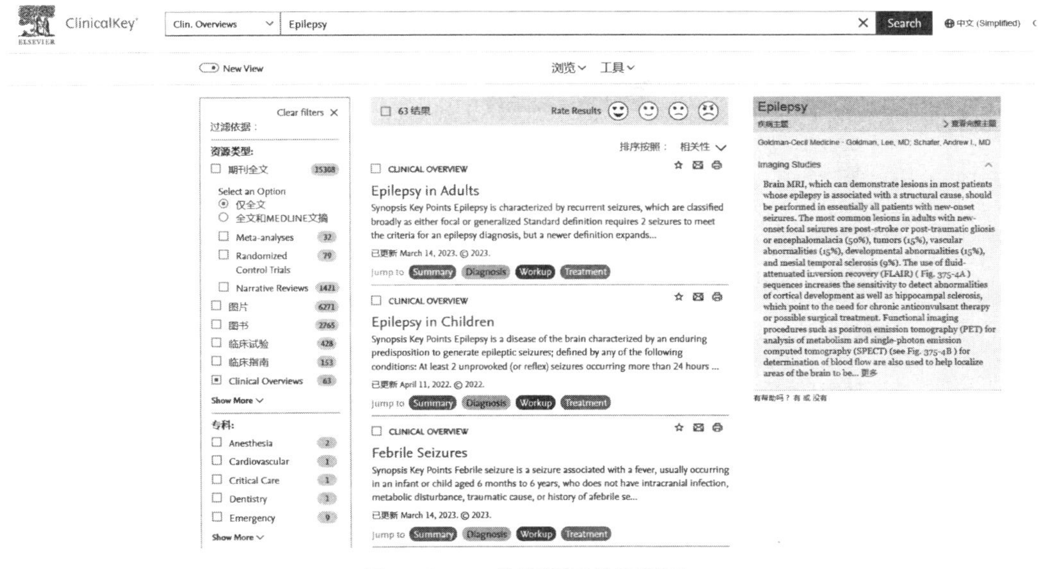

图 5-3-4　临床概要检索界面

同时还可以检索临床试验，获取试验细节，了解研究目的、研究状态、样本量、试验对象入选标准等，为自己开展临床试验提供支撑。检索界面见图 5-3-5。

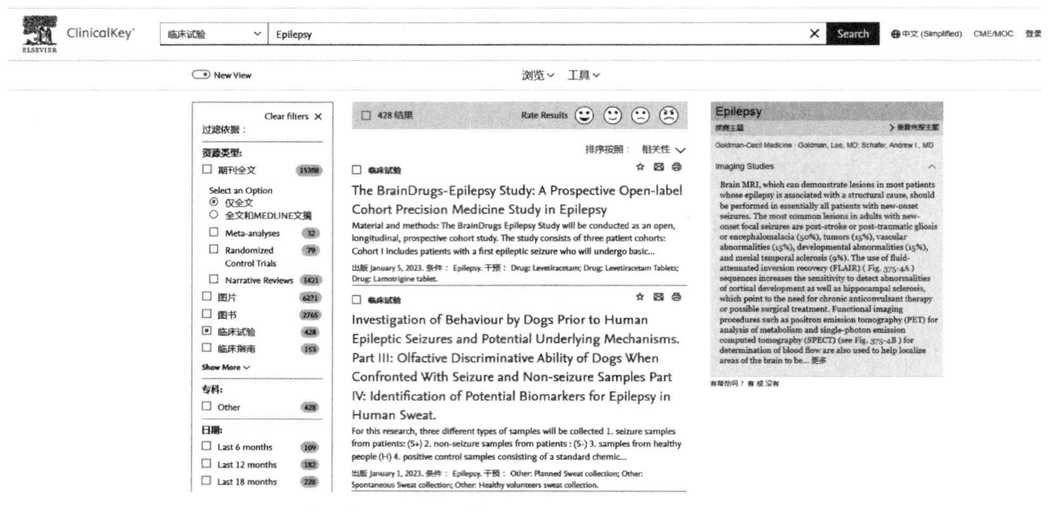

图 5-3-5　临床试验检索界面

选择药物专论，检索用于治疗癫痫的药品，获取药品用法用量、药物相互作用、副作用等药物信息。也可以直接按照药物名称、适应证或禁忌证等进行搜索。检索界面见图 5-3-6。

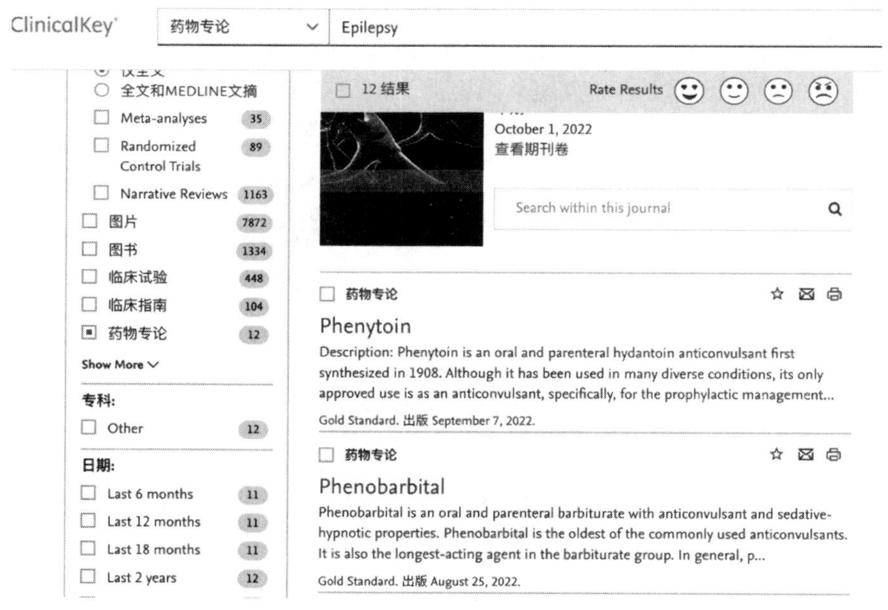

图 5-3-6　药物专论检索界面

（3）助力教学。

平台可以为教师提供丰富的教学资源，帮助医学生深入学习最新的专业知识。例如，可以检索与 Epilepsy 相关的图书，获取教科书资源。其检索界面见图 5－3－7。

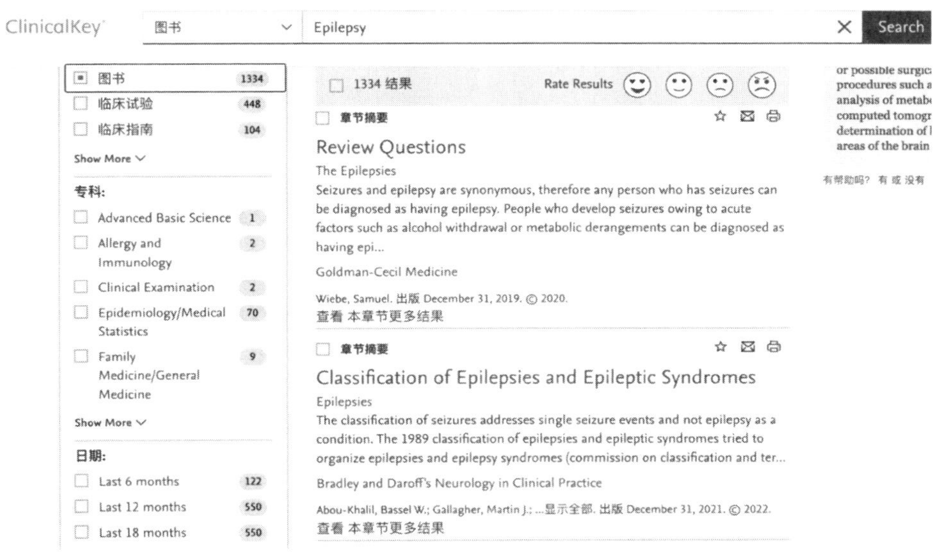

图 5－3－7　图书检索界面

点击结果中任一图书章节，可以查看该节内容的目录，比如定义、临床表现、诊断等内容。图书章节摘要界面见图 5－3－8。

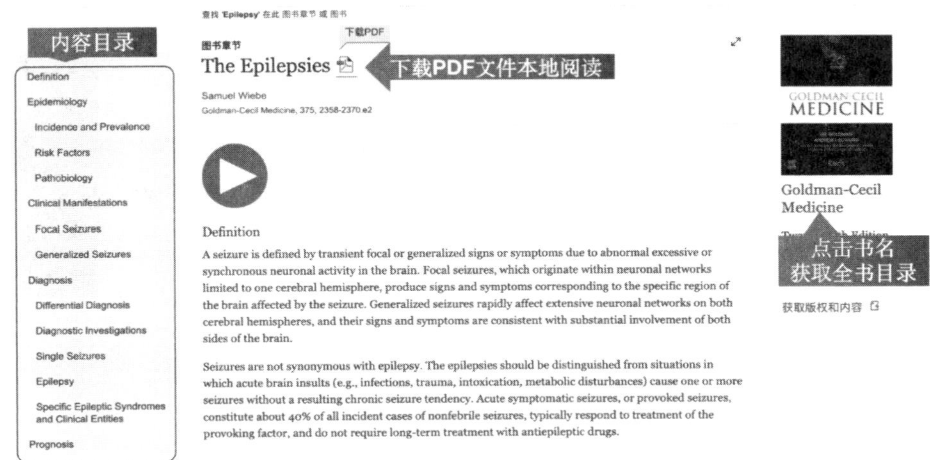
内容目录
下载PDF文件本地阅读
点击书名
获取全书目录

图 5－3－8　图书章节摘要界面

点击右侧图书书名，可以获取整本图书的目录、查看书中提供的视频，并根据需求浏览、下载任一章节内容，也可以直接检索书中是否包含自己所需要的内容。其结果如图 5－3－9。

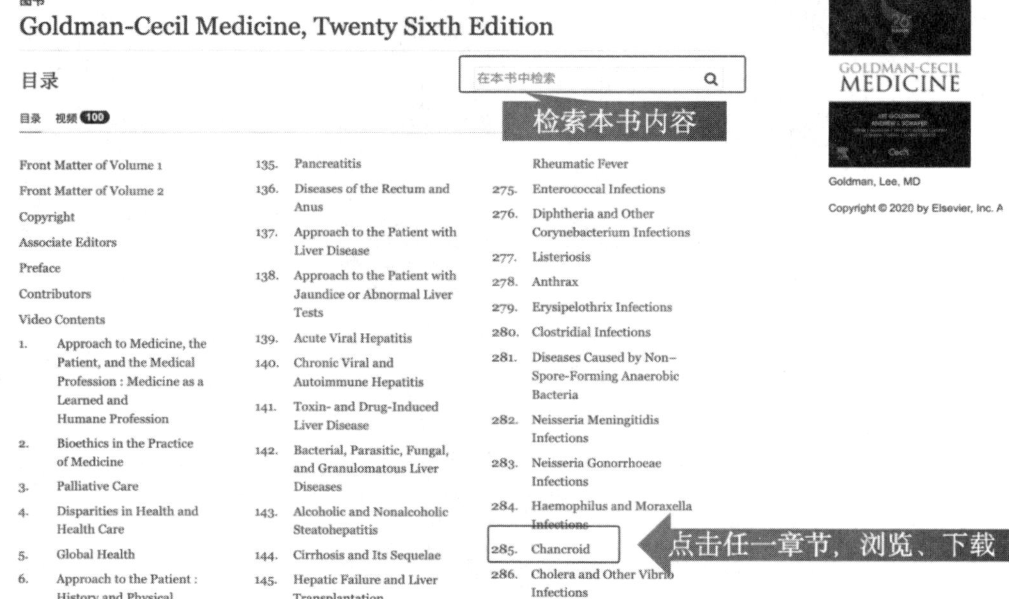

图 5—3—9　图书检索结果界面

如有需要，可以将文中的图片添加到 PPT 中，对于需要制作课件的备课老师来说十分方便。其操作界面见图 5—3—10。

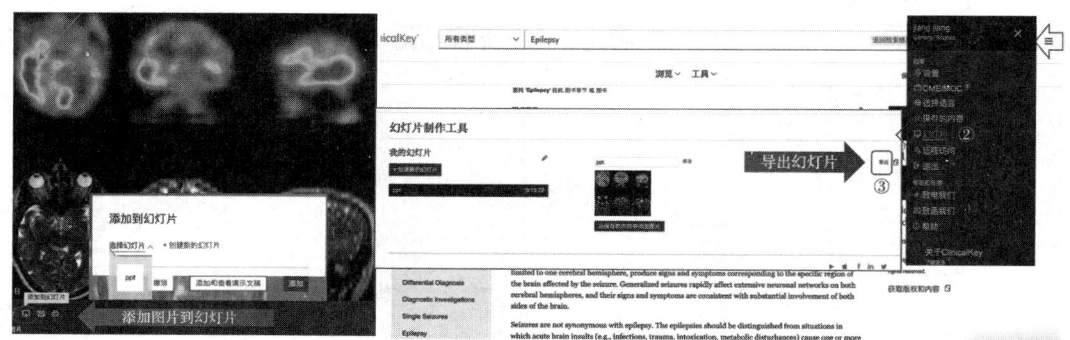

图 5—3—10　图片添加到 PPT

建议使用 Chrome 浏览器，利用自带的翻译功能，右键“翻译中文”，实现快速翻译，以准确掌握信息。其操作如图 5—3—11 所示。

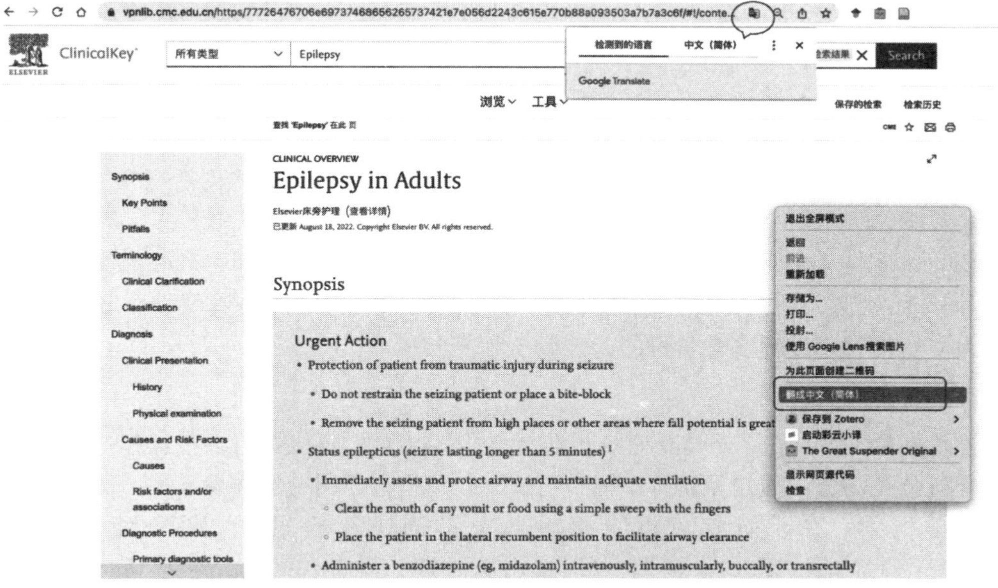

图 5-3-11　翻译功能操作

第四节　其他外文数据库

一、实验视频期刊数据库（JoVE）

1. 数据库简介

实验视频期刊数据库（Journal of Visualized Experiments，JoVE）于 2006 年创刊，是第一本致力于以视频方式展现医学、生物学等科学领域研究过程和成果的期刊，所有 JoVE 内容 100%经同行评审。JoVE 共出版 13 个学科专辑。JoVE 科学视频数据库包括两个板块：Research（科研）和 Education（教育）。JoVE 界面如图 5-4-1 所示。

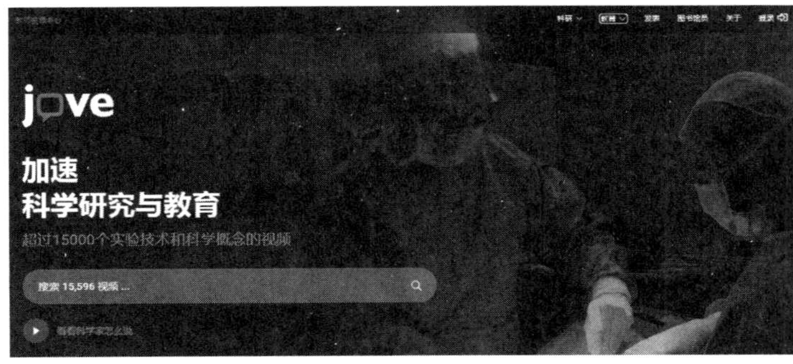
jove
加速
科学研究与教育
超过15000个实验技术和科学概念的视频
搜索 15,596 视频 ...

图 5-4-1　JoVE 界面

Research（科研）模块是100%经同行评审并被PubMed/Web of Science/SciFinder/Chemical Abstracts收录索引的多媒体学术期刊，发表来自生物、医学、化学和物理学领域的实验视频，实验视频来源于哈佛大学、麻省理工学院、斯坦福大学、耶鲁大学、加利福尼亚大学伯克利分校、哥伦比亚大学等世界著名高校以及学术研究机构的实验室等。视频内容为各学科领域的新研究方法、现有技术的创新型应用及黄金标准实验方案。

Education（教育）模块包括Science Education科教视频、Lab Manual视频实验室指南和Core视频教科书三部分。通过JoVE专业团队制作的高仿真度动画和简单易懂的实验演示视频，诠释多个学科的关键概念和实验技术。

2. 检索方法

通过网址https://www.jove.com进入数据库主页，可以进行多种操作。

学科分类浏览：通过顶部菜单栏“科研”入口进行学科分类浏览。

简单检索：在首页检索框直接输入关键词进行检索。结果页面分为左侧“Research”和右侧“Education”。可以按出版日期、作者、机构、主题等对结果进行筛选，可查看结果所属专辑以及获取权限。

视频播放：点击题目进入详情页面，可查看视频的基本信息，如名称、作者、学校或机构。通过视频对应的章节导航信息（Chapters）可以快速定位视频内容。点击视频右下角的“CC”可以获取英文字幕，2016年以后的视频均配有英文字幕。

文章浏览：在视频播放界面右侧点击“ARTICLE”可以进入文章浏览界面，可以根据文章结构导航快速定位文章章节。也可以在线阅读全文、生成引文信息，或下载文献PDF文档及实验清单进行本地查看。

二、荷兰医学文摘（Embase）

1. 数据库简介

荷兰医学文摘（Embase）是Elsevier集团旗下的综合医学信息检索平台。Embase包含了超过8000余种期刊超过3500万条生物医学记录。其中超过3000种期刊没有包含在MEDLINE数据库中。数据库还收录会议信息，以及已经被确定接受但还未最终印刷出版的手稿。数据库覆盖各种疾病、药物和医疗器械信息。每天以增加超过6000条记录更新，内容的年增长率超过6%。

Embase覆盖众多高质量文献期刊，检索主题词库十分丰富，且更新迅速，能更全面地检索最新医学文献信息。数据库拥有便捷检索的界面、多样的文摘分类工具，包括专业的循证医学类文献检索、PICQ分类检索等，还提供专业的医学、药学、医疗器械文献检索模块。Embase检索界面如图5-4-2所示。

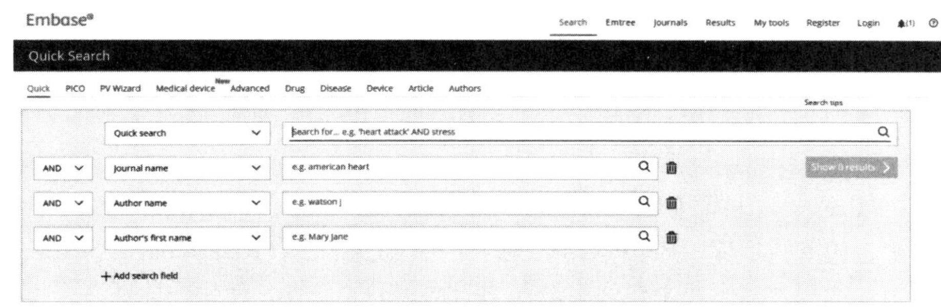

图 5-4-2　Embase 检索界面

2. 检索方法

输入网址 http://www.embase.com，登录后可进入基本检索界面。Embase 提供了多种检索方法，包括 Quick、PICO、PV Wizard、Medical device、Advanced、Drug、Disease、Device 等，可在检索界面自行切换。

快速搜索（Quick）：可改变具体检索字段（全字段、篇名、摘要、作者关键词、机构、主题词、主要主题词、副主题词、作者、作者名、CAS 注册号、会议名称、设备制造商名、设备商标名、药物商品名、药物制造商名、期刊名、PMID 等）。检索时通过布尔逻辑算符连接每个检索词，再限定检索的出版时间及循证医学类型。

高级检索（Advanced）：高级检索可以对检索词进行不同限制，与 PubMed 等数据库原理相似。

PICO 检索：PICO 为以下 4 个单词的缩写。Population 为研究对象，Intervention 为干预内容，Comparison 为对照内容，Outcome 为结局指标。在 PICO 检索模块，输入检索词系统会自动匹配相应主题词，同时提示同义词，默认主题词扩展检索。

数据库还可以查看检索历史，在检索历史界面编写或者修改检索式，并提供检索结果分析、检索结果精炼、结果输出等操作。

三、美国生物学数据库（BIOSIS Previews）

1. 数据库简介

BIOSIS Previews（美国生物学数据库，简称 BP）由美国生物科学信息服务社（BIOSIS）出版，是有关生命科学的文摘索引数据库，其内容来源于 Biological Abstracts（生物学文摘，简称 BA）、Biological Abstracts/RRM（Reports，Review，Meetings，简称 RRM）（生物学文摘——报告、综述、会议）和 BioResearch Index（生物研究索引）。它是目前世界上规模较大、影响较深的著名检索工具之一。

BIOSIS Previews 收录内容涵盖了生物学（植物学、生态学、动物学等）、解剖学、细菌学、行为科学、生物化学、生物工程、生物物理、生物技术、植物学、临床医学、实验医学、遗传学、免疫学、微生物学、营养学、职业健康、寄生虫学、病理学、公共卫生、药理学、生理学、毒理学、病毒学、农学、兽医学及交叉科学（生物化学、生物医学、生物技术等）、仪器和方法等。内容偏重于基础和理论方法的研究，可以方便用户对生命科学和生物医学文献进行深入的调研。BIOSIS Previews 涵盖了 1926 年以来 100 多个国家 5500 多种生命科学期刊和 1650 多种非期刊文献，如学术会议、研讨会、评论文章、美国专利、书籍、书籍章节和软件评论，每年增加 80 余万条新记录。

2. 检索方法

BIOSIS Previews 目前主要整合在 Web of Science（WOS）和 Ovid 检索平台上，通过这两个平台访问数据库。BP 采用系统独有的关联性索引（Relational Indexing）对文献进行标引，能深入揭示每个检索字段与索引词表的关联性，使用户能从多个字段迅速准确地找到相关文献。BP 不同类型文献所包含的字段可能不完全相同。除了标题、作者、来源出版物、摘要等基本信息外，BP 还标引了很多特色字段，如分类数据（Taxonomic Data）、疾病数据（Disease Data）、化学数据（Chemical Data）等。

分类数据：采用自然分类系统反映每种生物体的生物分类信息。在自然分类系统中，最上位的类目分为微生物界、植物界、古生物界及动物界等 4 个大类，大类之下再分为门、纲、目、科等，均采用拉丁学名。

疾病数据：文献涉及的疾病信息，用 MeSH 主题词标引，包括疾病名词、MeSH 主题词、疾病类型（Disease Affiliation，疾病上位词）、疾病详细信息（一般为副主题词）。

化学数据：文献涉及的化学和生化物质（包括药物）信息，每篇文献最多标引 20 种化学和生化物质，包括化学名称、化学名称的不同形式、化学物质 CAS 登记等。

四、化学文摘（SciFinder）

1. 数据库简介

SciFinder 是美国化学学会（ACS）旗下的化学文摘服务社（Chemical Abstract Service，简称 CAS）推出的网络文献检索系统。SciFinder 整合 MEDLINE 医学数据库、欧洲和美国等 61 家专利机构的全文专利资料、化学文摘 1907 年至今的所有内容，学科涵盖应用化学、化学工程、普通化学、物理、生物学、生命科学、医学、聚合体学、材料学、地质学、食品科学和农学等，可以通过网络查看 1907 年以来的所有期刊文献和专利摘要，以及 4000 多万的化学物质记录和 CAS 注册号。

SciFinder 可检索数据库包括：自 1907 年以来超过 3400 万条的 CAplus 期刊和专利记录，每天更新约 3000 条记录，包括 10000 余份期刊和 61 个专利机构的记录。CAS Registry 化学物质和生物序列记录，包括 1907 年以来的超过 6300 万种有机无机物和生物序列，每天更新。CASReact 化学反应记录，收录 5500 万条单步和多步反应，每周更新 30000～50000 条记录，始自 1840 年。Chemcat 化学品商业信息，收录来自国内外 1100 家供应商的 1215 种目录，超过 5300 万条。Chemlist 管制化学品的详细清单，来自 13 个国家和国际组织总数超过 28 万种，每周更新。SciFinder 检索界面如图 5－4－3 所示。

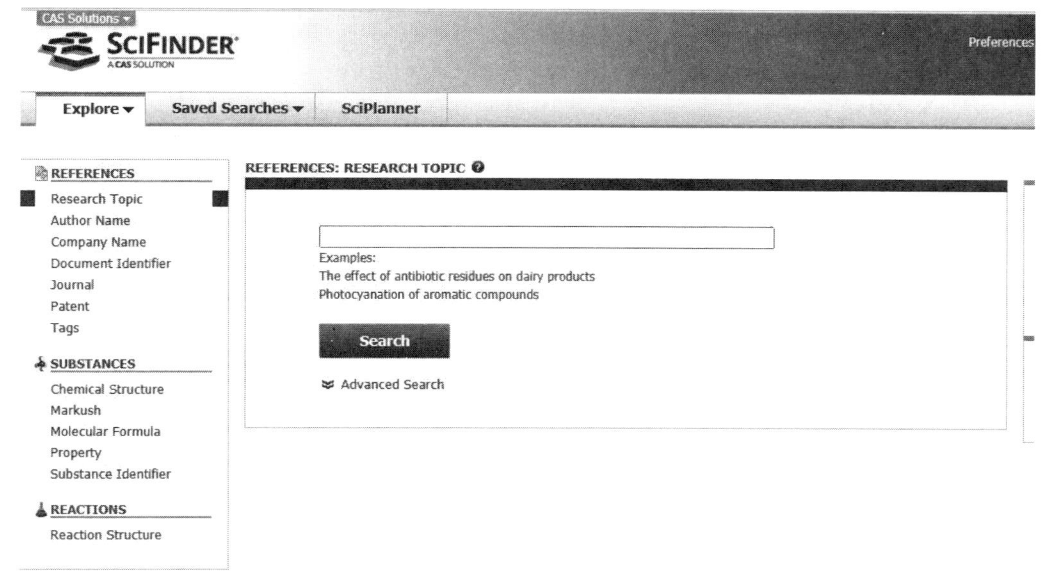

图 5-4-3 SciFinder 检索界面

2. 检索方法

SciFinder 为研究人员提供一站式检索服务，通过数据库可以实现检索物质、化学反应检索、专利和文献检索等。

利用关键词进行检索：SciFinder 使用自然语言算法，并提供独特的词库。在进行关键词检索时，SciFinder 将检索式中的词语分成一组离散概念，并根据数据库标引信息进行匹配，然后提供一系列结果选项。SciFinder 关键词检索的宗旨是尽可能获取最全面的信息，如果有必要，可在获得初步检索结果之后，使用文献检索结果处理工具 Analyze、Refine 和 Categorize 对初步结果进行进一步的筛选。

检索结果排序：数据库系统默认根据进入数据库的先后时间进行排序，但是可以根据需求改变结果排序。文献检索结果可以通过收录号、作者姓名、被引次数、公开年份和题名进行排序。物质检索结果可以按照相关性、CAS 登记号、报道物质的文献数量、供应商数量、分子量和分子式进行排序。反应结果可以通过收录号、实验过程、MethodsNow、反应步数、产率和公开年份进行排序。

五、Ovid

1. 数据库简介

Ovid 由世界著名的数据库提供商 Ovid Technologies 公司建立。目前 Ovid 的生物医学数据库有临床各科专著及教科书、MEDLINE、EMBASE 以及医学期刊全文数据库等。Ovid 全文期刊库（Journals@Ovid）提供 60 多个出版商出版的科学、技术及医学期刊 1000 多种，其中包括 Lippincott，Williams&Wilkins（LWW）出版社出版的期刊。Ovid 将资源集中在单一平台上，为用户提供一个具有强大功能的检索平台。Ovid 主要包括 AGRICOLA、CAB Abstracts、BIOSIS Previews。Ovid 检索界面如图 5-4-

4 所示。

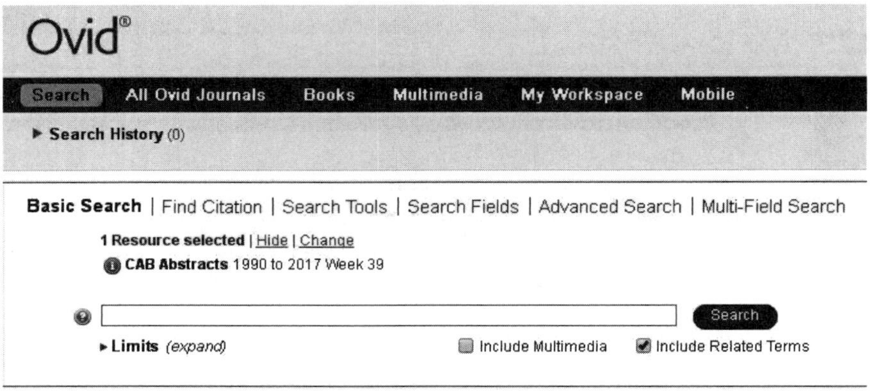

图 5—4—4　Ovid 检索界面

AGRICOLA 是一个题录文摘型数据库，内容广泛，涉及美国农业和生命科学等领域，收录超过 500 万篇与农业相关的期刊文章、专著、论文、专利、软件、视听材料和技术报告的引文。其涵盖农业及相关学科所有方面，包括动物和兽医科学、昆虫学、植物科学、林学、水产养殖和渔业、农业和耕作制度、农业经济学以及地球和环境科学。

CAB Abstracts 是国际农业和生物学文摘数据库，内容涉及农学、林业、园艺、畜牧、生物技术、遗传及育种、除草剂、环境保护、农村发展等，数据量大、质量好，是最具权威性的农业文摘数据库之一。

BIOSIS Previews 是世界上生命科学方面最大的检索工具。学科范围包括传统生物学和交叉学科及其他相关领域。

2. 检索方法

数据库网址为 https://ovidsp.ovid.com，提供多种检索方式。

基本检索（Basic Search）提供多种检索限制选项，包括学科领域、文献类型、发表年限等，帮助用户更准确获地取检索结果。

常用字段检索（Find Citation）提供更多细化的检索类型，包括文章题名（Article Title）、期刊名（Journal Name）、出版年限（Year）、出版卷（Volume）、期（Issue）、作者姓名（Author Surname）等。

检索工具（Search Tools）提供树形图（Tree Diagram）、轮排索引（Permuted Index）、主题词说明（Scope Note）、扩展检索（Explode）及副标题（Subheadings）检索选项。

字段检索（Search Fields）包括常用字段与所有字段。系统默认的常用字段有书名（Book Title）、全文（Ful Text）、摘要（Abstract）等选项，用户还可根据检索需求从“所有字段”中选择更多选项进行检索。

高级检索（Advanced Search）提供关键词（Keyword）、作者（Author）、标题（Title）、期刊（Journal）及书名（Book Name）5 种检索方式。

多个字段检索（Multi−Field Search）提供自由的检索方式，用户可在此添加多种

“新增字段”（Add New Row）。

六、ProQuest

1. 数据库简介

ProQuest 系列数据库平台是 ProQuest Information and Learning 公司（原名 UMI 公司）提供的信息服务集成平台。内容涉及商业管理、社会与人文科学、科学与技术、金融与税务、医药学等广泛领域，可提供期刊、报纸、索引、地图集、绝版书籍、记录档案、学位论文等各种类型的信息，为读者提供文献获取一体化服务。平台主要包括 ProQuest Dissertations&Theses（PQDT）全球博硕士论文文摘数据库、ProQuest Medical Library 医学信息资料库、PsycARTICLES（PA）心理学期刊全文数据库、ProQuest Biology Journals 生物期刊全文数据库、ProQuest Science Journals 科学期刊全文数据库、Periodicals Archive Online（PAO）典藏期刊全文数据库等丰富的数据库产品。ProQuest 检索界面如图 5－4－5 所示。

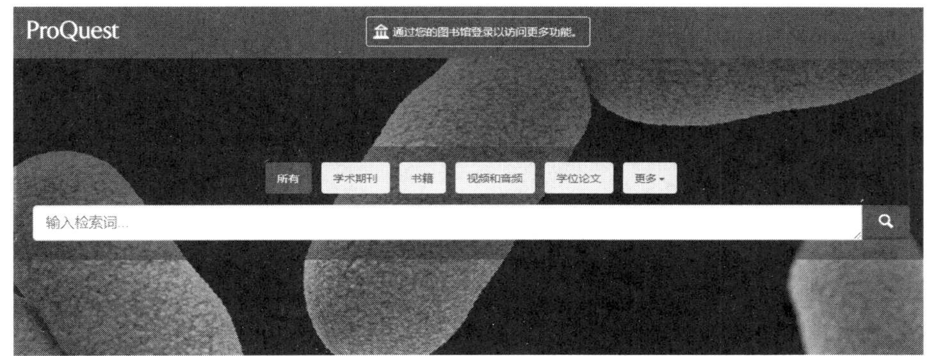

图 5－4－5　ProQuest 检索界面

2. 检索方法

通过数据库网址 https://www.proquest.com 进入主页。由于 ProQuest 汇集了多个数据库，当前已订购并可检索的数据库数量会显示在窗口顶部。单击数据库链接打开数据库选择页面，查看正在检索的数据库，可以按名称或主题领域查看并选择所需数据库。平台提供多种检索功能，选中所需数据库后，即可进入检索页面。

基本检索：在特定数据库，直接在检索框输入检索词进行检索。检索词可包含任何字母或数字。由于 ProQuest 检索通过统一码联盟进行管理，输入的检索词可以是英语或任何其他语言，例如法语、西班牙语、希腊语等。

高级检索：创建更具有精度的检索过程，可以通过布尔逻辑运算符组合多种限制字段的检索条件。

出版物检索：检索页面列出了当前选定数据库中的所有出版物，可以检索一个或多个出版物。可以使用工具栏缩小出版物列表范围，以便根据关注焦点或内容确定特定出版物类型的目标。

参考文献

[1] 孙玲. 医药信息检索 [M]. 北京：中国中医药出版社，2019.
[2] National Library of Medicine. PubMed Overview[EB/OL]. [2022－07－26]. https://pubmed.ncbi.nlm.nih.gov/about/.
[3] National Library of Medicine. PubMed User Guide[EB/OL]. [2023－02－28]. https://pubmed.ncbi.nlm.nih.gov/help/.
[4] National Library of Medicine. Medical Subject Headings[EB/OL]. [2022－07－26]. https://meshb.nlm.nih.gov/search.
[5] National Library of Medicine. MeSH Databases[EB/OL]. [2022－07－26]. https://www.ncbi.nlm.nih.gov/mesh/.
[6] National Library of Medicine. UMLS MetathesaurusR[EB/OL]. [2022－07－26]. https://uts.nlm.nih.gov/uts/umls/home.
[7] National Library of Medicine. MEDLINE/PubMed Data Element (Field) Descriptions[EB/OL]. [2022－07－26]. https://www.nlm.nih.gov/bsd/mms/medlineelements.html.
[8] National Library of Medicine. PubMed © Online Training[EB/OL]. [2022－07－26]. https://learn.nlm.nih.gov/documentation/training－packets/T0042010P/.

第六章　引文检索与科研评价

第一节　引文检索概述

一、基本情况

引文（Citation）通常指被引文献，又称参考文献（Reference），它是科技论文中不可分割的组成部分，是文献论述观点的重要支撑。1961 年，美国科学情报研究所（Institution for Sciencetific Information，简称 ISI）的创始人、知名情报学家尤金·加菲尔德（Eugene Garfield）创造性地提出了这一概念，并借此构造了独具特色的引文检索（Reference Search）法，由此开创了引文检索的先河。

引文索引（Citation Index）是提供引文检索的工具，是以文献所附注的参考文献为检索标识，按照引证与被引证的关系编制而成的索引。引文数据库（Citation Database）是将期刊论文及所附参考文献按照一定的顺序排列编制而成的，包括被收录论文的书目信息、作者、摘要及其所引用的所有参考文献列表。其检索途径除著者姓名、著者单位、文献标题、期刊名称之外，还包括被引著者、被引期刊、被引文献等。

引文检索是对传统检索方法的一种补充和改革。传统检索方法是从著者、分类、标题等途径来检索的，而引文检索是以被引用文献为起点来检索引用文献的，该方法可从一篇文献开始，检索到目前引用该文献的最新论文。引文检索法则是将文献之间相互引证的关系作为新的检索途径，揭示文献之间引证与被引证的关系，体现科技文献之间的互相关联。这种检索方法遵循了科学研究之间承前启后的内在逻辑，所以在检索过程中大大降低了检索结果的不相关性。

二、相关概念

1. 引证文献（Citing Reference）

引证文献又称来源文献，是提供引文的文献，即参考文献对应的原始文献，是联系那些具有某些共同特定观点的文献之间的纽带。其作者称为来源文献作者（Source Author），刊载来源文献的出版物被称为来源出版物（Source Publication）。

2. 引文（Citation）

引文即被引文献，就是科技论文所引用的参考文献。

3．自引（Self－citation）和他引（Other－citation）

自引分作者自引和期刊自引两种。作者自引指来源文献的著者引用自己先前发表的作品，期刊自引指同一期刊上文献的相互引用。自引一般可以反映某项或某些研究工作间的承接关系，但在考查科研人员学术水平时，作者自引通常不计。他引则指非同一作者或非同一期刊之间的引用关系。

4．共引（Co－citation）

共引又称同被引、共被引。若文献 A、文献 B 共同被后来的一篇或多篇文献引用，则称文献 A 和文献 B 之间是共引关系。共引频次越高，则其相应的文献间的关系越密切。

5．引文耦合（Bibliographic Coupling）

若文献 A、文献 B 同时引用或参考了另外一篇文献 C，则文献 A 和文献 B 之间是引文耦合，而文献 C 就是它们的引文耦。引文耦合越多，其相应的文献之间的相关性越高。

6．影响因子（Impact Factor，IF）

影响因子指某种学术期刊前两年发表的论文在统计当年的被引用总数除以该期刊在前两年内发表的论文总数。这是一个国际上通行的期刊评价指标。例如，某刊在 2022 年的影响因子是其 2021 年和 2020 年两年总被引频次除以这两年刊载的可引用论文总数所获得的数值。

7．其他相关概念

（1）期刊他引率（Rate Cited）。

期刊他引率指期刊被他刊引用的次数占该刊总被引的比例。

（2）总被引频次（Total Cites）。

总被引频次指该期刊自创刊以来所登载的全部论文在统计当年被引用的总次数。

（3）被引半衰期（Cited Half－life）。

被引半衰期指某一期刊论文在某年被引用的全部次数中，较新的一半被引论文发表的时间跨度，是衡量期刊老化速度快慢的一种指标。

（4）H 指数（H－index）。

H 指数指所发表的所有的论文中，有 h 篇论文分别被引用了至少 h 次，h 代表“高引用次数”，反映一个人的学术成就，一个人的 H 指数越高，则表明其论文影响力越大。

（5）即年指标（Immediacy Index）。

即年指标指该期刊当年发表论文在当年被引用的总次数与该期刊当年发表论文总数之比，是一个表征期刊即时反应速率的指标。

三、引文索引的作用

采用引文检索方法可从一篇已知的重要文献或著者，检索到一批相关文献，以此类推，从而获取越来越多的文献，对交叉学科和新学科的发展研究具有十分重要的参考价值。同时，引文检索是从文献间的联系入手，不限制学科或主题，有利于跨越学科间的局限，提高检索效率。这条独特的文献检索途径也为文献评价和期刊评价等方面提供了客观定量指标，因此在学术交流和科研评价中起到越来越重要的作用。

1. 检索功能

通过一篇已知文献来查找更多的相关文献，揭示文献间的引证关系，反映各研究间的相互联系，从而深入了解所论述问题的来龙去脉；同时通过追踪学科之间的联系，了解相关学科的交叉渗透过程，了解学科及其相关学科的研究进展。

2. 评价学术论文及著者的影响力

论文被他人引用，尤其是被正面引用时，表示对引文所阐述的观点、结论或方法的肯定和赞同，是引文的学术观点和研究成果被他人借鉴的确凿例证。通常情况下，高质量的论文被引用的次数多，有生命力的论点被引用的年限长，所以文献被引用的情况有助于评价文献的科学价值和影响力，也可间接评价论文著者的学术水平，从而有利于从同类文献中选择高质量有生命力的文献。

3. 评价学术期刊的整体质量

通过期刊所载论文的被引情况可间接了解学术期刊的质量，其常用评价指标有影响因子、即年指标、被引半衰期及总被引频次等，有助于选择利用高质量、高水平的学术期刊。

4. 评估机构、地区和国家的宏观科研水平

文献总被引频次主要取决于文献发表量及文献本身的学术质量，在一定程度上能反映一个科研机构、地区和国家的科研实力。常用评价指标与评价学术期刊的指标基本相同，通常被用来比较分析科研机构、地区和国家之间的科研水平。

5. 为学科发展研究提供计量数据

通过评估机构、地区和国家的宏观科研水平，可以分析科研人员的研究方向及领域，跟踪科研热点，判断科学发展的宏观势态等。

第二节　Web of Science

Web of Science 是由 Thomson Scientific 公司创建的网络版多学科引文数据库，以 Web of Science 核心合集为核心，凭借引文检索机制和交叉检索功能，有效地整合了学术期刊（Web of Science 核心合集、Curent Contents Connect）、发明专利（Derwent Innovations Index）、化学反应（Current Chemical Reactions，Index Chemicus）、学术专著（Book Citation Index）、学术分析与评价工具（Journal Citation Reports、Esential Science Indicators）、学术社区（ScienceWatch. com）及其他多个重要的学术信息资源

(BIOSIS Previews、INSPEC、FSTA、MEDLINE 等)，提供了自然科学、工程技术、生物医学、社会科学、艺术与人文等多个领域中高质量、可信赖的学术信息。

Web of Science 核心合集数据库收录了 21000 多种世界权威的、高影响力的学术期刊，内容涵盖自然科学、工程技术、生物医学、社会科学、艺术与人文等领域，最早可回溯至 1900 年。其中，Science Citation Index Expanded（SCIE，科学引文索引）收录了 170 多个学科的文献信息，覆盖了自然科学、工程技术、生物医学等领域，每周收录 19000 多篇文献以及 423000 篇参考文献，目前收录了自 1900 年以来的 9600 多种期刊。Social Sciences Citation Index（SSCI，社会科学引文索引）为多学科综合性社会科学引文索引，涵盖 58 个社会科学学科的 3500 多种权威学术期刊，同时也收录 Science Citation Index Expanded 所收录的期刊当中涉及社会科学研究的论文。Arts&Humanities Citation Index（A&HCI，艺术与人文引文索引）收录了人文艺术领域 1700 多种国际性、高影响力的学术期刊的数据内容，数据最早可回溯至 1975 年。此外，Web of Science 核心合集还包括 Emerging Sources Citations Index（ESCI，新型国际期刊引文索引数据库），收录了 7600 多种具有地区重要性和新兴科学领域的学术期刊，覆盖社会科学、临床医学、艺术人文、工程学、自然科学、生命科学、农业科学、环境科学等众多学科，数据最早可回溯至 2005 年。

一、检索规则

1. 布尔逻辑检索

支持国内外检索系统通用的布尔检索法，包括逻辑“与”、逻辑“或”、逻辑“非”等。

2. 截词检索

支持“?”“*”和“$”三种截词符，其中“?”代表一个字符，“*”代表 0 个、1 个或多个字符，“$”表示 0 或 1 个字母。如“Diseas*”可检索出 Disease、Diseases 和 Diseased，“Lap*roscop*”可检索出 Laparoscope（腹腔镜）、Laparoscopic（腹腔镜检查的）、Laparoscopy（腹腔镜检法）。

3. 词组检索

如果要进行精确的词组检索，则在词组的两边加引号“”表示。

4. 位置检索

支持位置运算符“same”，它表示检索词必须出现在同一句子（指两个句号之间的字符串），检索词在句子中的顺序是任意的。

5. 改变运算顺序

当使用多个运算符时可用括号决定优先顺序，单个查询中使用的布尔运算符的数量没有限制，所有字段搜索限制在 49 个运算符内。

二、Web of Science 检索方法

Web of Science 提供了基本检索（Search）、被引参考文献检索（Cited Reference

Search）、高级检索（Advanced Search）等功能。

1. 基本检索

通过如图 6－2－1 所示的基本检索界面，可检索特定的研究主题，也可检索某个作者发表的论文，检索某个机构发表的文献，检索特定期刊特定年代发表的文献等。既可以执行单字段检索，也可以结合主题、作者、刊名和地址进行多字段组合检索。在同一检索字段内，各检索词之间可使用逻辑算符、通配符。

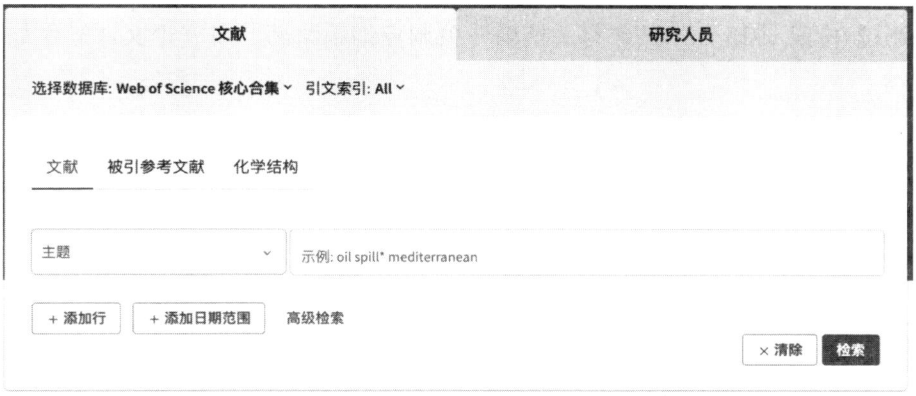

图 6－2－1　Web of Science 基本检索界面

主题字段（Topic）：主题检索相当于部分字段的关键词检索。主题检索的范围包括题目（Title）、文摘（Abstracts）、作者关键词（Author Keywords）、扩展主题词（Keywords Plus）。要检索一个词组，直接输入即可；同义词的检索（自然语言的同义词、缩写词以及专业用语）可使用 OR 算符将其组配；可利用截词符检索单词的复数和派生词。

标题字段（Title）：通过标题来查找文献。它仅在论文的题名中检索，要通过期刊标题检索，请选择“出版物标题”字段。

作者字段（Author）：通过输入来源文献的作者姓名，来检索该作者的论文被 Web of Science 数据库收录情况，进而了解该作者在一段时间内的科研动态。在输入姓名时，先输入姓，空格，然后输入名的首字母缩写，如“ZHANG XW”。如果不知道作者名的全部首字母，可以在输入的首字母后用星号（＊）代替。如在作者字段里输入“ZHANG X＊”，则可检索 ZHANG X 或 ZHANG XW 的记录。人名前的头衔、学位、排行不算作姓名。

团体作者字段（Group Author）：输入团体作者的姓名，应考虑其各种写法，包括全称和缩写形式；也可利用“group author index”选择并添加到检索框中。

出版物名称字段（Publication Name）：在这个字段中应输入刊名的全称。如果记不全刊名的名称，可以输入刊名的前几个单词和通配符来检索，或者点击该字段右面的链接，进入 Publication Name Index 查阅准确名称，选择并添加到检索输入框中。

出版年字段（Year Published）：应输入论文出版的准确年份或发表论文的时间段。

地址字段（Address）：在该字段中可以输入一个机构、一个城市、一个国家或一个邮编等或它们的组合。该字段所有地址都可以检索。机构名和通用地址通常采用缩写。可以点击该字段右面的“Abbreviations help”链接查找缩写列表。各检索词之间可以使用SAME、AND、OR、NOT算符组配。一条地址相当于一句，若一条地址中包含两个或多个词汇，检索时用SAME运算符。

Web of Science提供检索的其他字段还包括会议（Conference）、语种（Language）、文献类型（Document Type）、基金资助机构（Funding Agency）、授权号（Grant Number）等。

【例1】 检索2015—2022年有关核糖开关调控细菌耐药的研究论文，操作如图6-2-2所示。

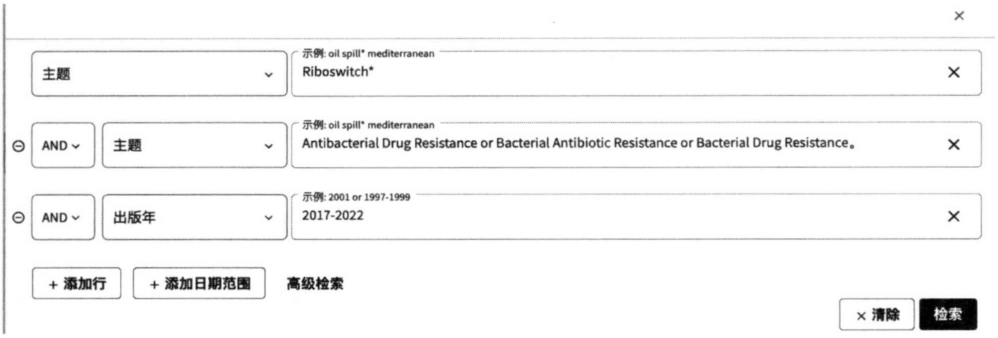

图6-2-2　Web of Science基本检索示例

输入检索项。

主题：Riboswitch＊。

主题：Antibacterial Drug Resistance or Bacterial Antibiotic Resistance or Bacterial Drug Resistance。

出版年：2017—2022。

检索设置：可选择Web of Science核心合集中的子库，如SCI、SSCI、A&HCI、CPCI等。

2. 被引参考文献检索

当只有一篇文章、一个专利号、一本书或者一篇会议论文时，该如何了解该研究领域的最新进展呢？如何了解某位作者发布文献的被引用情况呢？

被引参考文献检索主要用于查找科技文献被引用的情况，是从被引用文献查到引用文献的过程，可用被引著者（Cited Author）、被引文献（Cited Works）和被引文献发表年代（Cited Year）作为检索点进行检索。被引著者检索可输入被引作者的姓名来进行检索，可参看被引作者索引（Cited Author Index）。检索时姓前名后，名用缩写，也可使用逻辑运算符。检索结果显示的为简单记录格式，包括论文被引频次、被引作者及被引期刊、年代、卷、起始页码。如为图书，则只有被引频次、被引作者、被引期刊和出版年代；如为专利，则只有被引频次、被引作者、被引专利号和专利授权国家。点击被引频次隐含链接，可获得所有引用该论文的来源文献。

也可用期刊或图书名称进行检索以及输入专利号核查专利的被引用情况。被检索的期刊或图书书名要求用缩略语，可参考被引著作索引（Cited Work Index）或 ISI 期刊简称一览表。

【例 2】 我们想了解作者贾旭 2013 年在 *Cell* 期刊发表“Riboswitch Control of Aminoglycoside Antibiotic Resistance”研究之后，该领域的最新进展，检索操作如图 6－2－3所示。

选择数据库: Web of Science 核心合集 ˅　引文索引: All ˅

文献　被引参考文献　化学结构

被引作者 ˅　示例: Peterson S*　jia x

AND ˅　被引标题 ˅　示例: bio diesel fuel*　Riboswitch Control of Aminoglycoside Antibiotic Resistance

AND ˅　被引年份 ˅　示例: 2013-2014　2013

+ 添加行　+ 添加日期范围　× 清除　检索

图 6－2－3　Web of Science 被引参考文献检索界面

输入被引作者信息：Jia X。

输入被引标题名称：Riboswitch Control of Aminoglycoside Antibiotic Resistance。

输入被引著作被引年份：2013。

点击“检索”按钮，查找列表，检索结果如图 6－2－4 所示。

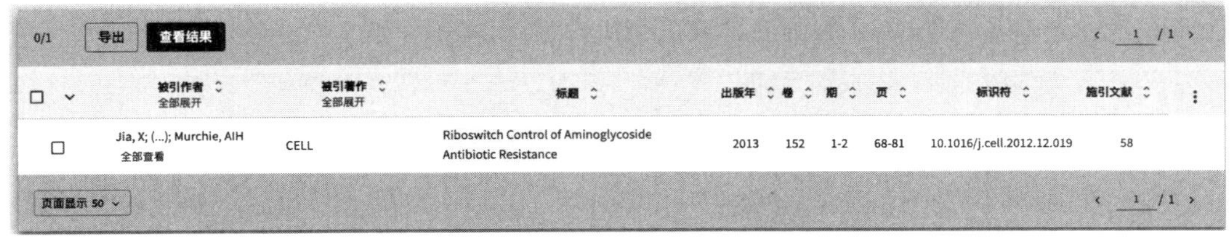

0/1　导出　查看结果　‹ 1 /1 ›

	被引作者 全部展开	被引著作 全部展开	标题	出版年	卷	期	页	标识符	施引文献
☐	Jia, X; (...); Murchie, AIH 全部查看	CELL	Riboswitch Control of Aminoglycoside Antibiotic Resistance	2013	152	1-2	68-81	10.1016/j.cell.2012.12.019	58

页面显示 50 ˅　‹ 1 /1 ›

图 6－2－4　Web of Science 被引参考文献检索结果界面

从检索结果列表中选择并标记需要的文献记录。

选择语种和文献类型。

点击“完成检索”，页面显示的将是所有引用了该研究论文的文章列表，显示结果如图 6－2－5 所示。

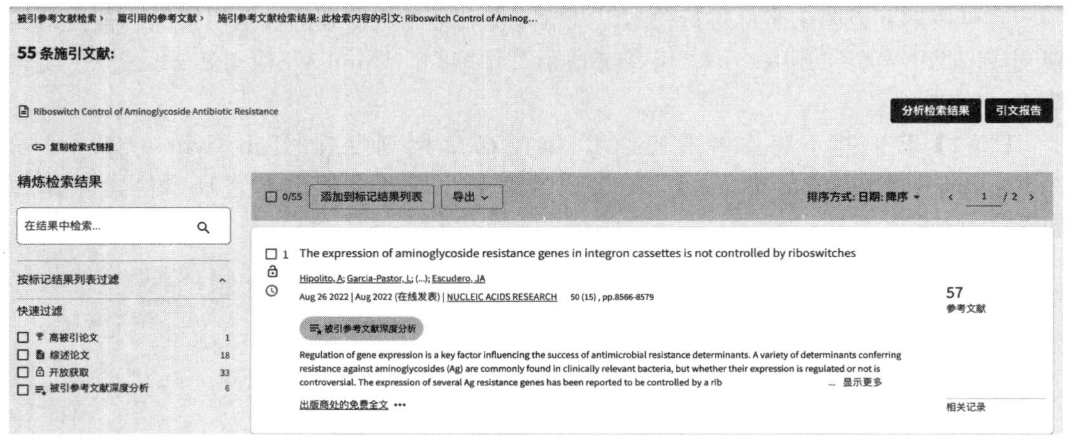

图 6－2－5　Web of Science 单条记录所有引用文献的检索结果列表

进行引文检索，需要了解和注意以下几点：被引著者的输入规则与著者检索的输入相同；被引文献（Cited Work）的检索输入也可以是被引图书书名和被引专利文献的专利号；在屏幕返回的被引文献中若出现 View Record 链接，表示该被引文献在 Web of Science 的来源期刊收录范围内，即能够得到该文献的摘要等详细信息；Web of Science 普通检索中的 Source Title 用刊名全称，引文索引中的 Cited Work 用刊名缩写，如果对刊名的缩写和全称无把握时，可用截词符；被引文献次数是动态性的数据，随着时间的推延，其次数有可能会增加。

对检索结果可以选择限定在某个范围内，也可使用“精炼检索结果”功能；可以通过排序功能来发现某个研究领域中被引用次数最多的重要文献，排序方式选择“被引频次（降序）”。

点击“引文报告”，可以看到该领域文章的引文报告，如图 6－2－6 所示。文章的引用次数可以展现价值，用于了解该研究的最新进展，发现该文章对当今研究的影响；通过追溯过去参考文献，可了解该论文的研究依据和课题起源。

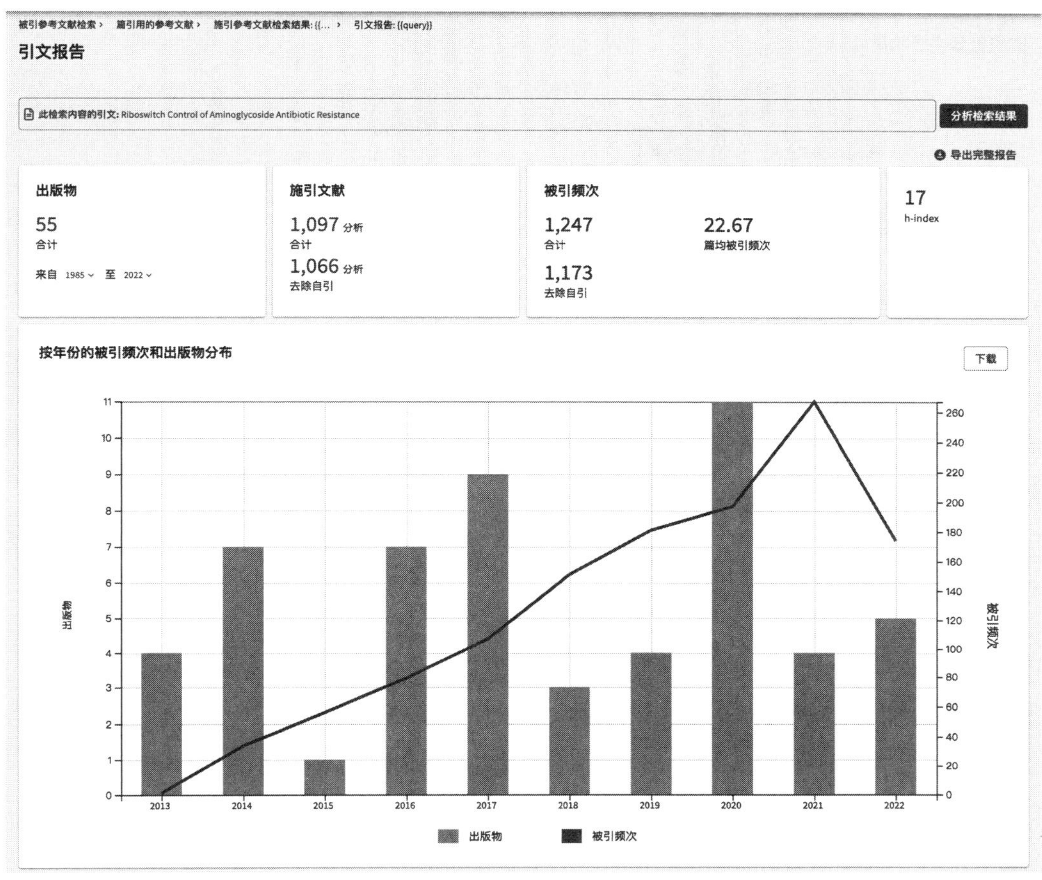

图 6－2－6　Web of Science 引文报告界面

3. 高级检索

高级检索可将多个字段或历次检索步号组配检索。当熟练掌握检索字段代码和检索技术时，可直接在检索输入框中构造检索式；不熟悉时可参照页面右边上方显示的可采用的字段标识符和布尔逻辑算符构造检索式。高级检索界面如图 6－2－7 所示。需要注意的是：输入带有字段的检索词时，应先输入检索字段代码，然后在其后的等号后输入检索词；点击检索界面左侧工具栏中的检索历史符号，打开检索历史显示框，选择不同的检索步号利用“AND”“OR”组配检索；也可以将你的检索历史和策略保存在本地计算机或服务器上，并可创建定题跟踪服务，通过创建引文跟踪服务，可了解今后该论文的被引用情况；通过附加的链接选项直接下载全文（需要相关期刊的访问权限），如图 6－2－8 所示。

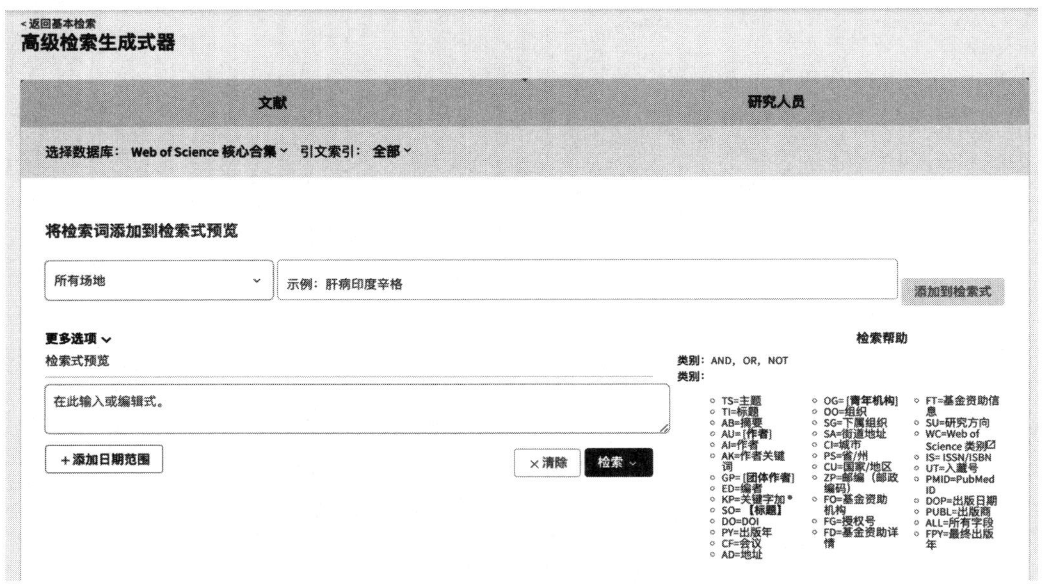

< 返回基本检索
高级检索生成式器
文献
研究人员
选择数据库：Web of Science 核心合集
引文索引：全部
将检索词添加到检索式预览
所有场地
示例：肝病印度辛格
添加到检索式
更多选项
检索式预览
在此输入或编辑式。
+添加日期范围
×清除
检索
检索帮助
类别：AND，OR，NOT
类别：
TS=主题
TI=标题
AB=摘要
AU=[作者]
AI=作者
AK=作者关键词
GP=[团体作者]
ED=编者
KP=关键字加
SO=【标题】
DO=DOI
PY=出版年
CF=会议
AD=地址
OG=[青年机构]
OO=组织
SG=下属组织
SA=街道地址
CI=城市
PS=省/州
CU=国家/地区
ZP=邮编（邮政编码）
FO=基金资助机构
FG=授权号
FD=基金资助详情
FT=基金资助信息
SU=研究方向
WC=Web of Science 类别
IS= ISSN/ISBN
UT=入藏号
PMID=PubMed ID
DOP=出版日期
PUBL=出版商
ALL=所有字段
FPY=最终出版年

图 6-2-7　Web of Science 高级检索界面

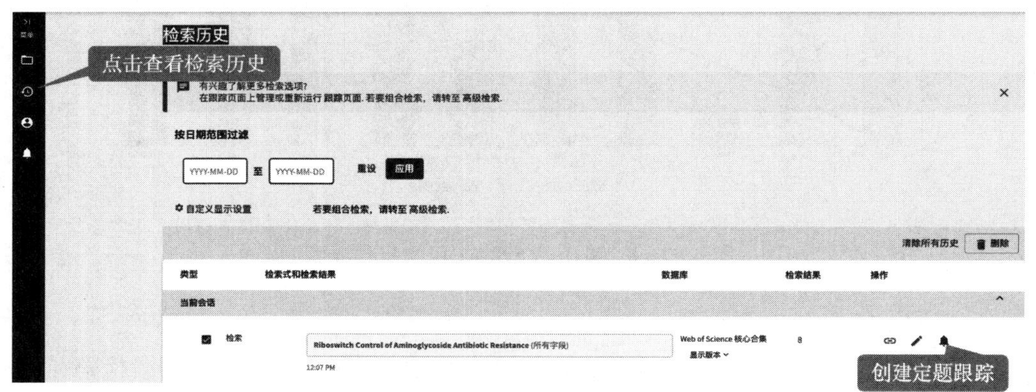

图 6-2-8　Web of Science 检索历史界面

三、检索结果分析

单击单篇文献可以查看结果全记录，如图 6-2-9 所示。

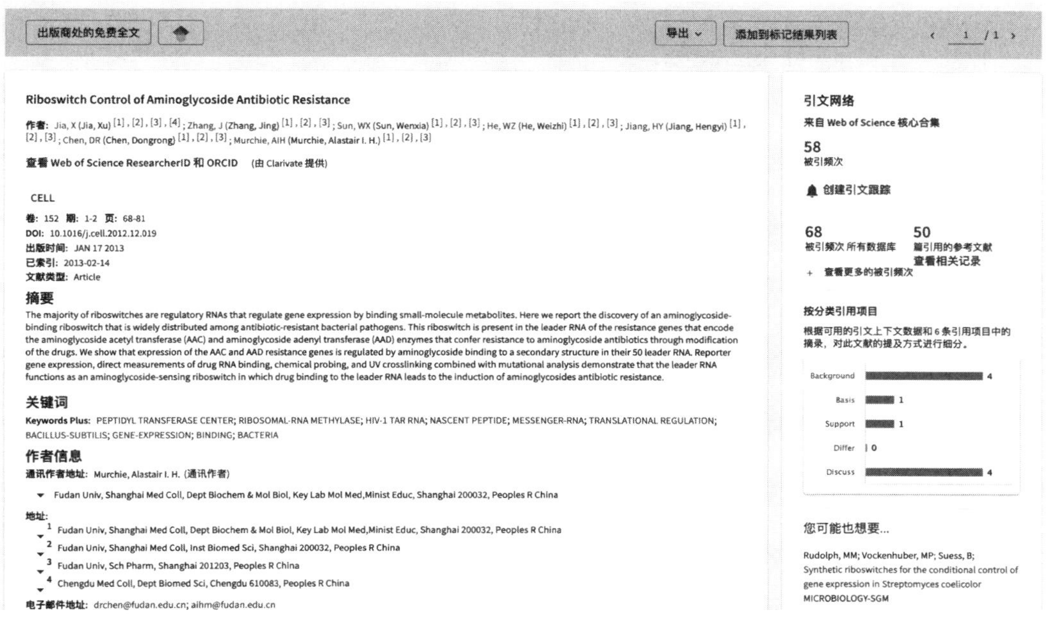

图 6-2-9 Web of Science 结果全记录界面

文章的被引频次可以体现文章价值，用于了解该研究的最新进展，发现该文章对当今研究的影响；通过参考文献追溯过去，可了解该论文的研究依据和课题起源；通过创建引文跟踪服务，可了解今后该论文的被引用情况；通过附加的链接选项直接下载全文（需要相关期刊的访问权限）。

Web of Science 可进行检索结果分析和相关记录分析。检索结果可根据作者、国家区域、文献类型、机构名称、语种、出版年等进行分析，以了解某个研究的核心研究人员、核心研究地区、研究的发展趋势、主要有哪些机构在从事这项研究等。

【例 3】 对 2022 年发表的“myocardial infarction”相关研究的国家/地区进行分析，操作如图 6-2-10 所示。

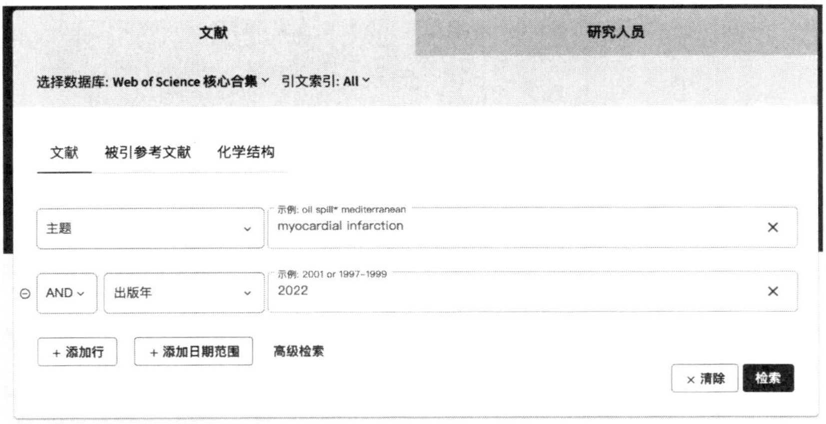

图 6-2-10 输入检索项

输入如下检索项：

主题：myocardial infarction。

出版年：2022。

获取检索结果列表，如图 6-2-11 所示。

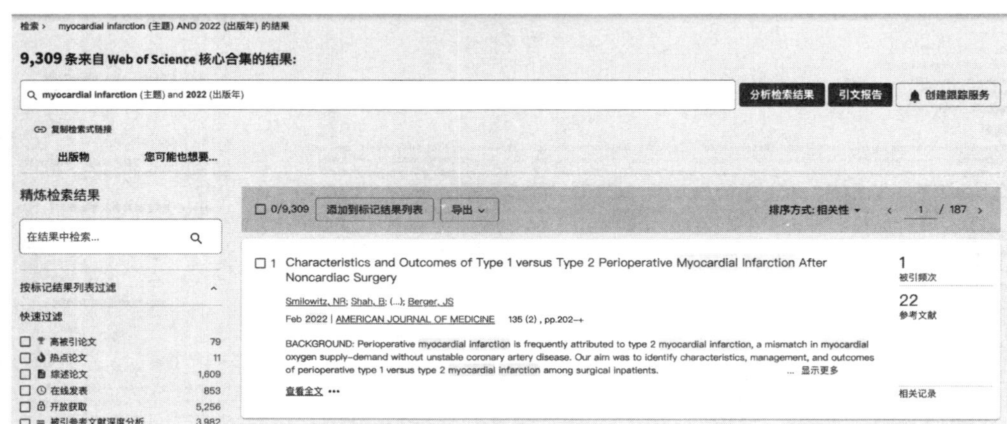

图 6-2-11　检索结果列表

点击“分析检索结果”，选择要分析的 Web of Science 类别、排序方式和可视化显示方式，本例中分析类别为“国家/地区”，排序方式选择“检索结果计数”，可视化选择“树状图”，如图 6-2-12 所示。

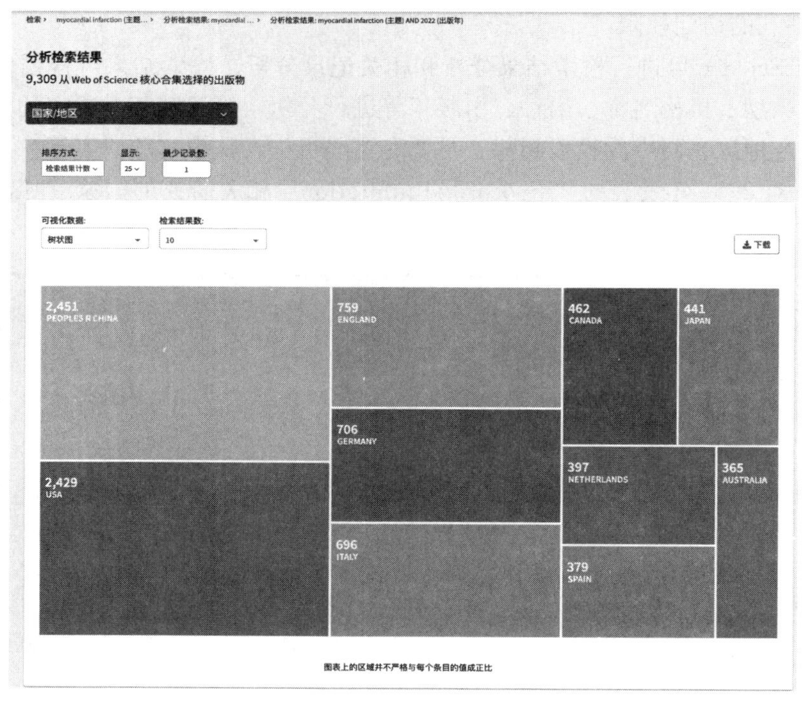

图 6-2-12　检索结果分析：国家/地区

点击“PEOPLES R CHINA”进行国别分析，即可获得该研究领域内中国作者发表的文献列表，如图 6-2-13 所示。

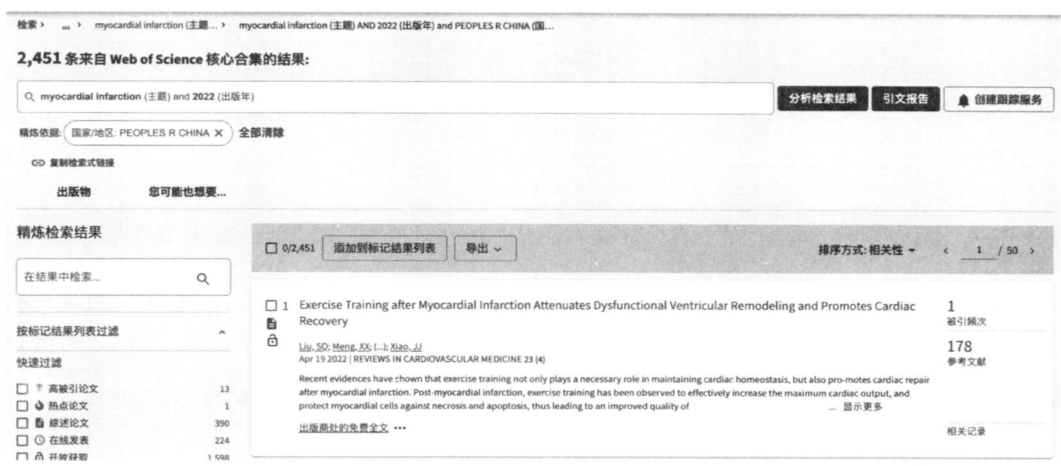

图 6-2-13　检索结果分析：中国作者发表文献列表

进一步点击“分析检索结果”功能，选择分析“所属机构”可以查看国内进行该课题研究的主要机构，如图 6-2-14 所示。

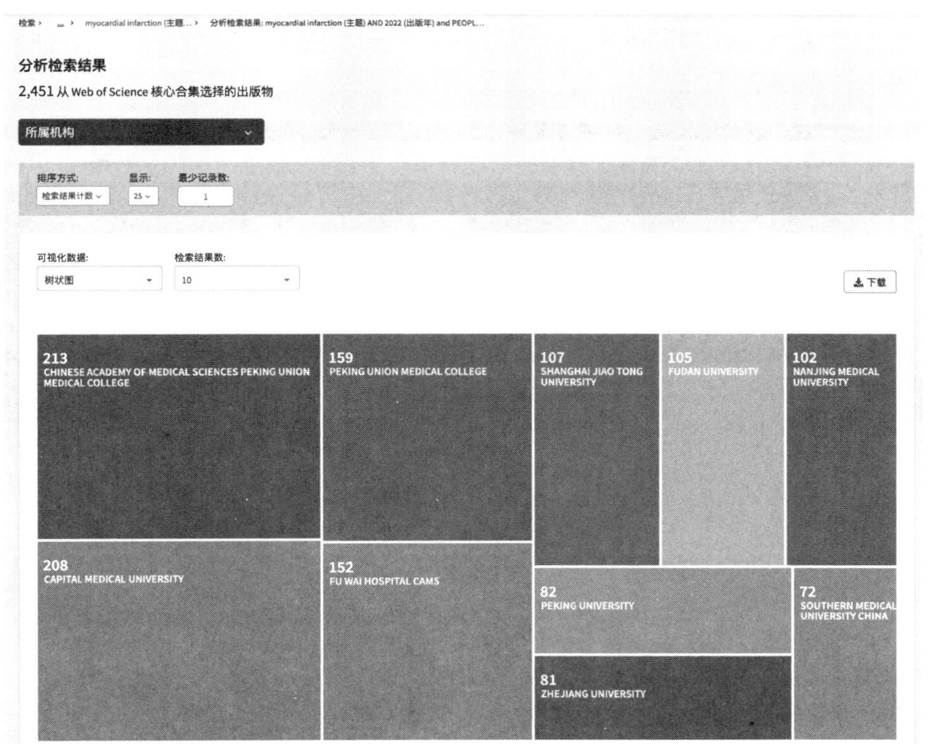

图 6-2-14　检索结果分析：所属机构分析

通过结果分析，可以了解某一特定研究论文的参考文献论文通常发表在什么类型的文献源上，哪些其他机构也在从事相同领域的研究工作，相关科学研究如何跨学科发展和应用等。

第三节　科研评价工具

一、概述

如前所述，引文检索为文献评价和期刊评价等方面提供了客观定量指标，因此在科研评价中起到越来越重要的作用。本节主要以 Web of Science 的评价子库为例进行介绍。

二、期刊引证报告（Journal Citation Reports，JCR）

JCR 是基于引文数据库的统计信息的期刊评价工具（见图 6－3－1）。JCR 目前涵盖了 111 个国家或地区，5228 家出版机构，共计 21428 种期刊，包括自然科学（Science Citation Index Expanded，简称 SCIE）、社会科学（Social Sciences Citation Index，简称 SSCI）、艺术 & 人文学科（Arts&Humanities Citation Index，简称 A&HCI）以及新兴资源引文索引（Emerging Sources Citation Index，简称 ESCI）四大类，涉及 21 个大学科和 254 个小学科。

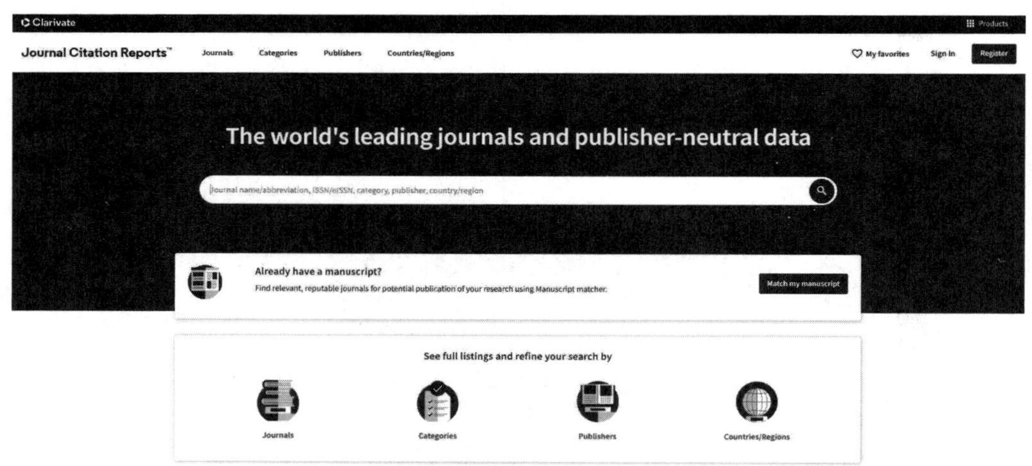

图 6－3－1　JCR 浏览界面

在 JCR 首页，可以通过直接输入期刊名、ISSN 号或 eISSN 号进行查找，也可通过浏览期刊或学科分类找到感兴趣的期刊。

进入 JCR 显示主页可查看期刊的以下信息：期刊全名、ISSN 号、eISSN 号、期刊简称、所属 JCR 学科收录集合、学科分类、办刊国家/地区、期刊语种、创刊时间、期刊所属出版社及其出版信息（见图 6－3－2）。在期刊详细页面还会显示该期刊的即年及历年影响因子、即年及历年 JCR 学科分区（Rank by Journal Impact Factor）以及 5 年影响因子等信息。

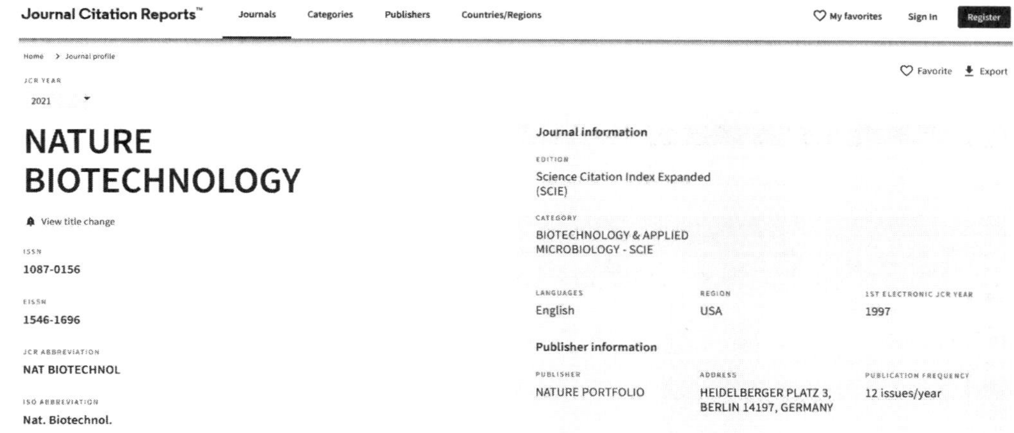

图 6-3-2　JCR 显示主页

三、基本科学指标（Essential Science Indicators，ESI）

ESI 是一个基于 Web of Science 核心合集数据库的深度分析型研究工具。ESI 可以确定在某个研究领域有影响力的国家、机构、论文和出版物以及研究前沿。基于期刊论文发表数量和引文数据，ESI 提供对 22 个学科研究领域中的国家、机构和期刊的科研绩效统计、科研实力排名等信息；同时 ESI 也对高水平论文（包括高被引论文和热点论文）进行标记，并定期更新、发布各评价指标的阈值数据（见图 6-3-3）。

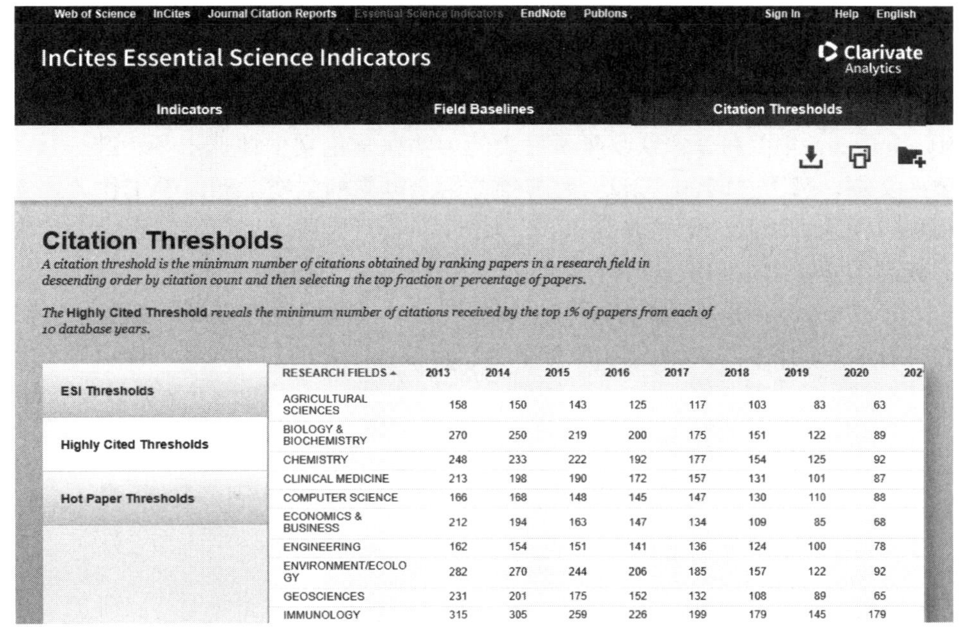

RESEARCH FIELDS ▲	2013	2014	2015	2016	2017	2018	2019	2020	202
AGRICULTURAL SCIENCES	158	150	143	125	117	103	83	63	
BIOLOGY & BIOCHEMISTRY	270	250	219	200	175	151	122	89	
CHEMISTRY	248	233	222	192	177	154	125	92	
CLINICAL MEDICINE	213	198	190	172	157	131	101	87	
COMPUTER SCIENCE	166	168	148	145	147	130	110	88	
ECONOMICS & BUSINESS	212	194	163	147	134	109	85	68	
ENGINEERING	162	154	151	141	136	124	100	78	
ENVIRONMENT/ECOLOGY	282	270	244	206	185	157	122	92	
GEOSCIENCES	231	201	175	152	132	108	89	65	
IMMUNOLOGY	315	305	259	226	199	179	145	179	

图 6-3-3　ESI 显示界面

四、InCites

InCites 集中 Web of Science 所有核心合集中的索引数据库中 30 多年客观、权威的数据，拥有多元化的指标和丰富的可视化效果，可为科研管理人员高效制定学科建设策略提供辅助信息（见图 6-3-4）。

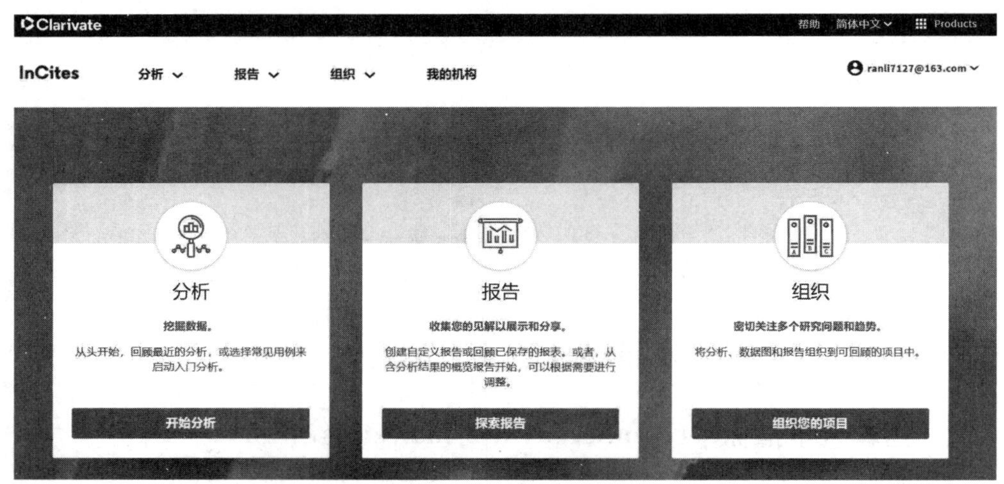
Clarivate
帮助
简体中文
Products
InCites
分析
报告
组织
我的机构
ranli7127@163.com
分析
挖掘数据。
从头开始，回顾最近的分析，或选择常见用例来启动入门分析。
开始分析
报告
收集您的见解以展示和分享。
创建自定义报告或回顾已保存的报表。或者，从含分析结果的概览报告开始，可以根据需要进行调整。
探索报告
组织
密切关注多个研究问题和趋势。
将分析、数据图和报告组织到可回顾的项目中。
组织您的项目

图 6-3-4　InCites 显示界面

五、其他学术评价系统

1. Faculty Opinions

Faculty Opinions 的前身为 F1000Prime，于 2020 年 4 月改名，是国际生物医学和临床医学领域重要的学术论文评估机构，其评估团队由来自全球 8000 多名本领域的顶尖科学家组成，学科覆盖生物学与临床医学中的 44 个领域，涉及近 3000 多种期刊。Faculty Opinions 中的科学家从每年所发表的生物医学论文中评选出一小部分（<2‰）最重要的文章，赋予“F1000”论文称号推荐给全世界的生物学和医学工作者，并对论文逐篇加以评论。研究论文能被 Faculty Opinions 点评与收录，在一定程度上代表着该论文有较高的学术水平和重要的科学价值。

Faculty Opinions 是唯一一个根据生物学和医学领域的全球领导者意见来评级和评估，并推荐最好的科研文献的在线服务平台。目前该平台的初级检索界面对外免费开放（见图 6-3-5）。

访问链接：https://facultyopinions.com/。

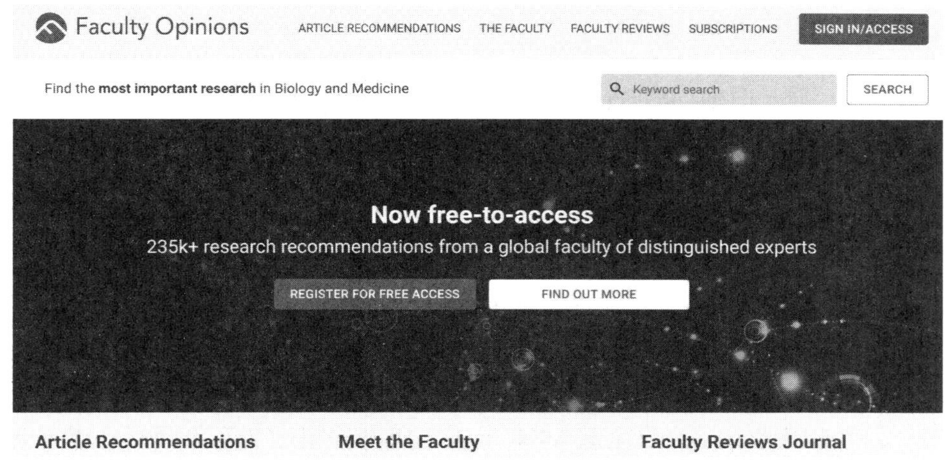

图 6-3-5　Faculty Opinions 显示界面

2. Altmetric

Altmetric 是一种基于社会评价和互联网分析技术的、利用各类在线学术交流数据开展影响力评价的方法，并用于对文献的流传情况进行评估，包括同行评议、维基百科（Wikipedia）和公共政策文件的引用、研究博客上的讨论、主流媒体报道、Mendeley 等参考管理者的书签统计，以及 Twitter 等社交网络上对某文献的提及频次等。与传统的基于引文的评价指标相比，Altmetric 有其独特优势：①文献被引/被提及的频次可获得更快的显示；②文献被引/被提及的评价来源更广泛；③对学术资源的评价不再局限于期刊文献和图书。因此，Altmetric 已被很多机构纳入研究人员的网站、机构知识库、期刊网站等，作为传统评估指标的重要补充（见图 6-3-6）。

访问链接：https://www.altmetric.com/。

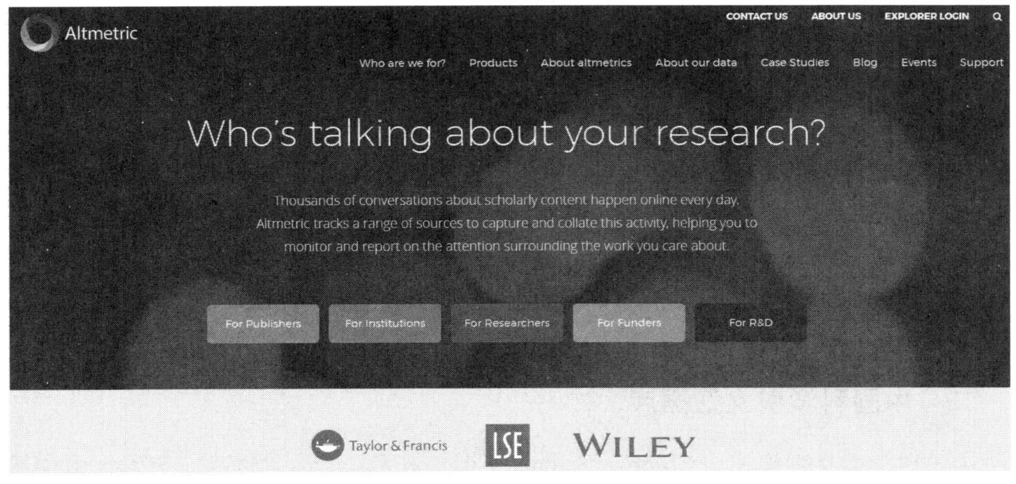

图 6-3-6　Altmetric 显示界面

第四节　其他引文检索平台

一、Scopus

Scopus是Elsevier公司于2004年推出的多学科文摘索引型数据库，是现今规模最大的科研文摘和引文数据库。该数据库集信息检索、网页搜索、引文分析、资源整合及分析功能于一体，是为科研人员提供一站式获取科技文献的平台。

Scopus数据库收录了来自全球5000余家出版机构超过2万份同行评审书刊5000万条摘要（包括了1200种开放存取期刊）、750余种会议录、600余种商业出版物以及超过500余种的丛书或系列图书，提供自1847年以来的超过3000余万篇文摘以及自1996年以后的所有文后参考文献信息。此外，Scopus的检索结果全面集成了科研网络信息，包括超过4.3亿个学术网页，来自5个专利组织的2000余万条专利信息。Scopus内容涵盖数学、物理、化学、工程学、生命科学以及医学、农业及环境科学、社会科学、心理学、经济学等27个学科领域，涵盖2.19万种期刊，其中同行评议期刊超过2万种。

Scopus提供文献检索、作者检索、归属机构和高级检索等检索方式及多种检索结果精炼模式，可以同时检索网络和专利信息。数据库还提供标准的全文链接。基于用户定购期刊列表定制全文链接。这两种方式都可以通过Scopus管理工具（Admin Tool）来设置。Scopus还提供“View of Web”链接，让用户可以从参考文献页面直接获取网络上的全文资源。

自1996年以来的2.8亿条参考文献都可以通过简单直观的方式进行评估，进而发现某一领域的研究热点和发展趋势，以寻找新的研究突破。

作者身份识别系统（Author Identifier）可以帮助用户排除容易混淆的作者和确定唯一作者。Scopus为2000多万名作者分配了独有的唯一识别号，并可以识别出某一位作者最近150位同著者。将作者身份识别与引文追踪结合运用，可以方便地对特定文献的影响、作者的影响和特定期刊的影响进行分析。

Scopus文摘页面的化学式和反应式直接链接到Crossfire Beilstein，也支持将检索结果直接输出到文献数据管理软件Refworks及从Refworks链接回Scopus。

访问链接：http://www.scopus.com/。

二、中国科学引文数据库

中国科学引文数据库（Chinese Science Citation Database，简称CSCD）由中国科学院国家科学图书馆于1989年创建，是我国第一个引文数据库，其编辑政策与Web of Science的编辑理念相似，遵循多学科性和完整性，主要收录我国数学、物理、化学、天文学、地学、生物学、农林科学、医药卫生、工程技术、环境科学和管理科学等领域出版的中英文科技核心期刊和优秀期刊。

中国科学引文数据库分为核心库和扩展库，数据库的来源期刊每两年评选一次。核心库的来源期刊经过严格的评选，是各学科领域中具有权威性和代表性的核心期刊。扩展库的来源期刊经过大范围的遴选，是我国各学科领域优秀的期刊。

中国科学引文数据库内容丰富、结构科学、数据准确。系统除具备一般的检索功能外，还提供新型的索引关系——引文索引。使用该功能，用户可迅速从数百万条引文中查询到某篇科技文献被引用的详细情况，还可以从一篇早期的重要文献或著者姓名入手，检索到一批近期发表的相关文献，对交叉学科和新学科的发展研究具有十分重要的参考价值。中国科学引文数据库还提供了数据链接机制，支持用户获取全文。

中国科学引文数据库具有建库历史悠久、专业性强、数据准确规范、检索方式多样、完整、方便等特点，自提供使用以来，深受用户好评，被誉为“中国的 SCI”。中国科学文献计量评价研究中心还依据 CSCD 定期作出中国学术期刊来源期刊的分析报告、中国科技期刊引用报告、科技论文统计分析报告、科学基金论文统计分析报告等。

2007 年，中国科学引文数据库与美国 Thomson Scientific 合作。目前 CSCD 以 Web of Science 为平台，实现与 Web of Science 核心集合的跨库检索，成为该平台上第一个非英文语种的数据库。

Web of Science 平台以中英文双语对照的方式显示 CSCD 的内容，其中大多数论文题录信息（题名、作者和来源出版物）都是以中英文双语的形式提供的；40%的论文包含英文摘要；超过 60%的参考文献是英文的；用户可以在检索 CSCD 的同时，利用 Web of Science 平台上的跨库检索功能。

此外在 Web of Science 平台中，CSCD 数据库中论文的被引频次能够很好地与 Web of Science 的被引频次进行整合，从而能够同时反映国外学术成果在中国的影响力和中国学术成果在全世界的影响力。

三、中文社会科学引文索引

中文社会科学引文索引（Chinese Social Sciences Citation Index，简称 CSSCI）是由南京大学中国社会科学研究评价中心开发研制的引文数据库，用来检索中文社会科学领域的论文收录和文献被引用情况。CSSCI 收录包括法学、管理学、经济学、历史学、政治学等在内的 25 大类的 500 多种学术期刊。

目前，利用 CSSCI 可以检索到所有 CSSCI 来源刊的收录（来源文献）和被引情况。来源文献检索提供多个检索入口，包括篇名、作者、作者所在地区机构、刊名、关键词、文献分类号、学科类别、学位类别、基金类别及项目、期刊年代卷期等。被引文献的检索提供的检索入口包括被引文献、作者、篇名、刊名、出版年代、被引文献细节等。其中，多个检索口可以按需进行优化检索：精确检索、模糊检索、逻辑检索、二次检索等。

在 CSSCI 还可以通过统计分析子系统得到作者发文情况统计，机构发文情况统计，地区发文情况统计，发文的学科分布统计，图书、期刊的被引统计，出版社被引统计，作者被引统计，论文被引统计等。每一种统计均可按学科分别进行。由此可定量评价社会科学研究机构、高校、地区、作者个人的科研生产能力、学术成果、学术影响。

同时，CSSCI还可以提供期刊的多种定量数据：期刊论文录用量，期刊论文及期刊被引频次，期刊影响因子，期刊论文作者的地域分布、学科分布，期刊引文的年代分布及半衰期，期刊引文的学科分布，期刊论文被引用的年代分布及半衰期。由期刊的多种定量指标可得相应的统计排序，由此可评价期刊的学术影响和地位。

四、中国科技论文与引文分析数据库

中国科技论文与引文分析数据库（CSTPC）是中国科技信息研究所信息分析研究中心与万方数据公司在历年开展科技论文统计分析工作的基础上共同开发的一个具有特殊功能的数据库，该数据库分为论文统计和引文分析两大部分。

CSTPC的数据来源于我国1989年以来出版的1200多种科技类核心期刊，以及国家科技部年度发布的科技论文与引文的统计结果，收有论文122多万篇，引文132万次，并在此基础上每年不断增加，学科范围覆盖了数学、物理、化学、生物、医学等各个领域。

CSTPC的特点是“途径齐全”。CSTPC收录的科技论文数量较大，且有9个引文检索点，在检索途径上能满足不同用户的引文检索要求。它集文献检索、引文与论文统计分析于一体，有助于科技人员查找重要科技论文及有关参考文献；对帮助各级科技管理部门和各科研机构、高等院校掌握全国和各单位及部门科技论文发表情况，了解历年来我国科技论文统计分析与排序结果，开展科技论文引文分析，也有很大益处。但CSTPC作为一个不断发展中的数据库，也有一些不足之处，如数据更新较慢，著者及被引著者只收有第一作者，无法查找其他合著者的文献，检索字段中没有关键词、主题词字段，无法从主题途径入手检索文献。相信随着时间的推移，CSTPC会日趋完善，成为科研人员和管理人员的好帮手。

五、中国引文数据库

中国引文数据库（Chinese Citation Database，简称CCD）由清华同方公司创建，主要涵盖中国学术期刊电子杂志社出版的1979年至今的科技类期刊文献的参考文献，包括中文参考文献和外文参考文献，可查询多种科技文献，包括图书、期刊、学位论文、会议论文、报纸、专利、标准、年鉴等被引用的详细情况。

CCD可进行快速检索和高级检索，提供源文献检索和引文检索；提供多种途径数据统计，包括作者统计、机构统计、期刊统计、专题统计、基金统计和出版者统计，并为检索结果提供分析及分析报告打印。

以作者统计为例，通过一系列指标，为用户提供全面而翔实的特定作者文献被引信息，作者对象可实现的统计指标包括：

发文量：统计作者每年的发文情况，并用柱状图显示出来。

各年被引量：统计作者的各年被引量，并用柱状图显示。

下载量：统计作者发表文献每年被下载的次数，并用柱状图显示。

H指数：H指数是从引证关系上评价学术实力的指标，作者的H指数是指该作者至多有 h 篇论文分别被引用了至少 h 次。本统计项提供 H 指数值及 H 指数名次。

期刊分布统计：统计作者的文献发表在哪些期刊上，并按发表的文献篇数进行降序排序。

作者被引排名：统计当前作者被其他作者引用的频次，并按照引用频次进行排序显示。

作者关键词排名：记录作者全部文献各关键词出现的频次。为用户提供关键词列表，可反映个人作者的研究趋势。

CCD 收集期刊种类多，信息量大，覆盖面广，学科门类齐全，具有“广而全”的特点，能满足不同专业用户的检索需要；同时还可以迅速从数百万条引文中查询到某篇科技文献被引用的详细情况，从一篇早期的重要文献或著者姓名入手，检索到一批近期发表的相关文献，对交叉学科和新学科的发展研究具有十分重要的参考价值。

六、开放引文数据库

1. Semantic Scholar

Semantic Scholar 是免费学术搜索引擎，它的检索结果来源于学术机构的文献、期刊或学术会议资料，能检索 PubMed、Nature 和 Arxiv 等机构的 4000 多万篇文献。可以多角度地筛选内容，包括论文的影响力、媒体报道（Twitter 数据）、作者等。

Semantic Scholar 对论文参考文献进行分类，辨别一篇论文的参考文献是否具有价值，能快速锁定高影响力文献以及与背景、方法、结果等相关的文献，提炼关键词或短语、文献图表。

使用关键词搜索时，除了大量相关文献外，网站还会给出相关研究主题；对于所搜索的主题或关键词，网站会使用 AI 技术提取该领域的重要文献（评论文章或高被引论文等）；在作者页面，可查看相关作者的科研影响力，并列出此作者的重要论文，同时推荐其他相关作者，形象地展现出对此作者影响较大的作者，以及受此作者影响较大的作者。网站也能利用 AI 技术挑选出文献的关键词，并提取文献图表，呈现在检索页面，帮助用户快速确定研究主题等重要内容。

访问链接：https://www.semanticscholar.org/。

2. Dimensions

Springer Nature 出版社旗下的 Dimensions 包含文献数据 1.24 亿条、数据集合 1107.80 万条、基金数据 611.59 万条、专利数据 1.42 亿条、临床试验数据 68.17 万条、政策文本 74.31 万条，数据实时更新。Dimensions 通过对一系列科研信息大数据（包括科研基金、数据集、文献、临床试验、专利以及政策文档）的挖掘并建立关联关系，打破了不同类型文献之间的信息壁垒，帮助科研人员从研究主题、合作网络等维度梳理科研发展脉络。Dimensions 提供基金、文献、数据集、专利、临床试验和政策文档等科研信息以及各资源之间的关联关系的访问；在文献层面，利用增强型元数据，实现文章层级的学科分类，支持国家、城市、机构以及个人维度的科研产出分析；可帮助科研人员追踪文献的开放获取状态、出版商信息等，支持机构进行出版管理；提供非学术引用指标 Altmetric，为科研影响力的评价工作提供了非常独特和有价值的维度。

访问链接：https://app.dimensions.ai/。

参考文献

[1] Clarivate. Web of Science[EB/OL]. [2022-07-03]. https://www.webofscience.com/wos/woscc/basic-search.

[2] 中国科学院文献情报中心. 中国科学引文数据(CSCD)[EB/OL]. [2022-07-08]. http://sciencechina.cn/search _ sou.jsp.

[3] 国家科技图书文献中心. 国际科学引文数据库[EB/OL]. [2022-07-11]. http://disc.nstl.gov.cn/disc/view/m01/A0100.xhtml.

[4] 中国知网. 中国引文数据库[EB/OL]. [2022-07-14]. http://ref.cnki.net/ref.

[5] 南京大学中国社会科学研究评价中心. 中文社会科学引文索引[EB/OL]. [2022-07-14]. http://cssci.nju.edu.cn/.

[6] Faculty Opinions Ltd. About Faculty Opinions: Who We Are[EB/OL]. [2022-10-01]. https://facultyopinions.com/about.

[7] Altmetric. What are Altmetrics? [EB/OL]. [2022-10-01]. https://www.altmetric.com/about-altmetrics/what-are-altmetrics/.

第七章　专类文献检索

第一节　专利文献

一、概述

1．专利

（1）概念。

专利是专利权的简称，是指国家专利主管机关以法律形式授予专利申请人在规定时间内对其发明创造享有的他人不准任意制造、使用或销售其专利产品或使用其专利方法的权利。专利是知识产权的一种，具备以下特征：

①专有性。

专有性又称独占性、排他性、垄断性，指专利权人对其发明创造所享有的独占权，他人不经专利权人的许可不能使用。

②地域性。

地域性是指在一个国家已取得的专利权，只能在该国范围内得到有效保护，对其他国家没有任何约束力，其他国家对其专利权不承担保护的义务，但是共同参加国际专利公约和协议的除外。

③时间性。

时间性指专利权人对其发明创造依法享有的独占性，在法律规定的时间范围内有效。期限届满，专利权自行终止，该发明创造进入共有领域，任何人均可无偿使用。《中华人民共和国专利法》第四十二条规定："发明专利权的期限为二十年，实用新型专利权的期限为十年，外观设计专利权的期限为十五年，均自申请日起计算。"

（2）类别。

专利的种类各国有所不同，我国专利可分为发明专利、实用新型专利和外观设计专利。

①发明专利。

《中华人民共和国专利法》第二条规定："发明，是指对产品、方法或者其改进所提出的新的技术方案。"发明是一项技术方案，指发明人利用自然规律为了解决某一个技术问题而提出的切实可行的解决方案。

②实用新型专利。

《中华人民共和国专利法》第二条规定："实用新型，是指对产品的形状、构造或者其结合所提出的适用于实用的新的技术方案。"实用新型专利与发明专利的不同之处在于：其一，实用新型专利只限于具有一定形状的产品，没有固定形状的产品不能申请实用新型专利，方法的发明也不属于实用新型的范围；第二，对实用新型的创造性要求不太高，而实用性要强。

③外观设计专利。

《中华人民共和国专利法》第二条规定："外观设计，是指对产品的整体或者局部的形状、图案或者其结合以及色彩与形状、图案的结合所作出的富有美感并适于工业应用的新设计。"外观设计专利的保护对象是产品的装饰或艺术性外表的设计。这种设计可以是平面图案，也可以是立体造型，或者是两者的结合。

实用新型专利和外观设计专利都涉及产品的形状，两者的区别在于实用新型专利主要涉及产品的功能，而外观设计专利主要考虑产品的外观。

（3）专利授权可能性。

在生物医药领域，以有生命的人体或动物体为直接实施对象的疾病诊断和治疗方法是非常常见的，因此应该判断专利申请主题是否属于不予授权的客体。《中华人民共和国专利法》第五条、第二十五条规定了不予授予专利权的客体以及是否属于专利法意义上的产品和方法。

《中华人民共和国专利法》第五条规定："对违反法律、社会公德或者妨害公共利益的发明创造，不授予专利权。""对违反法律、行政法规的规定获取或者利用遗传资源，并依赖该遗传资源完成的发明创造，不授予专利权。"例如，医药领域主要涉及人胚胎、人胚胎干细胞等及其制备方法的都不属于授予专利权的方法。

《中华人民共和国专利法》第二十五条第一款规定："对以下各项，不授予专利权：（一）科学发现；（二）智力活动的规则和方法；（三）疾病的诊断和治疗方法；（四）动物和植物品种；（五）原子核变换方法以及用原子核变换方法获得的物质；（六）对平面印刷品的图案、色彩或者二者的结合做出的主要起标识作业的设计。"

（4）授予专利权的条件。

每一项发明要成为专利，必须具备以下"三性"：

①新颖性。

各国对新颖性要求各有不同，我国是指申请专利的发明者申请之前，未在世界范围内被公开发表和在本国未被公众所知所用。

②创造性。

创造性指同申请日以前已有的技术相比，该发明有突出的实质性特点和显著的进步，或者该实用新型有实质性特点和进步。

③实用性。

实用性一般指发明能制造或使用，并能产生积极的效果。

（5）其他专利概念。

①同族专利。

同族专利指具有共同优先权的由不同国家或国际专利组织多次申请、多次公布或批准的内容相同或基本相同的一组专利。由至少一个共同优先权联系的一组专利，称一个专利族，在同一专利族中每件专利文献被称作专利族成员，同一专利族中每件专利互为同族专利。在同一专利族中最先优先权的专利称基本专利。

②失效专利。

下列三种情况之一的为失效专利：①超过专利法保护期限；②专利权人以书面声明放弃其专利权；③未按规定缴纳年费。失效专利的技术可以无偿使用，是促进科技创新、开发新产品的宝贵资源。

2. 专利文献

（1）概念。

专利文献是指记录有关发明创造的文献，是实行专利制度国家、地区及国际专利组织在审批专利过程中产生的官方文件及其出版物的总称。它有狭义和广义之分：狭义的专利文献是指专利说明书，广义的专利文献包括专利公报、专利文献、专利索引、专利分类表和专利书刊报纸等。其中专利说明书是专利文献的核心部分，是申请人向政府递交的说明其发明创造的书面文件，上面记载着发明的实质性内容及付诸实施的具体方案，并提出专利权范围。专利文献报道的发明内容具体、可靠，附图详细，对制定设计方案和技术路线，解决具体技术问题有很大的参考价值，是检索专利文献的重要情报源。

专利文献每年报道了全世界大约 95%的新技术，由于其技术新颖、报道翔实，已经成为一种重要的科技情报来源，在各个科学领域中得到广泛应用，成为科研开发过程中必不可少的检索工具。

（2）分类。

专利文献分类是管理和使用专利文献的基础。一般采用《国际专利分类法》（International Patent Classification，简称 IPC）对发明专利和实用新型专利进行分类，采用《国际外观设计分类表》（International Classification For Industrial Designs）对外观设计专利进行分类。本节主要介绍 IPC。

IPC 是根据 1971 年签订的《国际专利分类斯特拉斯堡协定》编制的一种国际通用的专利文献分类法，目前由世界知识产权组织（World Intellectual Property Organization，简称 WIPO）管理，每 5 年修订一次。

IPC 把整个技术领域按部（Section）、大类（Class）、小类（Subclass）、大组（Group）、小组（Subgroup）5 级进行分类。

部：它是分类系统的一级类目，共分为 8 个部，用大写英文字母 A～H 表示，组成部的类号。

大类：每一个部分成若干大类。大类的类号由部的类号及在其后加上两位阿拉伯数字组成，如 A01、B02、C06 等。

小类：每个大类包括一个或若干小类。小类的类号由大类号加上一个大写英文字母组成，如 A61B 诊断；外科；鉴定（分析生物材料入 G01N，如 G01N33/48）。

组：每一个小类细分成许多组，包括大组和小组。每个组（大组或小组）的类号由在小类类号后加上用“/”分开的两部分数字组成。大组的类号由小类类号加上一个1～3位阿拉伯数字及“/00”组成，如A61B1/00用目视或照相检查人体的腔或管的仪器，例如内镜。小组：每一个小组的类号由小类类号加上1～3位阿拉伯数字后加上一个“/”符号，再加上一个除“00”以外的至少两位的数组成，如A61B 1/005可弯曲的内镜。

二、专利文献检索

随着我国科技的发展和专利制度的逐步建立，科技人员的知识产权意识进一步增强，中文专利文献检索工具体系及相关数据库趋于完善。相关的专利数据库越来越受到专业人员的青睐。

1. 国家知识产权局网站

国家知识产权局是国务院主管专利工作和统筹协调涉外知识产权事宜的直属机构，其网站是国家知识产权局建立的政府性官方网站。该系统收录了我国自1985年9月10日以来已公布的全部专利信息，包括著录项目、摘要、各种说明书全文及外观设计图形；同时提供与专利相关的多种信息服务，包括专利申请、专利审查、近期专利公报、年报，专利证书发文信息、法律状态、收费信息的查询等。其中专利检索是该系统的核心服务之一，用户可进行查新检索、侵权检索、产品出口前检索等业务操作，为了提升检索效率，还可以通过多种检索辅助工具构建检索式、完善检索思路；可以通过多种浏览辅助工具快速定位专利的核心技术，挖掘技术背后的信息。

（1）常规检索。

在网站首页中，可以通过点击政务服务下专栏中的“专利检索”图标进入专利检索及分析服务系统页面，系统默认显示“常规检索”界面，右上角为用户提供中文、英文、法语、德语等9种检索语言，可根据检索需求使用相应的功能服务（见图7－1－1）。

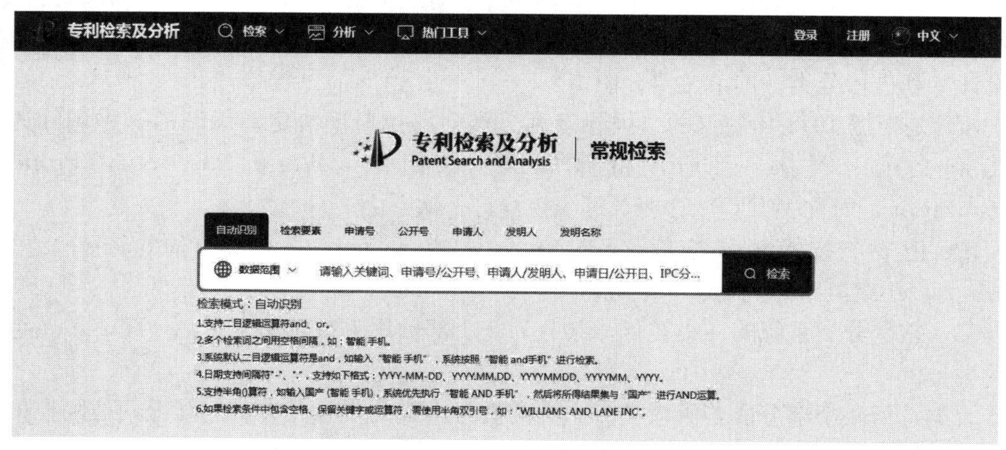

图7－1－1　国家知识产权局常规检索界面

①检索方法。

常规检索主要提供方便、快捷的检索模式，可以快速定位检索对象（如一篇专利文献或一个专利申请人等），方便于检索目的十分明确或初次接触专利检索者，可以常规检索作为检索入口进行检索。

常规检索提供了基础、智能的检索入口，主要包括自动识别、检索要素、申请号、公开（公告）号、申请（专利权）人、发明人及发明名称等7个“检索项目”的选择和一个检索信息的输入框。系统默认为自动识别模式，每次只能进行一个字段的检索。

②检索举例。

常规检索支持的各类检索字段除了检索含义不同，其操作方式基本相同，下面以自动识别检索、检索要素字段检索为例具体介绍功能应用。

自动识别检索：在“常规检索”界面中，数据库默认为自动识别检索模式，在“检索式编辑区域”输入检索式后点击“检索”执行检索操作，可显示检索结果页面（见图7－1－2）。在检索结果页面的上方可对检索结果的专利类型、有效专利、申请日、公开日和授权日进行筛选；左侧是检索结果的统计区，可以从申请人、发明人、代理人、IPC分类号等方面查看检索统计结果；可以利用辅助工具设置检索结果的显示信息和方式。另外，在检索结果“筛选”下方可对检索结果进行“批量收藏”“加入分析库”“建立跟踪”“打印”等操作。

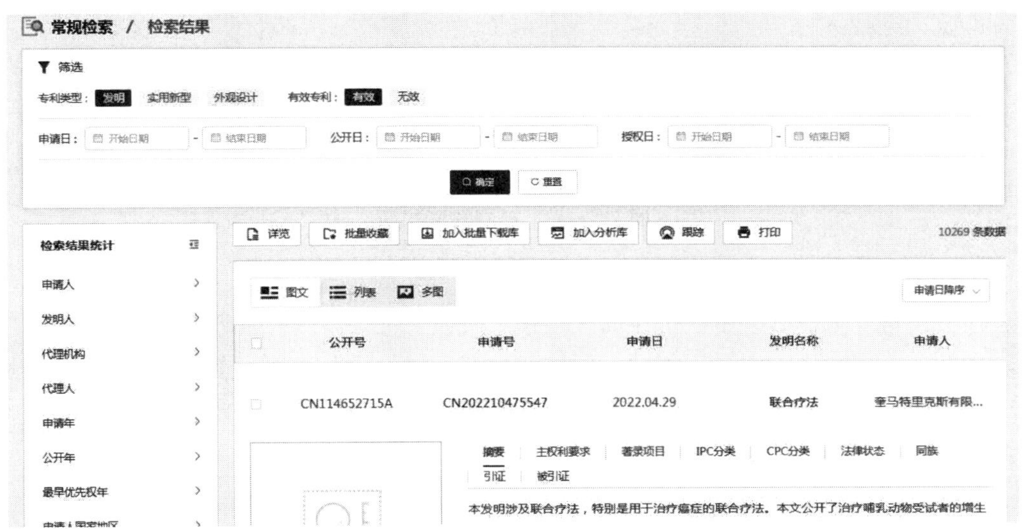

图7－1－2　常规检索结果界面

检索式编辑区会记录下用户的每一次检索历史，通过查看“个人中心”中的“检索历史”，可以在后续进行较为复杂的检索式组配检索。

（2）高级检索。

高级检索主要根据收录数据范围提供丰富的检索入口及智能辅助的检索功能。可根据自身的检索需求，在相应的检索表格项中输入相关的检索要素，并确定这些检索项目之间的逻辑运算，编写检索式进行检索。如需获得更加全面的专利信息，或对技术关键词掌握不够全面，可利用系统提供的“智能扩展”功能辅助扩展检索要素信息。为了保证检索的全面性并充分体现数据的特点，系统根据专利数据的不同范围，提供了不同的检索表格项（见图 7－1－3）。

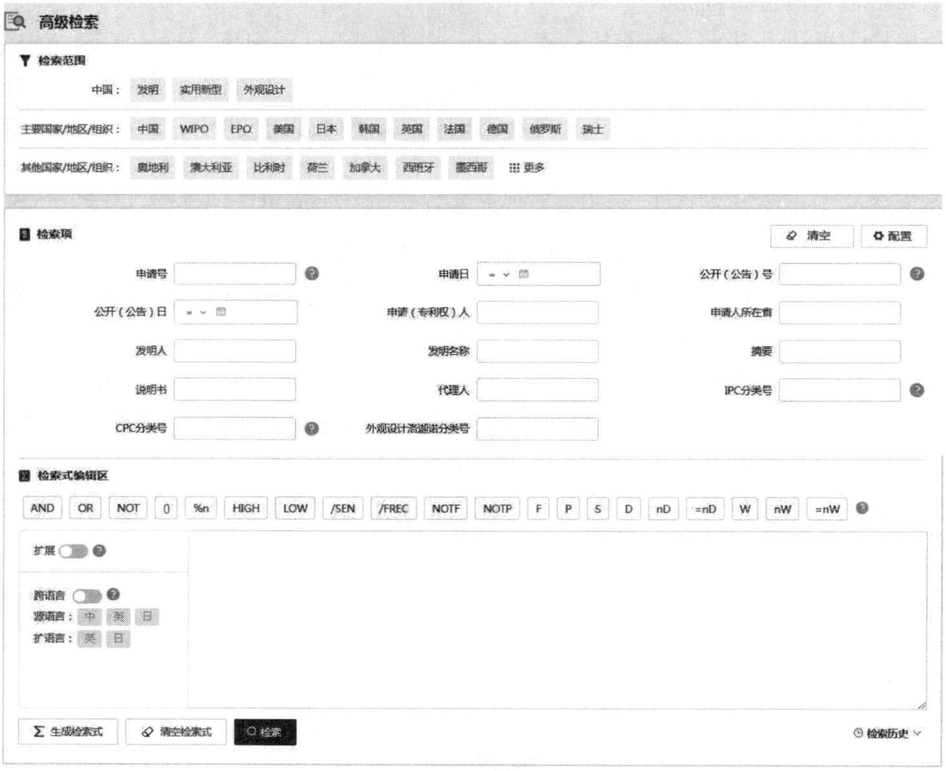

图 7－1－3　高级检索界面

①检索方法。

在“检索”下拉列表中点击“高级检索”按钮，进入高级检索界面。高级检索中虽然表格众多，但应用方法基本相同，可以通过点击“配置”按钮配置常用表格项。在点击“高级检索”按钮之后，系统默认显示“中外专利联合检索”的检索表格项页面，可以通过范围筛选选择检索地域进行限定。

②检索举例。

“高级检索”界面主要包含检索范围、检索项和检索式编辑区 3 个区域，将鼠标移动到检索表格项可查看检索字段的应用说明信息。“高级检索”表格项中，申请号、公开（公告）号、优先权号、IPC 分类号和 CPC 分类号 5 项存在操作助手按钮，点击前三项的“?”按钮，可以打开国别代码页面；点击后两项的“?”按钮可分别打开 IPC 分类号与 CPC 分类号查询表。在了解各个检索表格项的应用说明之后，在“申请（专利权）人”字段或“发明名称”字段中输入关键词检索。可以通过点击检索字段名称和算符案例的方式完成检索式的构建，构建后的检索式显示在检索式编辑区域。编辑完成检索式后，点击“检索”按钮，系统执行检索操作并显示检索结果。在浏览检索结果过程中，可根据检索结果重新调整检索式进行检索，也可以利用浏览辅助工具快速浏览检索结果。

（3）命令行检索。

命令行检索是面向行业用户提供的专业化检索模式，该检索模式支持以命令的方式进行检索、浏览等操作。首先在字段命令区选择字段，然后在命令编辑区所选择的字段等号后面的“()”里输入检索关键词，再在算符区选择合适的运算符，再重复进行另一个检索字段的编辑，直至完成最终检索式构建，点击“回车键”或点击“检索”按钮，执行检索操作（见图 7−1−4）。

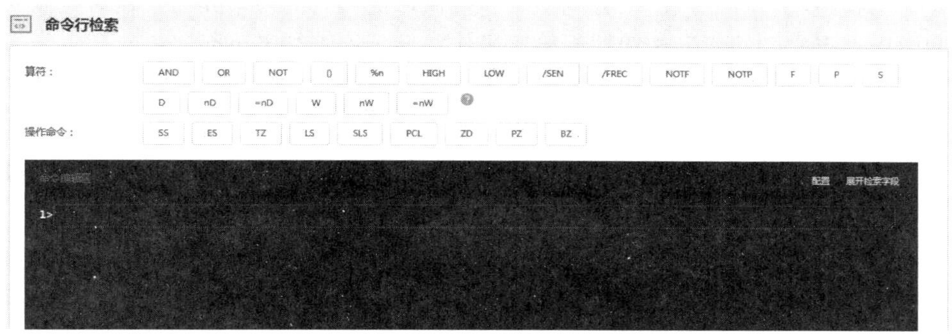

图 7−1−4　命令行检索界面

（4）药物检索。

药物检索是基于药物专题库的检索功能，为从事医药化学领域研究的用户提供检索服务。可使用此检索功能检索出西药化合物和中药方剂等多种药物专利。药物检索提供高级检索、方剂检索和结构式检索三种检索模式，方便用户快速定位文献（见图 7−1−5）。

图 7−1−5　药物检索界面

①高级检索。

在“检索”下拉列表中点击“药物检索”按钮，进入药物检索功能，系统默认显示“高级检索”界面。在对应检索框输入查询内容，或者在检索式编辑区编辑检索式，点击“检索”按钮执行检索操作并显示检索页面，可以进行显示操作、过滤文献，或者使用详览功能。

②方剂检索。

在“药物检索”界面点击“方剂检索”按钮，进入方剂检索界面，在对应输入框输入查询内容，点击“检索”按钮执行检索操作并显示检索结果页面。

③结构式检索。

在“药物检索”界面点击“结构式检索”按钮，进入结构式检索功能。在结构式检索中可直接绘制药物或化学物质的二维结构，并根据用户自身需要选择“精确结构”“子结构”“相似性”对药物结构进行限定，点击“查询”按钮，显示检索结果。

（5）导航检索。

导航检索是一种快速查询 IPC 分类号、CPC 分类号以及国民经济分类导航含义的工具（见图 7－1－6），可以了解指定分类号的含义或者指定技术所属分类体系。在“检索”下拉列表中点击“导航检索”按钮，进入导航界面。可以通过此界面下方列出的不同分类体系的大部进入导航检索页面，数据库提供各分类号的中文、英文与德文解释，对于确定检索的分类号，用户可选择“中国专利”或“世界专利”直接进行专利检索；用户也可以选择分类号、中文含义或英文含义三种查询方式的一种，在检索编辑输入对应的检索词，点击“查询”按钮查询分类信息。

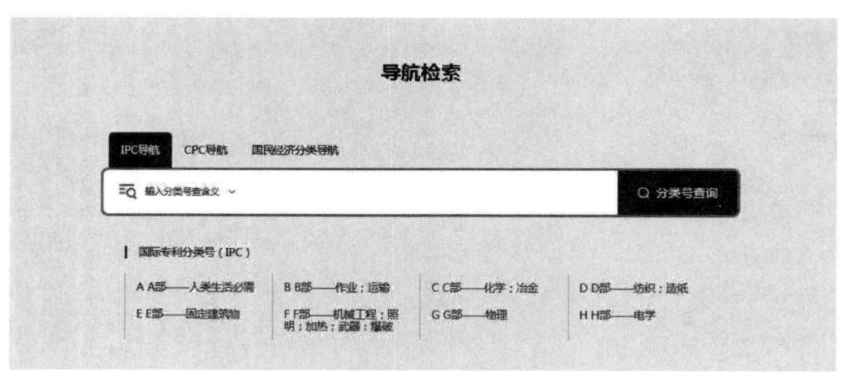

图 7－1－6　导航检索界面

（6）专利分析。

面对不同层次的用户提供专业化、智能化的分析方式，通过专业的专利数据分析模型，快速、准确、全面地在海量专利数据中分析出潜在的信息关系和完整的专利情报链，帮助公众有效利用专利资源。数据库提供多种分析方式和分析工具集，分为维护分析文献库、申请人分析、发明人分析、区域分析、技术领域分析、中国专项分析、高级分析、日志报告八大功能（见图 7－1－7）。

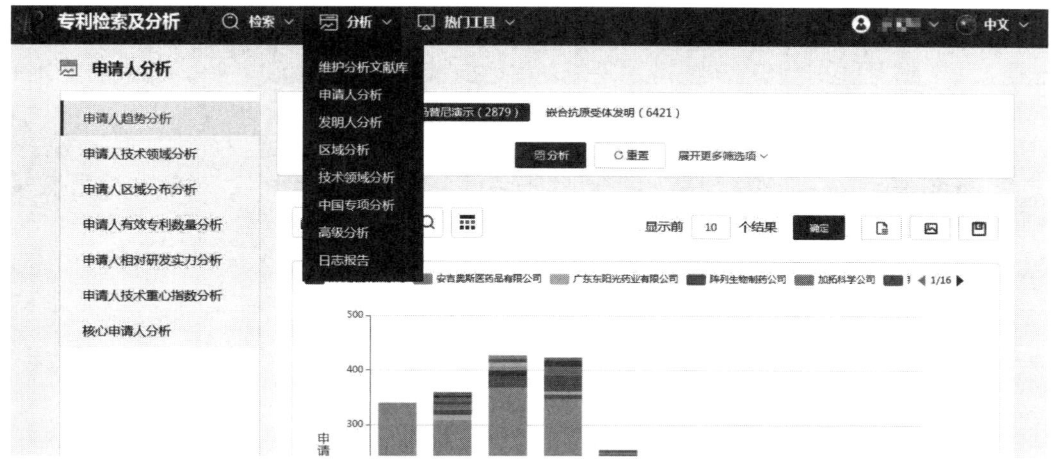

图 7-1-7　专利分析界面

（7）热门工具。

热门工具包括同族查询、引证/被引证查询、法律状态查询、国家/地区/组织代码查询、关联词查询、双语词典、分类号关联查询、申请人别名查询八类（见图 7-1-8），有助于用户扩展检索词以提高专利的查全率，并了解查询对象的同族专利、专利引证与被引证情况及其法律状态。

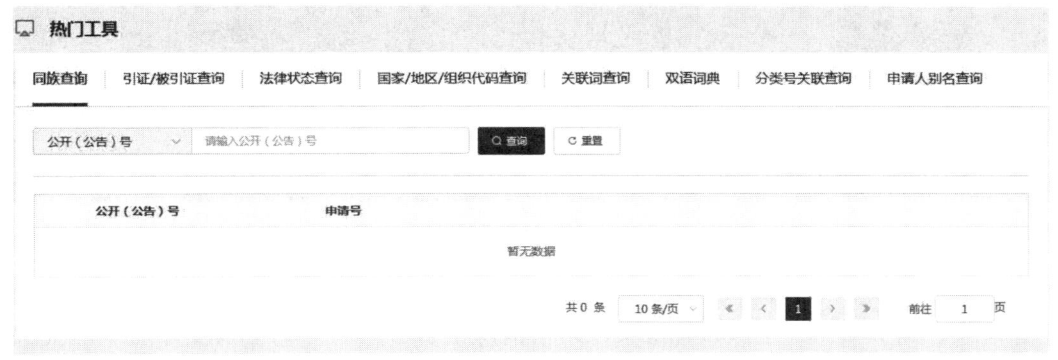

图 7-1-8　热门工具界面

2. 中国知识产权网

中国知识产权网是由国家知识产权局知识产权出版社在政府支持下，于 1999 年 6 月 10 日创建的知识产权类专业性网站（见图 7-1-9），其下的“专利信息服务平台”是在原中外专利检索数据库服务平台的基础上，吸收了国外先进的专利检索系统的许多优点，采用国内先进的全文检索引擎开发完成的，具备强大的检索功能（见图 7-1-10）。

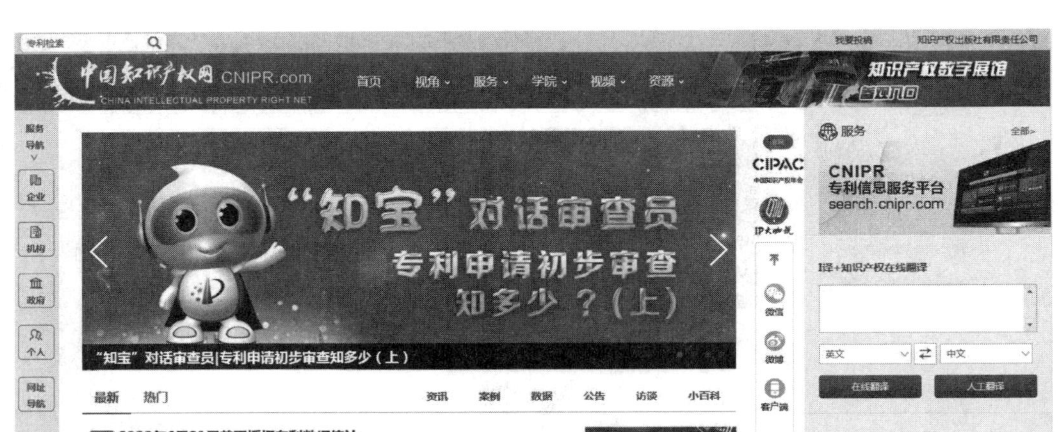

图 7—1—9　中国知识产权网主页页面

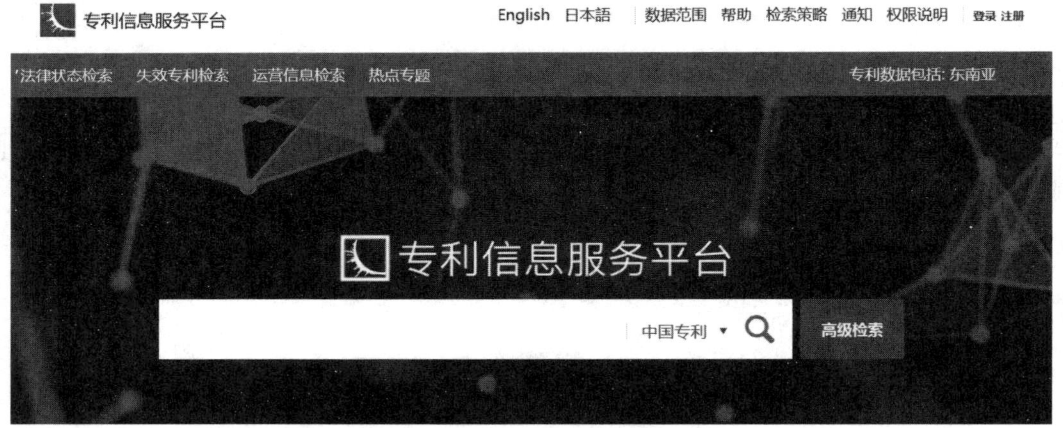

图 7—1—10　专利信息服务平台主界面

该平台提供 98 个国家和组织的专利检索，主要包括以下几种检索方式：简单检索、智能检索、高级检索、法律状态检索、运营信息检索、失效专利检索及热点专题检索。每种检索方式还提供辅助检索方式：二次检索、过滤检索、同义词检索及热点专家检索。

二次检索和过滤检索不能同时进行。二次检索是在前次检索结果的基础上再次进行逻辑与操作，可以多次进行，逐渐缩小检索结果的范围，实现递进检索。过滤检索是在本次检索结果的基础上，过滤掉前次检索结果。同义词检索是将名称或摘要中含有输入的关键词及该关键词的同义词的所有专利检索出来。例如在名称中输入"计算机"，可以查询名称中存在"计算机"及其同义词的专利。使用同义词可以扩大检索范围，提高检索的查全率。

平台主要提供以下几种服务：

(1) 检索功能。

检索功能包括中外专利混合检索（在原平台基础上，检索功能新增法律状态联合检索、即时统计筛选、高亮显示、语义检索、相似性检索、公司代码检索等）、IPC 分类号导航检索、中国专利法律状态检索、运营信息检索。检索方式除表格检索、逻辑检索外，还提供二次检索、过滤检索、同义词检索等辅助检索手段。

（2）机器翻译功能。

针对英文专利，特别开发了机器翻译模块，能对检索到的英文专利进行即时翻译，帮助用户理解专利内容，方便检索。需要说明的是，平台上集成的机器翻译由无人工介入的翻译软件完成，翻译结果仅供参考，无法与专业人员的翻译相提并论。

（3）分析和预警功能。

平台开发了专利信息分析和预警功能，对专利数据进行深度加工及挖掘，并分析整理出其所蕴含的统计信息或潜在知识，以直观易懂的图或表等形式展现出来。这样有利于将专利数据升值为专利情报，便于用户全面深入地挖掘专利资料的战略信息，指定和实施企业发展的专利战略，促进产业技术的进步和升级。

（4）个性化服务功能。

个性化服务功能包括用户自建专题库、用户专题库导航检索、用户的专利管理等功能。

3. 欧洲专利局

欧洲专利局（European Patent Office，简称 EPO）是根据《欧洲专利公约》，于 1977 年 10 月 7 日正式成立的一个政府间国际组织。Espacenet 是欧洲专利局制作的专利文献数据库，可以免费检索多个国家和地区的专利，其中大部分专利有全文（见图 7－1－11）。

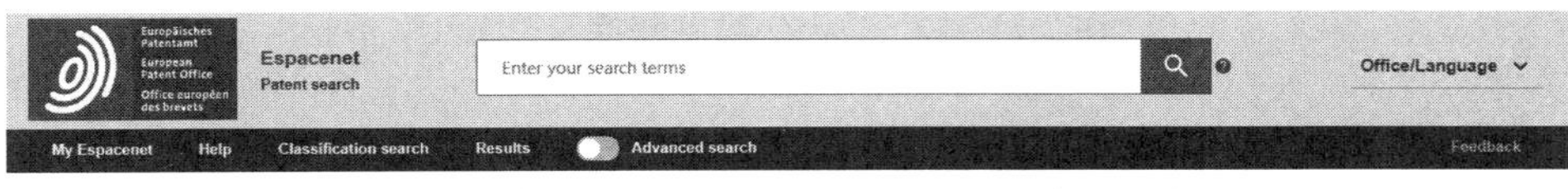

Espacenet: free access to over 130 million patent documents

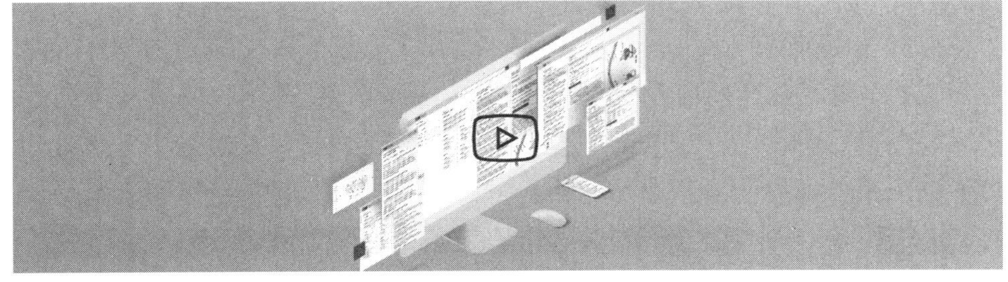

图 7－1－11　Espacenet 检索首页

（1）数据库简介。

系统提供了 90 多个国家的专利数据的网上免费专利信息查询服务，包括著录项目、英文文摘/全文的浏览，可免费下载或打印全文说明书的扫描图像。Espacenet 的数据更新较快，通常能检索到当年、当月的专利文献，语种多样，包括英语、法语、德语三个版本，对于激发公众的发明创造能力起到重要作用。

（2）检索方法。

①智能检索。

支持 20 个以内的检索词同时使用，不支持左截词符检索。若是非英文专利文献，则无法智能检索到申请人和发明人。

②高级检索（Advanced Search）。

选择数据库后选择字段。分库搜索提供专利标题（Title）、专利标题与摘要（Title or Abstract）、专利号（Publication Number）、申请号（Application Number）、优先权号（Priority Number）、出版号（Publication Number）、申请人［Applicant（s）］、发明人［Inventor（s）］、联合专利分类号（Cooperative Patent Classification，简称CPC）、国际专利分类号（IPC）等复杂检索（见图7－1－12）。

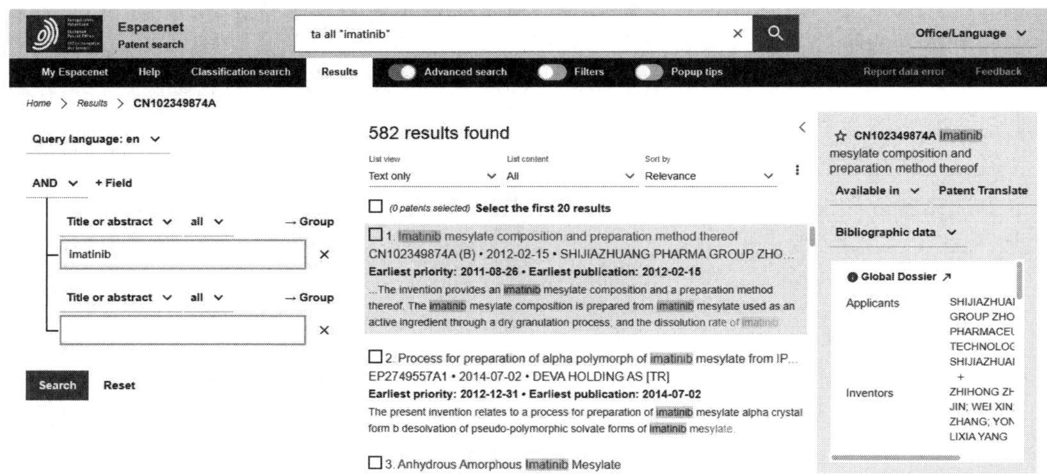

图7－1－12　Espacenet 高级检索页面

③分类号检索。

EPO于2013年1月1日正式实施联合专利分类法，它是基于IPC和欧洲专利分类法（European classification system，简称ECLA）发展起来的专利分类法。CPC分类表可以让用户分层逐级查找，也可在检索框内输入某个分类号直接查找。类目间有供参考的分类号，参考分类号之间又互相连接，扩大了检索者的视野，使查找更加简便快捷。也可从关键词找出其对应的EC分类号（见图7－1－13）。

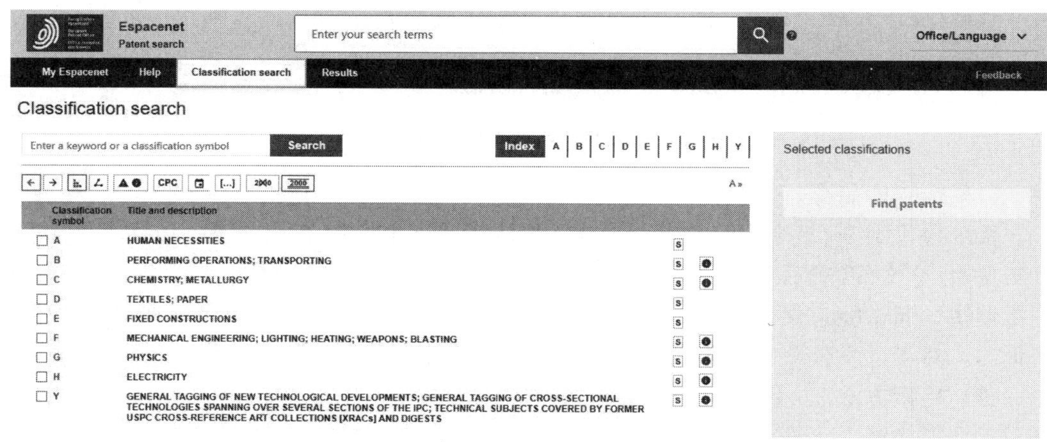

图7－1－13　Espacenet 分类检索界面

4. 美国专利与商标局

美国专利与商标局（USPTO）是政府性官方网站（见图 7－1－14），向公众提供全方位的免费专利信息服务。其收录了 1790 年以来的美国各种专利，提供 1976 年 1 月以后的美国专利文本的全文检索，设置专利授权数据库、专利申请公布数据库、法律状态检索、专利权转移检索、专利基因序列表检索、撤回专利检索、延长专利保护检索、专利公报检索及专利分类等内容。数据每周更新一次。

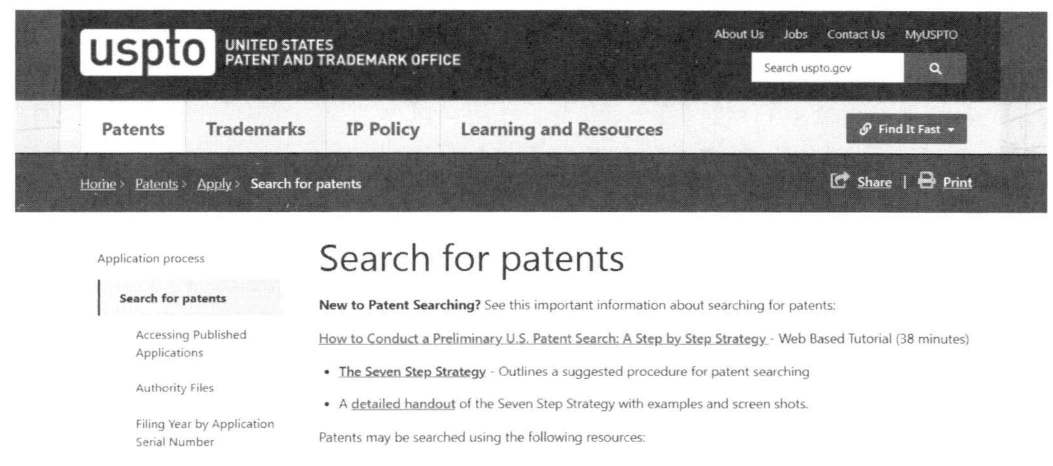

图 7－1－14　美国专利与商标局专利检索系统界面

（1）数据库简介。

①专利授权数据库（USPTO Patents Full Text and Image Database，简称 PatFT）。

专利授权数据库收录了 1790 年至最近一周美国专利商标局公布的全部授权专利文献，包含的专利文献种类有发明专利、设计专利、植物专利、再公告专利、防卫性公告和依法注册的发明。

美国专利与商标局专利授权数据库快速检索界面见图 7－1－15。

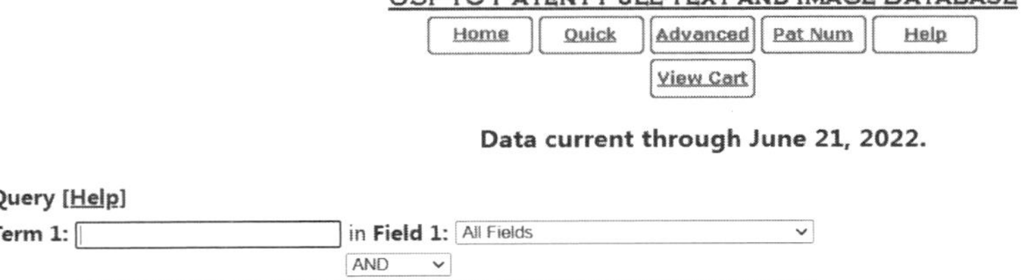

图 7－1－15　美国专利与商标局专利授权数据库快速检索界面

②专利申请公布数据库（Patents Application Full Text and Image Database，简称

AppFT)。

可从多种检索入口查找2001年3月15日以来公布的美国专利申请公布文献，同时提供文本型和扫描图像型的美国专利申请公布说明书。

(2) 检索方法。

①PatFT和AppFT。

在USPTO主页菜单栏中，点击“Patents”菜单下的“Search for patents”进入专利检索页面，此页面提供了两个数据库的检索入口，均可进行快速检索、高级检索、专利号检索和专利申请公布号检索，共设置检索结果列表（包括专利号及专利名称）、文本型专利全文显示（包括题录数据、文摘、权力要求及说明书）和图像专利说明书全文显示三种检索结果输出形式。

②专利分类号检索（Search Patent Classification System)。

在专利检索页面，点击“Understanding Patent Classifications”按钮，可检索最新版本的美国专利分类表（USPC）中相关主题的分类号和CPC分类号。有两种检索方式：A. 通过USPC的类号/小类号或CPC的类号进入分类系统；B. 输入关键词查找对应的分类号。在USPC分类号检索结果中，点击类号前的红色字母“P”可与专利检索数据库进行链接，显示出该类号或类号/小类号下的美国专利文献数目，并直接浏览该类号下所属的专利文献全文。

5. 世界知识产权局专利数据库

世界知识产权局（WIPO）官方网站提供了可供检索的网上免费专利数据库，收录72个国家及组织的专利著录数据、33个国家及组织的英文文摘和32个国家及组织的专利全文。通过该数据库可以检索PCT申请公开、工业品外观设计、商标和版权的相关数据。

该检索系统提供四种检索途径：简单检索（Simple Search)、高级检索（Advanced Search)、字段组合检索（Field Combination）和浏览每周公布的专利文献（Browsed by Week)。鼠标移动到“Search”处即可浮现检索途径的切换。系统有英语、中文、日语等九种语言界面可供选择。

第二节　学位论文检索

一、概述

学位论文是一类特殊文献。它的特殊性在于出版目的特殊，流通范围有限，是具有学术价值、情报价值的重要资源，是一种有重要参考价值的信息源。根据所申请的学位，学位论文一般可分为学士论文、硕士论文、博士论文三种。其特点如下：

1. 论文质量较高

首先，在学位论文研究课题开题立项及撰写过程中，需对其先进性、创新性、实用及可行性等方面进行论证；其次，论文是在导师的直接指导和审核下完成的；最后，还必须通过院校或研究所的专家评审答辩后才得以通过。因此，论文质量较高。

2. 具有一定的独创性

研究生导师大多是学术带头人，从事或指导较高水平的科研工作，所获得的科研成果在国内外的所属学科中具有领先地位。因此，在其指导下的学位论文专业性强，阐述问题比较系统详细，具有一定的独创性。

3. 参考文献较全面

研究生在撰写论文时往往要查阅大量国内外文献资料，有助于对相关学科文献进行追踪检索。在某种意义上，学位论文是很好的三次文献，所附参考文献更是不可忽视的。

4. 一般不公开出版

由于学位论文是向高校或科研机构提供的，通常以打印本或电子版形式保存在学位授予单位，不会像其他公开出版物那样广泛流传。只有少部分学位论文日后在期刊或会议上发表。随着网络的发展与普及，各数据库商纷纷推出网络版学位论文数据库，许多授予学位单位的院校和研究机构也把学位论文提供在自己的网站上，以便检索和利用。

二、国内学位论文信息资源检索

国内学位论文主要由学位授予单位收藏，一般用户可以通过联系学位授予单位的图书馆获得具体的全文收藏地址，查阅学位论文全文；也有一些单位自建学位论文数据库，便于学位论文资源的保管与利用，如中科院学位论文数据库、北京协和医学院博硕学位论文库等。

中科院学位论文数据库（http://sciencechina.cn/paper/search_pap.jsp）收录了1980年以来中国科学院的硕士、博士学位论文和博士后出站报告，目前免费提供文摘，大部分论文还提供电子版前16页，相应的学位论文印本收藏于中国科学院文献情报中心。

北京协和医学院博硕学位论文库收录1981年以来协和医学院培养的博士、硕士研究生学位论文，学科范围涉及医学、药学及相关专业领域，内容前沿、丰富，可以在线浏览全文，该数据库每季度进行更新。

国内学位论文除了学位授予单位收藏外，中国科学技术信息研究所、中国国家图书馆等也会按照相关规定收藏学位论文，如需获取学位论文的原文或者复制品，可以向这些收藏单位索取。

中国科学技术信息研究所1963年开始收藏国内学位论文，是我国自然科学领域硕士以上学位论文的法定收藏单位，年增量达20万余册，目前可以通过国家工程技术数字图书馆（https://netl.istic.ac.cn/site/home）获得学位论文题录以及文摘信息，然后可以通过文献传递获得全文。

中国国家图书馆是教育部指定的全国博士论文、博士后研究报告收藏单位，收藏1981年实施学位制度至今的国内博士学位论文，博士论文收藏率达到了98%。近年来，中国国家图书馆着力丰富其馆藏资源，对国内的一些硕士、博士后论文以及海外华裔留学生在国外撰写的论文也进行了收录。中国国家图书馆建设的博士论文数据库是以国家图书馆 20 多年来收藏的博士论文为基础建设的学位论文影像数据。目前博士论文全文影像资源库以书目数据、篇名数据为内容，提供 25 万多篇博士论文的展示浏览。

除了这些收藏单位外，很多专业的学位论文数据库也是获得学位论文的便捷途径。

1. 中国知网博士、优秀硕士学位论文全文数据库

中国知网博士、优秀硕士学位论文全文数据库（见图 7－2－1）收录了 510 余家博士培养单位的博士学位论文 50 余万篇，790 余家硕士培养单位的硕士学位论文 500 余万篇，最早回溯至 1984 年，覆盖基础科学、工程技术、农业、医学、哲学、人文、社会科学等各个领域。该数据库产品分为十大专辑：基础科学、工程科技Ⅰ、工程科技Ⅱ、农业科技、医药卫生科技、哲学与人文科学、社会科学Ⅰ、社会科学Ⅱ、信息科技、经济与管理科学。十大专辑下分为 168 个专题。该库提供免费检索、免费浏览题录、摘要和知网节，下载需要付费。数据库提供的检索字段包括主题、题名、作者、专业、导师、学科专业名称、授予学位单位、出版时间、关键词、优秀论文级别等。

访问链接：https://www.cnki.net/。

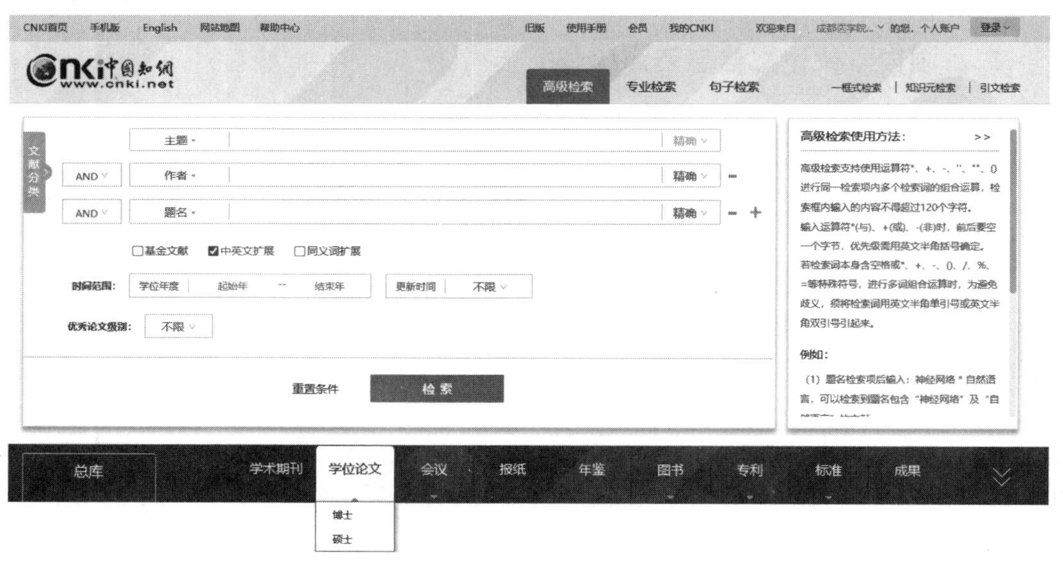

图 7－2－1　中国知网博士、优秀硕士学位论文全文数据库检索界面

2. 中国学位论文全文数据库

中国学位论文全文数据库（见图 7－2－2）是万方数据库知识服务平台的重要产品，该数据库重点收录了 1980 年以来的学位论文，并逐年回溯，可以提供 1977 年以来的学位论文全文数据传递服务。该数据库的学位论文数据主要是通过和全国 85％以上的研究生学位授予单位合作获得，内容涵盖理学、工业技术、农业科学、医药卫生、人文社科、交通运输、航空航天、环境科学等各学科领域，是我国收录最多的学位论文全文数据库。数据库提供的检索字段有论文标题、作者、关键词、专业、学校、导师、出版时

间等，还可以通过学科分类导航、授予学位进行检索。

访问链接：https://c.wanfangdata.com.cn/thesis。

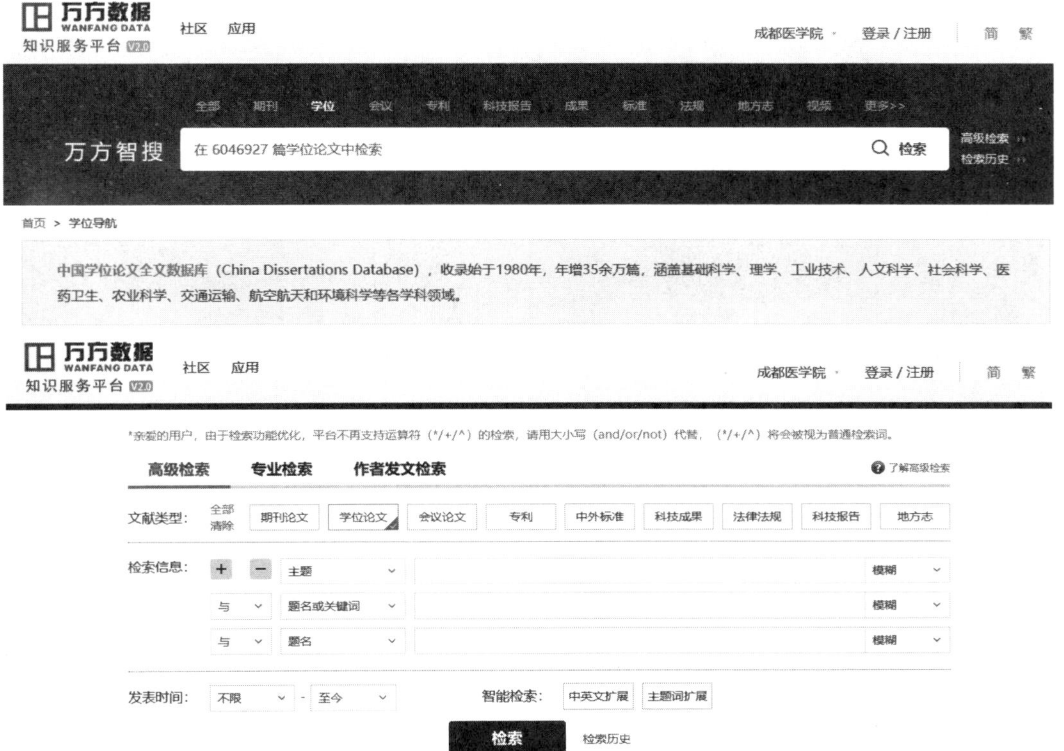

图 7—2—2　中国学位论文全文数据库检索界面

【例 1】检索有关老年护理方面的博士学位论文。

第一步，进入万方数据库主页后，单击“学位论文”项。

第二步，在检索窗口输入“老年护理”，单击“检索”按钮，勾选授予学位“博士”得到有关“老年护理”方面的博士学位论文。

第三步，用户可根据自己的需求下载全文。

3. 国家科技图书文献中心学位论文数据库

国家科技图书文献中心学位论文数据库（如图 7—2—3 所示）由中国科学院图书馆、中国科学技术信息研究所等单位组建，是一个虚拟式的科技信息资源机构，收录了 1984 年以来我国研究生学位授予单位所发布的学位论文，论文按季度更新，每年增加 6 万余条数据，学科范围主要涉及自然科学领域、社会和人文科学，可以通过论文题名、关键词、分类号、作者、导师、研究专业、研究方向、培养单位、学位授予年、文摘等字段进行免费检索，但是获取原文需要付费。

访问链接：http://www.nstl.gov.cn。

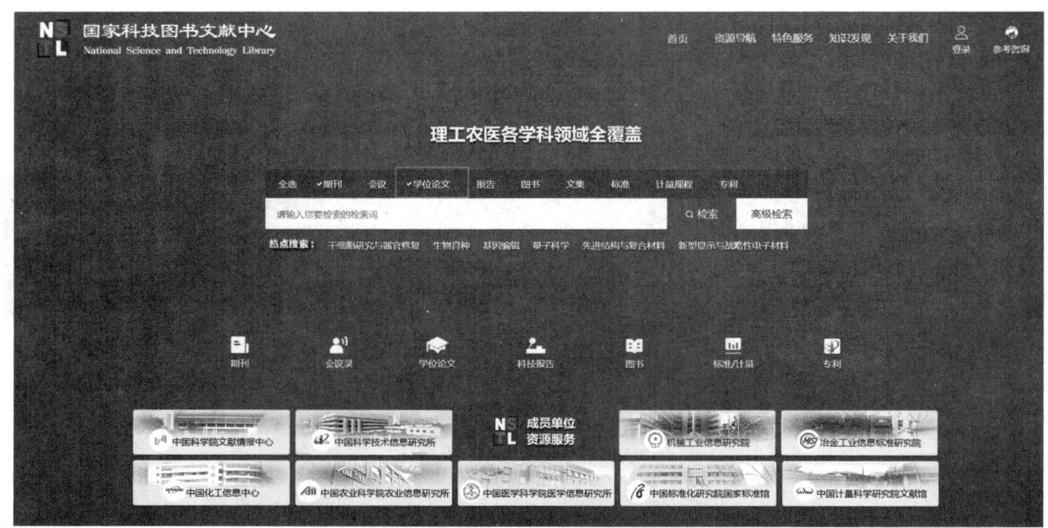

图 7－2－3　国家科技图书文献中心学位论文数据库检索界面

4. CALIS 学位论文中心服务系统

CALIS（中国高等教育文献保障系统）学位论文中心服务系统（如图 7－2－4 所示）面向全国高校师生提供中外文学位论文检索和获取服务。目前该系统收录博硕士学位论文数据逾 384 万条，其中中文数据约 172 万条，外文数据约 212 万条，而且数据持续增长。该系统采用 e 读搜索引擎，检索功能便捷灵活，提供简单检索和高级检索功能，可进行多字段组配检索，也可从资源类型、检索范围、时间、语种、论文来源等多角度进行限定检索。该系统能够根据用户登录身份显示适合用户的检索结果，检索结果通过多种途径的排序方式进行过滤、聚合与导引，并与其他类型资源关联，方便读者快速定位所需信息。学位论文全文通过 CALIS 馆际互借系统获取。

访问链接：http://etd.calis.edu.cn/。

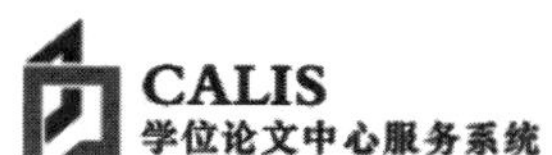

图 7－2－4　CALIS 学位论文中心服务系统检索界面

三、国外学位论文信息资源检索

国外学位论文主要由其国家图书馆、学位授予单位收藏。欧洲一些国家通常将学位论文复制数百份收藏于国家图书馆，例如加拿大国家图书馆、英国不列颠图书馆等。美国国际大学缩微品公司（UMI）通过与美国 90%的博士学位授予单位保持合作，收藏学位论文并且定期报道所收藏的学位论文的题目和内容摘要，凡属协作单位的学位论文可以直接从该公司获取。日本国会图书馆则收藏国立或者公立大学的学位论文，私立大学学位论文则由相应的大学图书馆收藏。数据库、网站也是获得国外学位论文的重要途径，下面简单介绍一下国外的学位论文数据库、网站。

1. PQDT

ProQuest Disertations&Theses（ProQuest 数字化博硕士论文文摘数据库，简称 PQDT，原名 PQDD，见图 7－2－5）收录自 1861 年以来的欧美 1000 余所大学在文、理、工、农、医等学科领域的 300 多万篇博硕士学位论文，是目前世界上最大和使用最为广泛的学位论文文摘数据库。该库每周更新数据，年增长 6 万余篇学位论文，可以通过摘要、作者、题目、指导老师、学科、学校、语种等字段进行基本检索，也可以通过高级检索界面直接输入检索式或者通过检索框输入检索条件组合检索。PQDT 可分别按主题和学校进行分类导航。两种方式均按首字母 A 到 Z 排序，用户可以通过点击首字母快速定位。点击任意主题或学校前方的+号可查看下位学科，帮助用户精准定位论文来源。

访问链接：https://www.proquest.com/。

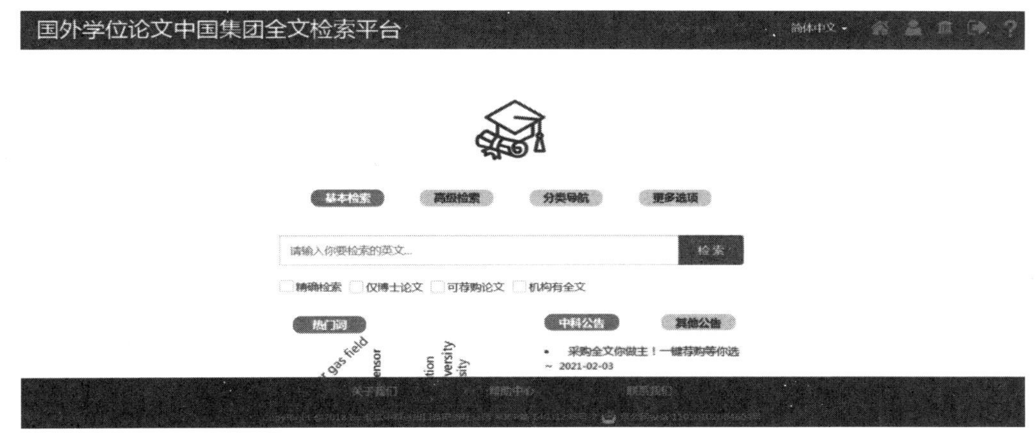

图 7－2－5　PQDT 检索页面

【例 2】利用分类导航，查找哈佛大学（Harvard University）流行病学（Epidemiology）学科授予的学位论文。

第一步，选择按学校分类。

第二步，点击首字母 H，在以 H 开头的所有学校中查找“Harvard University”。

第三步，点击校名前的+，查找并点击“Epidemiology”。

第四步，点击检索按钮，完成检索。

2. ThesesCanada

该网站提供了一个加拿大学位论文信息查询的集中入口，在此网站上可免费检索 AMICUS 的学位论文及相关信息。AMICUS 为全加拿大公共书目信息检索系统，其学位论文库建立于1965年，收录加拿大1300多个图书馆的学位论文信息；另外还可免费检索和获得加拿大1998年至2002年出版的部分论文信息。

访问链接：http://www.galileo.usg.edu/。

3. WorldCat

WorldCat（WorldCat Disertations）收集了WorldCat数据库中所有硕博士论文和以OCLC成员馆编目的论文为基础的出版物，涉及所有学科，涵盖所有主题。WorldCat最突出的特点是其资源均来自世界一流高校的图书馆，如美国的哈佛大学、耶鲁大学、斯坦福大学、麻省理工学院、哥伦比亚大学、杜克大学、西北大学以及欧洲的剑桥大学、牛津大学、帝国理工大学、欧洲工商管理学院、巴黎大学、柏林大学等，共有1800多万条记录，其中100多万篇有免费全文链接，可免费下载，是学术研究中十分重要的参考资料。该数据库每天更新。

访问链接：http://www.global.oclc.org/firstsearch/databases/index.htm。

4. Australian Digital Theses Program

澳洲数字论文计划（Australian Digital Theses Program）由澳洲大学图书馆员协会发起，包含澳洲40余所大学的11.5万多篇硕博论文，涵盖各个学科，可以免费提供部分学位论文全文。

访问链接：http://www.caul.edu.au/。

5. 其他

学位论文多保存在该作者毕业的大学图书馆及国家图书馆中，部分大学图书馆会开放本校博硕士论文的免费下载，因此，对于一些特定的博硕士论文，在高校的图书馆进行查找也是有效的方法。大家可根据需要使用搜索引擎找到各大高校的图书馆官网，下面列举一些常用的大学论文库。

美国密西根大学论文库：https://www.lib.umich.edu/collections/deep－blue－repositories/。

加州大学学者文库：https://publishing.cdlib.org/ucpressebooks/。

诺丁汉大学论文库：http://eprints.nottingham.ac.uk/。

俄亥俄州立大学电子学位论文：http://www.ohiolink.edu/etd/search.cgi。

第三节　医学会议文献检索

一、概述

医学会议文献是人们了解医学领域新进展、新趋势、新成果的重要信息源。据不完全统计，每年在世界范围内召开的各种生物医学相关会议有上千场，各专业人员通过参与各种医学会议交流行业信息，很多新问题、新研究都是在医学会议上首次公之于众。

医学会议文献包括会前医学会议消息和会后医学会议论文。会前医学会议消息主要包括会议通知、会议日程、会议征文启事等，主要报道会议主题、会议召开时间、地点等重要信息，为医学科研人员获取会议召开信息、撰写会议论文、参与会议等提供指南。会后医学会议论文主要指在会议上发表的学术报告、回忆录、论文集等。医学会议文献资源由于其形式的多样化、出版年份的不规则，检索和获取相对比较困难，下面将分别介绍医学会议消息和医学会议文献的检索途径和方法。

二、医学会议消息检索

医学会议消息为专业人员准备会议论文、参与会议提供重要信息，报道信息一般都包含会议名称、时间、地点以及主办机构等。传统的医学会议消息主要是通过专业期刊刊登预报会议消息以及征稿启事等，随着互联网技术的发展，医学会议消息的发布也越来越多元化，既有专业的会议发布系统，也可以通过专业网站发布，因此，医学会议消息可以通过多种方式获得。下面介绍几种常用的医学会议消息检索途径。

1. 通过医学专业期刊检索医学会议消息

医学专业期刊（杂志）覆盖范围广，信息用户明确。很多医学专业期刊都会在刊登学术论文的同时报道行业动态信息，一些医学会议预告以及征文启事等信息也会在期刊上刊登，还有一些专门用于报道医学会议消息的期刊，因此，从专业期刊上获取医学会议消息是一种重要的途径。例如，《中华医学信息导报》经常会有“会议征文”报道；由美国麦克米伦出版公司出版的《世界会议：医学》则主要预告近两年内在世界100多个国家将要召开的各种学术会议消息，包括会议的名称、地点、日期、主办机构、论文截止日期和联系方式等主要信息。

2. 通过搜索引擎检索医学会议消息

随着信息发布方式的多元化、网络化，越来越多的信息可以通过网络搜索引擎检索获得。一般情况下，我们只需要在搜索引擎上输入我们关注的医学会议主题加上会议等关键词即可在网络上检索到相关信息。搜索引擎特别适合在已经获知医学会议部分信息后进行详细了解时使用。例如，通过百度搜索引擎检索“再生医学和干细胞会议”，即可检索到会议相关消息，如图7-3-1所示。

Bai du 百度 再生医学和干细胞 会议 百度一下

网页 贴吧 知道 文库 图片 资讯 视频 地图 采购 更多

百度为您找到相关结果约19,900,000个 搜索工具

2022(第五届)沈阳干细胞与再生医学发展论坛在沈阳举行

此次论坛的主题是"传播干细胞与再生医学知识，促进干细胞与再生医学发展"。本次论坛邀请相关领导、专家学者、企业相关人员以及关心干细胞与再生医学发展的同仁，研讨干细胞...

中国日报网

2022年干细胞临床应用及再生医学研讨峰会在济南召开

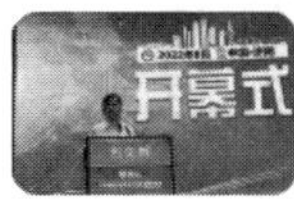

为深化干细胞研究，探索发展干细胞及再生医学临床治疗新技术，提高难治性疾病治疗水平，推动干细胞临床应用与再生医学发展，8月20日上午，2022年干细胞临床应用及再生医学研讨峰会在济南开幕。大...

齐鲁壹点

[干细胞的优点和缺点] -干细胞在哪里制备-点击咨询

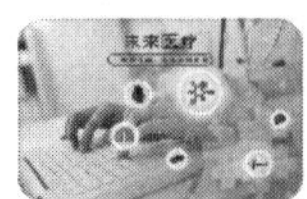

本月593人已拨打电话咨询问题

「北京康泰联和干细胞怎么样?」北京干细胞临床研究,为您在线解答干细胞相关问题.国际科研新方法支持,专业科研人员配备,为您健康护航.

[立即体验] 快速了解最新干细胞行情

保障

第十四届世界干细胞和再生医学大会

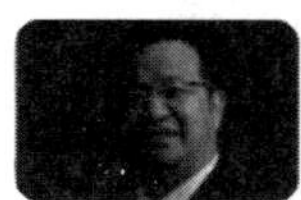

2021年9月25日 第十四届世界干细胞和再生医学大会(RMSC-2021)将于2021年9月25日-27日在中国大连举行。干细胞和再生医学是近年来方兴未艾的生物医学新领域,具有重大的临床应用价值,其旨在通过干细...

www.bitcongress.com/RMSC2021/c...

第六届中国干细胞组织工程与再生医学大会在温州举行

2022年8月15日 8月13日-14日,第六届中国干细胞组织工程与再生医学大会在浙江温州举行。本次大会主题为"构建产学研医政协同创新生态 共筑干细胞组织工程事业发展"。相关领域...

wzast.wenzhou.gov.cn/art/2022/...

2018第十二届国际再生医学和干细胞大会 - 百度百科

2018第十二届国际再生医学和干细胞大会是于2018年12月7-9日，在中国西安举办的国际会议。

组织机构 主题

百度百科

图 7—3—1 百度检索"再生医学和干细胞会议"结果截图

3. 通过医学信息网站检索医学会议消息

很多医学信息网站都在提供医学信息交流平台的同时提供各种医学会议资讯，为信息用户提供更多的医学信息交流机会，提高医学信息服务质量。

（1）中国学术会议在线。

中国学术会议在线（https://www.meeting.edu.cn/zh）是由教育部主管，教育部科技发展中心主办，面向公众的科学研究与学术交流信息服务平台（如图 7—3—2 所示）。用户可以通过学科分类进行快速检索，获得相关主题的会议预告、会议评述、会议新闻、特邀报告、精品会议、会议视频等信息，还可以通过检索框进行站内资源检索。

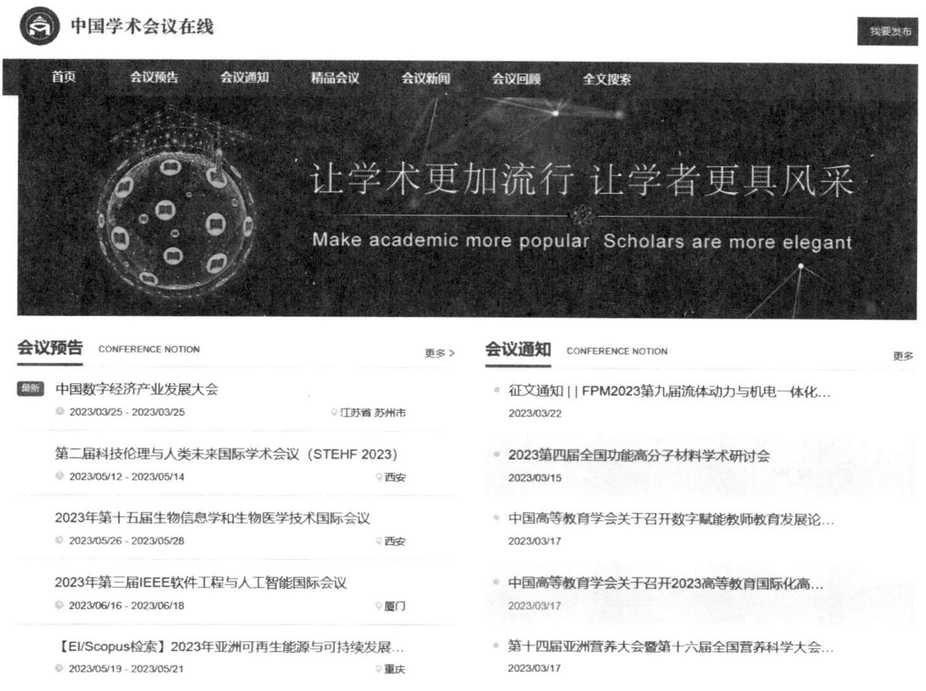

图 7—3—2　中国学术会议在线首页

（2）医脉通。

医脉通（http://meetings.medlive.cn/）是由北京金叶天盛科技有限公司开发并运营的，面向医疗工作者提供医学最新资讯、医学文献、医学交流、诊疗知识库、医学资源共享的专业学术性网站。该网站设有医学会议专区（如图 7—3—3 所示），可以通过该平台发布会议、检索会议信息，可以按照科室分类检索会议消息，也可以通过检索框进行站内医学会议消息检索。

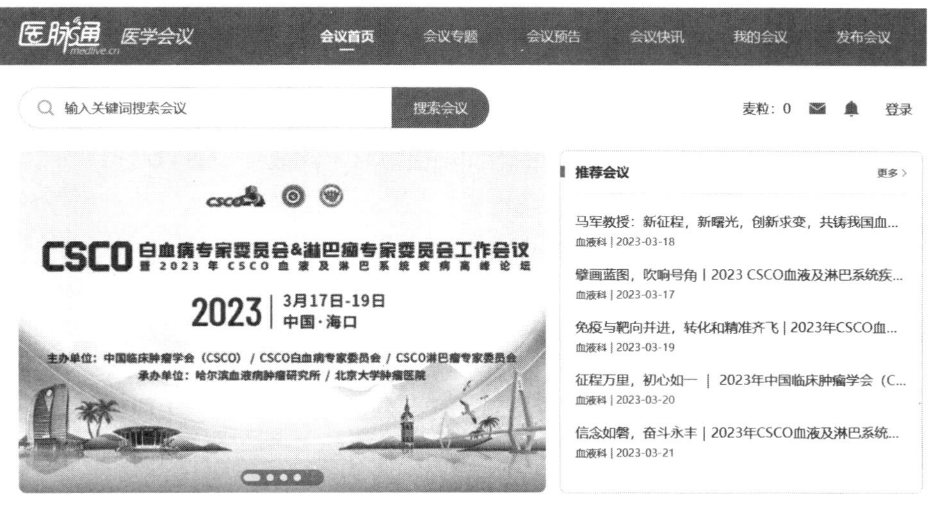

图 7—3—3　医脉通医学会议首页

（3）中华医学会网站。

该网站（http://www.cma.org.cn/）是中华医学会（China Medical Asociation）组织学术交流活动，开展医学继续教育活动的网络平台（如图 7－3－4 所示）。该网站首页设有“学术活动”栏目，可以通过该栏目获取学术活动信息，还可以查询年度学术会议计划。该网站主要发布该协会及其分会相关单位的学术会议信息。

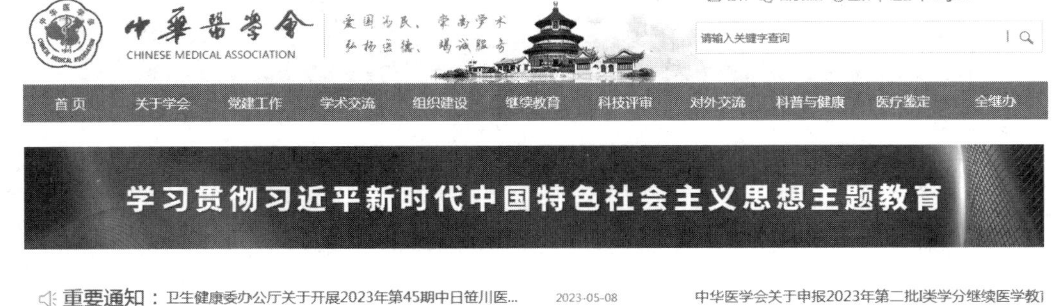

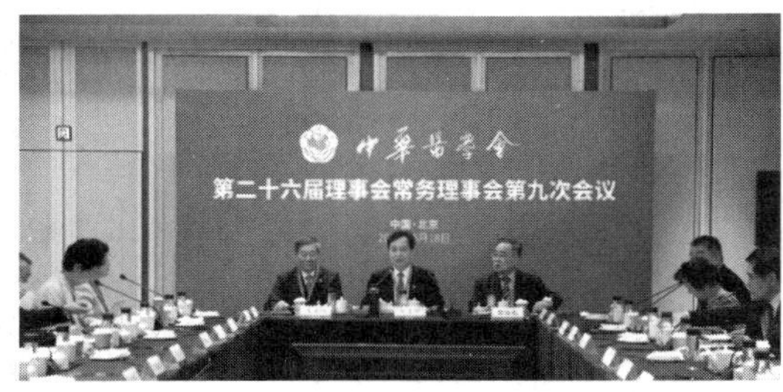

中华医学会召开第二十六届理事会常务理...

2023年5月18日，中华医学会第二十六届理事会常务理事会第九次会议在北京召开。这是中华医学会第二十六届理事会成立整两年之后，第一次线下召开常务理事会。会长赵玉沛，副会长...【详情】

学会动态 | 学会人物 | 专科分会 | 地方医学会

· 中华医学会发展历程展揭牌仪式在京举行 05-25

· 中华医学会2023年全国地方秘书长会议召开 05-25

图 7－3－4　中华医学会网站首页

三、医学会议论文检索

医学会议论文一般可通过会议专题网站下载，还可以通过会议论文数据库查找与使用医学会议论文。其中，会议论文数据库是最常用的会议论文检索途径。下面列举一些常用的医学会议论文数据库及其检索方式。

1. 中国重要会议论文全文数据库

中国重要会议论文全文数据库是中国知网旗下数据库之一，重点收录 1999 年以来，中国科协系统及国家二级以上的学会、协会，高校、科研院所，政府机关举办的重要会议以及在国内召开的国际会议上发表的文献。其中，国际会议文献占全部文献的 20%以上，全国性会议文献超过总量的 70%，部分重点会议文献可回溯至 1953 年。目前，该库已收录出版国内外学术会议论文集近 3 万本，累积文献总量有 260 多万篇。该库可以通过 CNKI 首页检索框上面的“会议”栏目进入检索会议论文界面（如图 7－3－5 所示），也可以通过知网空间的“会议论文库”进行资源检索。数据库提供快速检索、高级检索、专业检索、作者发文检索、科研基金检索、句子检索、来源会议检索 7 种面向不同需求的检索方式，可以通过主题、篇名、关键词、作者、单位、会议名称、基金、摘要、全文、论文集名称、参考文献、中图分类号、时间段、会议级别等字段检索，支持精确与模糊匹配，具体检索方法和规则与中国期刊全文数据库相同。

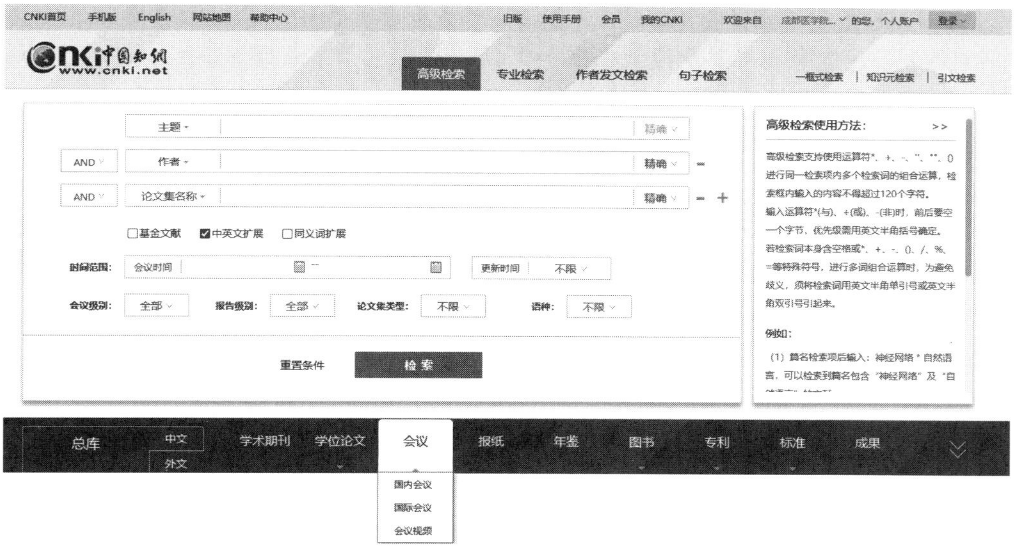

图 7—3—5　中国重要会议论文全文数据库检索界面

2. 中国学术会议文献数据库

中国学术会议文献数据库（China Conference Paper Database，简称 CCPD）是万方数据知识服务平台下的会议论文数据库，收录了自 1983 年以来世界主要学会和协会主办的会议论文，以国家级学会、协会、部委、高校召开的全国性学术会议为主，目前收录近 4000 个重要的学术会议论文，每年增加超过 20 万篇会议论文全文，数据库每月更新。通过万方数据知识服务平台首页“学位”栏目下拉菜单“会议”可进入会议文献数据，如图 7—3—6 所示。快速检索提供题名、关键词、摘要、作者、作者单位、会议名称、主办单位字段。检索结果可以进一步按照需求缩小检索范围。检索结果还可以按照标题、作者、关键词等字段进行二次检索，提高检索结果的精准度；也可以通过选择学科分类、年份、关键词等进行快速检索。

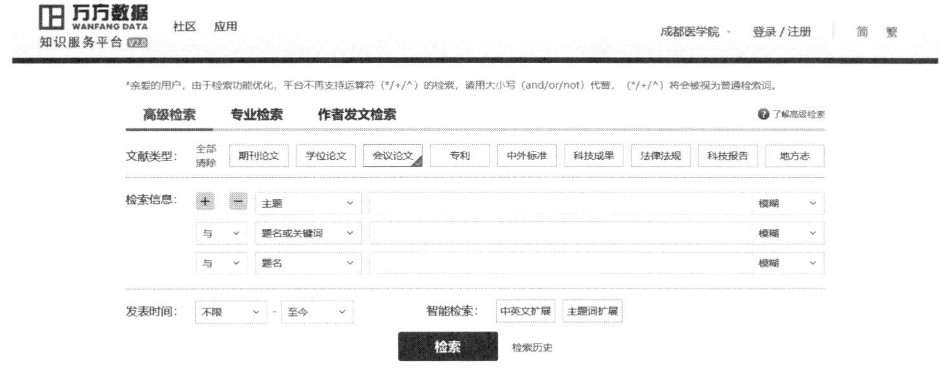

图 7—3—6　中国学术会议文献数据库检索界面

3. NSTL 会议文献数据库

国家科技图书文献中心（NSTL）会议文献数据库分为中文会议数据库和外文会议数据库两个子数据库。中文会议数据库主要收录了 1985 年以来我国国家级学会、协会、研究会以及各省、部委等组织召开的全国性学术会议论文，数据库的收藏重点为自然科学各专业领域，每年涉及 600 余个重要的学术会议，年增加论文 4 万余篇，每季或每月更新，目前文献数量达到 210 多万条。外文会议数据库主要收录了 1985 年以来世界各主要学会、协会、出版机构出版的学术会议论文，学科范围涉及工程技术和自然科学等各专业领域，部分文献有少量回溯。该数据库每年增加论文约 20 余万篇，每周更新。该数据库检索方法与前面所讲的该库学位论文检索方法相同。

访问链接：http://www.nstl.gov.cn/NSTL/。

4. ISI Procedings

ISI Procedings 由科学与技术（Science and Techology—Proedings，简称 ISTP）和社会科学与人文科学（Social Science and Humanities—Procedings，简称 ISSHP）两个不同的数据库组成，这两个数据库既可以分别独立进行检索，也可以同时检索。ISI Procedings 汇集了世界上最新出版的科技领域会议录资料，包括专著、丛书、预印本以及来源于期刊的会议论文，内容涉及农业、环境科学、生物化学与分子生物学、生物技术、医学、工程、计算机科学、化学和物理学等。该数据库收录了 1990 年以来 6 万多个会议的 350 多万篇科技会议论文，每年增加近 26 万条记录，其中 66%来源于以专著形式发表的会议录文献，34%来源于发表在期刊上的会议录文献，数据每周更新。ISI Procedings 通过 ISI Web of Knowledge 平台进行检索，相关文献可以直接链接到 Web of Science。该数据库的使用需要授权。

访问链接：http://www.isiwebofknowledge.com。

5. OCLC First Search 会议论文数据库

OCLC（Online Computer Library Center）即联机计算机图书馆中心，其提供的 First Search 会议论文数据库产品包括 Papers First（国际学术会议论文索引）和 Procedings First（国际学术会议录索引）。Papers First 是一部在世界范围召开的大会、座谈会、博览会、研讨会、专业会、学术报告会上发表的论文的索引，涵盖了自 1993 年以来所有来自大英图书馆文献供应中心的发表过的研讨会、大会、博览会、研究讲习会和会议的资料，所包含的主题就是在所报道的会议中讨论的各种主题，该数据库每两周更新一次。Procedings First 是 Papers First 的相关库，是一部在世界范围召开的大会、座谈会、博览会、研讨会、专业会、学术报告会上发表的会议录的索引，涵盖了 1993 年以来所有来自大英图书馆文献供应中心的已发表的研讨会、大会、博览会、研究讲习会和会议的资料，而且每条记录都包含一份在每次大会上所呈交的文件的清单，从而提供了各次活动的概貌。该数据库每周更新两次。First Search 提供基本检索、高级检索、专业检索等多种方法。

访问链接：http://www.oclc.org/firstsearch.en.html。

6. 美国会议论文索引数据库

美国《会议论文索引》（CPI）由美国剑桥科学文摘社出版，1973 年创刊，是报道世界各国及国际即将召开或刚刚召开的学术会议中提交论文情况的国际性检索刊物。会议论文索引数据库即《会议论文索引》的网络检索平台，是《剑桥科学文摘》数据库的一个子库，收录了 1982 年以来的世界范围内会议和会议文献的信息，提供会议论文和公告会议的索引，内容涉及航天学与工程、动植物科学、生物化学、临床医学、化学与化工等领域。

访问链接：http://www.csa.com。

第四节　标准文献检索

一、概述

1901 年，英国成立了世界上第一个标准化机构，随后标准化机构在许多国家相继出现，20 世纪 60 年代以后，各国标准文献数量大幅增长，标准文献的收藏、管理与应用也受到越来越多国家的重视。目前，世界范围内已有 100 多个国家和地区制定了国家和区域标准。标准文献是对一个国家或地区经济、科学技术、生产能力的综合反映，通过它可以了解有关国家的工业发展情况，可以为改造老产品、研制新产品、改进技术、提高管理水平等提供借鉴参考，因此标准文献也成了重要的文献信息情报源。

二、标准

1. 标准的定义

标准是指在一定范围内为了获得最佳管理水平，对科研、生产、经济等活动中具有重复应用特征的活动或事物所做的统一适用规则。标准的产生是基于实践与科技成果的综合考量，并经由主管机构的批准，作为共同遵守的守则，这种制定、贯彻标准的过程即为标准化。标准化的实施有利于快速推广新成果与新技术，提高产品的质量，节约社会资源，实现科学管理，获得最佳的社会效益。

2. 标准的分类

(1) 标准按照其适用范围可以分为：

①国际标准。

国际标准指国际标准化组织（ISO）、国际电工委员会（IEC）和国际电信联盟（ITU）制定的标准，以及国际标准化组织确认并公布的其他国际组织制定的标准。国际标准在世界范围内统一使用。

②区域标准。

区域标准又称为地区标准，可用 DB 表示，泛指世界某一区域标准化团体所通过的标准。通常提到的区域标准，主要是指欧洲标准化委员会、欧州电信标准学会、阿拉伯标准化与计量组织、非洲地区标准化组织等地区组织制定和使用的标准。

③国家标准。

国家标准简称国标，是指由国家标准化主管机构批准发布，对全国经济、技术发展有重大意义，且在全国范围内统一的标准。

④行业标准。

行业标准指根据国家主管部门批准发布，适用于某一专业领域统一使用的标准。

⑤企业标准。

企业标准指根据企业范围内需要协调、统一的技术要求、管理要求和工作要求所制定的标准。

(2) 按照标准化对象可以分为：

①技术标准。

技术标准一般包括基础标准、产品标准、方法标准、安全标准、卫生标准、环境保护标准等。

②管理标准。

管理标准是对标准化领域中需要协调统一的管理事项所制定的标准，包括基础管理、经济管理、生产管理、质量管理、物资管理、安全管理、卫生管理、环境保护管理等方面的标准。

③工作标准。

工作标准指对标准化领域中需要协调统一的管理事项所制定的标准。

(3) 标准按照其约束效力可以分为：

①强制性标准。

强制性标准指具有法律效力，必须遵守的标准。保障人体健康、人身财产安全的标准以及法律和行政法规规定强制执行的标准都是强制性标准。

②推荐性标准。

推荐性标准由制定和颁布标准的机构建议遵守的标准，可以自愿使用。

3. 标准号的构成

标准号一般由“标准代号+顺序号+制定（修订）年份”构成。一般来说标准号主要有：国际标准号，如国际标准化组织以 ISO 代号开头；国家标准号，如中国的 GB（强制性国家标准代号）、GB/T（推荐性国家标准代号）、GB/Z（指导性国家标准代号）；行业标准号，如 YY（医药行业标准代号）。

三、标准文献

1. 标准文献的定义

标准文献可以从狭义与广义两方面定义。狭义文献指按规定程序制定，经公认权威机构（主管机关）批准的一整套在特定范围（领域）内必须执行的规格、规则、技术要求等规范性文献，简称标准。广义文献指与标准化工作有关的一切文献，包括标准形成过程中的各种档案，宣传推广标准的手册及其他出版物，揭示报道标准文献信息的目录、索引等。

2. 标准文献的分类

标准文献主要采用国际标准分类法（ICS）和各国自己的标准分类方法。我国的标准分类法是中国标准分类法（CCS）。中国标准分类法主要由数字与字母混合，共26个大类。国际标准分类法（ICS）全部由数字组成，共分97个大类，是国际、区域性和国家标准以及其他标准文献的目录结构，并作为国际、区域性和国家标准的长期订单系统的基础，也可以用于数据库和图书馆中标准及标准文献的分类。1997年开始标注ICS分类号。几乎各个先进工业国家都有自己的标准分类。

3. 标准文献的特点

标准文献一般具有如下特点：标准的制定和审批程序都有专门的规定，并有固定的代号，标准格式整齐划一；标准文献在一定条件下具有某种法律效力，有一定的约束力；标准文献时效性较强，随着经济发展和科学技术水平的提高，需要不断地修订、补充、替代或废止；标准文献语言简练，描述清晰，用词严谨；标准文献具有其自身的检索系统；标准文献具有主题明确、适用范围明确的特点。

四、标准文献检索

标准文献可以通过传统的工具书或者网络检索工具进行检索，一般使用标准号（现行或废止）、分类号（国际或各国标准）、主题词（或标准名称）等进行标准检索。我国传统标准文献工具书主要包括《中华人民共和国国家标准和专业标准目录》《中华人民共和国国家标准目录及信息总汇》《中国国家标准汇编》《中国标准导报》《中国标准化年鉴》《中华人民共和国行业标准目录》《中华人民共和国国家标准目录》《进出口商品检验标准目录》以及报道标准的期刊和行业标准检索工具等。网络检索工具主要包括国家标准全文公开系统、全国标准信息公共服务平台、标准信息服务网、国际标准化组织网、万方的中外标准数据库、国家科技图书文献中心、中国知网的标准数据库等。

1. 国家标准全文公开系统

国家标准全文公开系统（网址：https://openstd.samr.gov.cn/bzgk/gb/index。首页如图7-4-1所示）公开了除食品安全、环境保护、工程建设方面外，由国家市场监督管理总局、国家标准委已批准发布的所有强制性国家标准、推荐性国家标准（非采标）、指导性技术文件，部分只提供标准题录信息。最新发布的国家标准在《国家标准批准发布公告》发布后20个工作日内公开标准文本，其中涉及采标的推荐性国家标准的公开在遵守国际版权政策的前提下进行。该系统首页实时按照强制性国家标准、推荐性国家标准、指导性技术文件三种标准类别显示系统收录的标准数量情况。在首页最右边竖排着普通检索、标准分类、高级检索三种检索方式供用户检索系统标准信息。默认检索方式为普通检索，可以通过标准号、标准名称来检索标准信息；标准分类可以通过分类目录浏览检索标准信息，或者在检索框中输入分类关键字进行检索；高级检索将标准类别、关键词、标准状态、发布日期、ICS分类组合起来，以满足用户更加精准的标准信息需求。

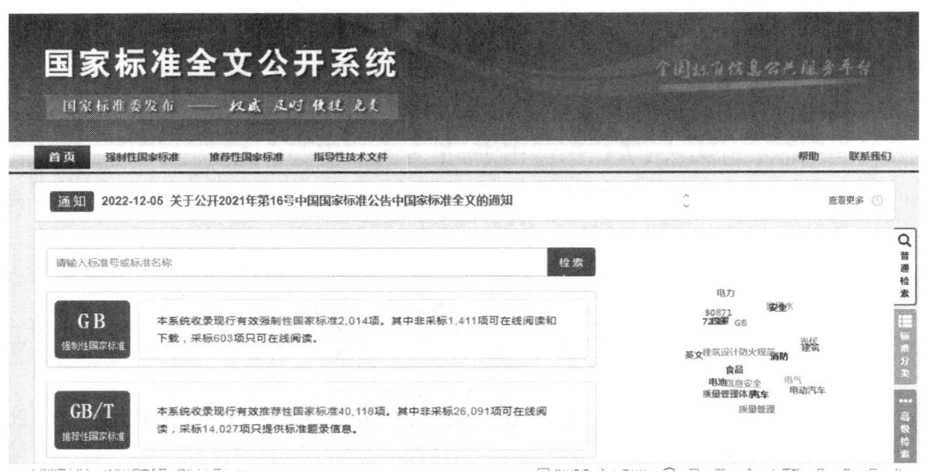

图 7-4-1 国家标准全文公开系统首页

2. 全国标准信息公共服务平台

全国标准信息公共服务平台（网址：https://std.samr.gov.cn/。首页如图 7-4-2 所示）是国家标准委标准信息中心具体承担建设的公益类标准信息公共服务平台，提供国家标准、行业标准、地方标准、团体标准、企业标准、国际保准、国外标准信息服务。该平台首页提供各类标准相关信息公示、意见征集、信息反馈等实时信息。首页可以通过关键词对标准、标准化机构、相关专家进行快速检索，同时提供对国家标准、国家标准计划、行业标准、地方标准的高级检索，可以通过标准属性、国家标准号、标准状态、标准名称等进行组合检索。各类标准还可以通过点击首页各标准栏目进入具体的检索页面检索。

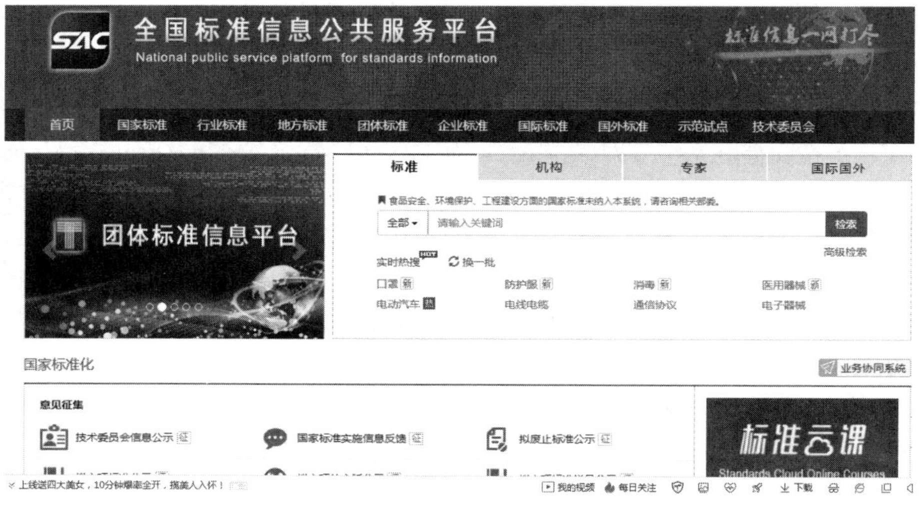

图 7-4-2 全国标准信息公共服务平台首页

3. 标准信息服务网

标准信息服务网（网址：https://www.sacinfo.cn/。首页如图 7－4－3 所示）是国家市场监督管理总局国家标准技术审评中心主办的以“宣传标准、服务社会、推广标准、服务企业”为宗旨的标准资源服务网站。首页展示各种国际标准、国外标准的动态信息，主要提供标准目录查询的资源类型（包括 ISO、IEC、DIN、AFNOR、AENOR、BELST 等），可以通过标准号或者标准名称进行检索。该网站也作为国家市场监督管理总局国家标准技术审评中心开展标准体系建设、标准有效性确认、标准翻译、数据库订制、标准跟踪等服务的业务网站。

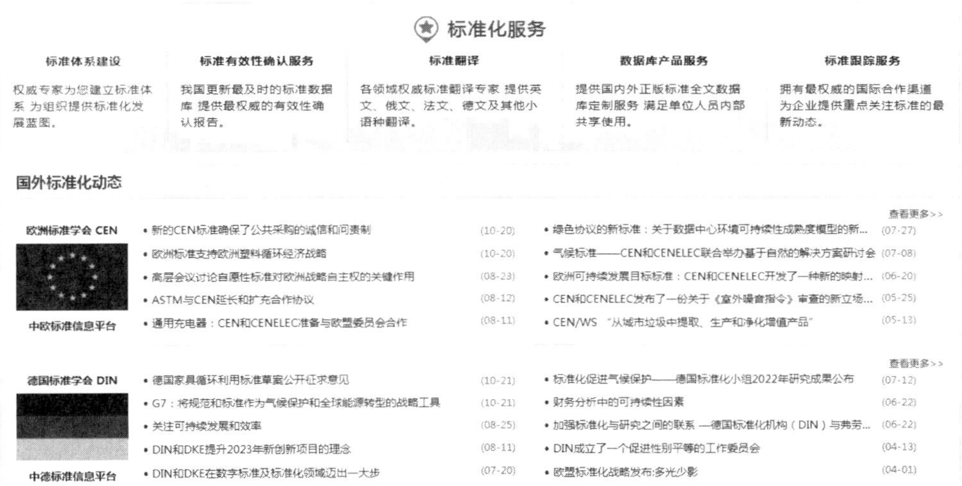

图 7－4－3　标准信息服务网首页

4. 国际标准化组织网

国际标准化组织（International Organization for Standardization，简称 ISO）是世界上最大的非政府性标准化专门机构，是国际标准化领域中一个十分重要的组织，它在国际标准化中占主导地位。ISO 的主要活动是制定国际标准，协调世界范围内的标准化工作，组织各成员国和技术委员会进行情报交流，以及在知识、科学、技术和经济活动中发展国家间的相互合作。它显示的强大的生命力吸引了越来越多的国家参与其活动，目前已经有 160 多个国家加入了 ISO。ISO 在 1995 年开通了网上标准信息技术服务，用户可以通过其网站（网址：https://www.iso.org/home.html）了解其世界成员的情况、标准服务工作动态、标准信息检索服务等。该网站提供简单检索和高级检索。简单检索可以直接在检索框中输入标准号、关键词等信息进行信息获取。高级检索需要进入专门的高级检索页面，可以通过关键词、文献号、文献类型、时间、状态、语言等进行检索。图 7－4－4 是通过关键词“vacines”（疫苗）检索的结果。

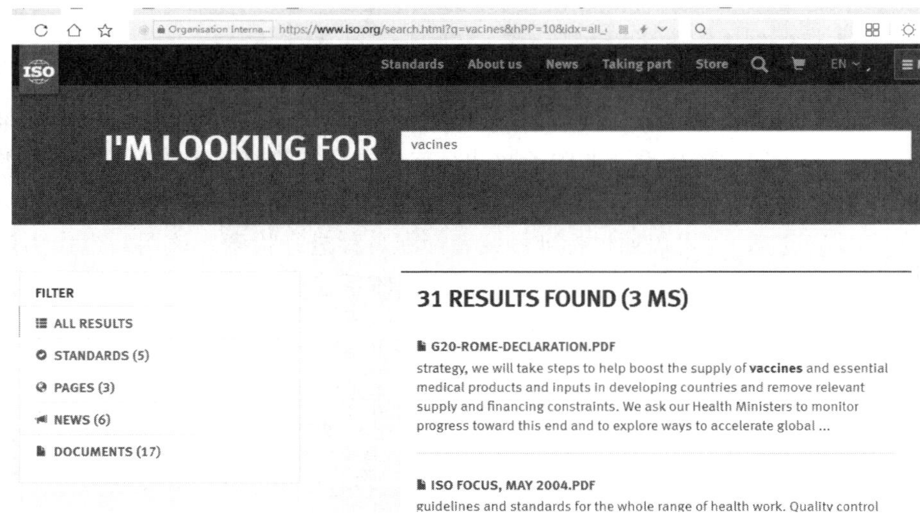

图 7—4—4　检索结果界面

5. 万方的中外标准数据库

万方的中外标准数据库（China Standards Database）收录了所有中国国家标准（GB）、中国行业标准（HB）以及中外标准题录摘要数据，共计 200 余万条记录，其中中国国家标准全文数据内容来源于中国质检出版社，中国行业标准全文数据收录了机械、建材、地震、通信标准以及由中国质检出版社授权的部分行业标准。登录万方数据知识服务平台（https://www.wanfangdata.com.cn/index.html），进入万方数据库提供统一的检索界面，可以通过选择“标准”栏目（如图 7—4—5 所示），并在检索框中输入关键词、标准号等进行简单检索，以及直接按照标准分类进行浏览检索，也可以进入高级检索页面进行复杂检索。高级检索提供题名、题名或关键词、题名、标准编号、标准发布单位、中国标准编分类号、国际标准分类号等字段的逻辑“与”或“非”关系的模糊或者精确匹配检索。

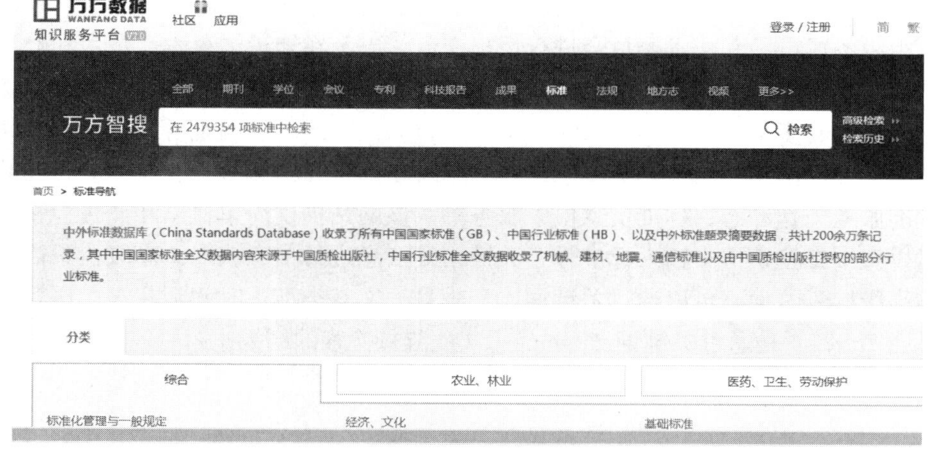

图 7—4—5　万方的中外标准数据库检索界面

6. 国家科技图书文献中心

国家科技图书文献中心（网址：https://www.nstl.gov.cn/。如图 7－4－6 所示）的标准检索在其统一检索平台，但是选择具体的标准文献字库进行高级检索时检索字段有所不同，标准检索字段包括标准名称、发起人、关键词、机构、标准号，可以通过设置多种检索字段进行组合检索，还可以按照出版国、时间范围进行限定筛选。

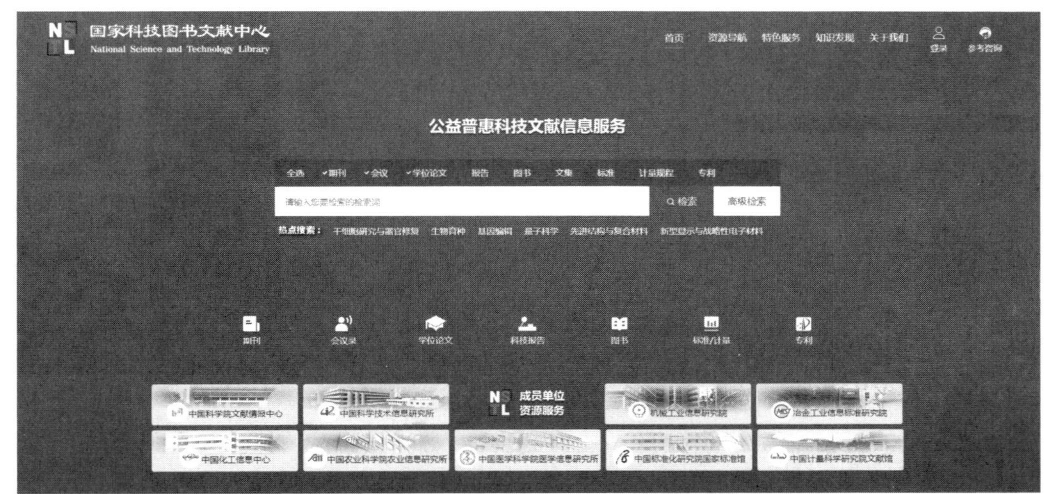

图 7－4－6　国家科技图书文献中心首页

7. 中国知网的标准数据库

中国知网的标准数据库包括国家标准全文、行业标准全文以及国内外标准题录数据库，共计 60 余万项。国家标准全文数据库收录了由中国标准出版社出版的，国家标准化管理委员会发布的所有国家标准，占国家标准总量的 90%以上。标准的内容来源于中国标准出版社，相关的文献、专利、科技成果等信息来源于中国知网各大数据库。可以通过标准号、标准名称、发布单位、起草人、发布日期、实施日期、中国标准分类号、国际标准分类号等检索项进行检索。中国行业标准全文数据库收录了现行、废止、被代替以及即将实施的行业标准，全部标准均获得权利人的合法授权。相关的链接文献、专利、科技成果等信息来源于中国知网各大数据库。可以通过全文、标准号、标准名称、起草单位、起草人、发布单位、发布日期、中国标准分类号、国际标准分类号等检索项进行检索。国内外标准题录数据库收录了中国以及世界上先进国家、标准化组织制定与发布的标准题录数据，共计 54 余万项。国内外标准题录数据库是国内数据量较大、收录相对完整的标准数据库，分为中国标准题录数据库（SCSD）和国外标准题录数据库（SOSD）。中国标准题录数据库收录了所有的中国国家标准（GB）、国家建设标准（GBJ）、中国行业标准的题录摘要数据，共计 10 余万项；国外标准题录数据库收录了世界范围内重要标准，如国际标准（ISO）、国际电工标准（IEC）、欧洲标准（EN）、德国标准（DIN）、英国标准（BS）、法国标准（NF）、日本工业标准（JIS）、美国标准（ANSI）、美国部分学协会标准（如 ASTM、IEEE、UL、ASME），共 18 个国家的标准题录摘要数据，共计标准30余万项。标准的内容来源于山东省标准化研究院，相关的文献、科技成果等信息来源于中国知网各大数据库。可以通过标准号、标准名称、关键词、发布单位、起草单位、发布日期等检索项进行检索。登录中国知网主页（网址：https://www.cnki.net/），选择“标准”栏目可以在检索框中进行快速检索，检索字段包括关键词、主题、篇关摘、标准名称、标准号、关键词、摘要、全文、起草人、起草单位、发布单位、出版单位、中国标准分类号、国际标准分类号等。高级检索可以将各检索字段进行组合检索，同时结合文献分类目录进行扩检和缩检。专业检索时，其具体的检索表达式中涉及的检索字段包括：SU%=主题，TKA=篇关摘，TI=标准名称，BZH=标准号，KY=关键词，AB=摘要，FT=全文，AU=起草人，AF=起草单位，DF=发布单位，SDF=出版单位，SLC=中国标准分类号，CLZ=国际标准分类号。TI=（'道路'+'公路'）*'系统'-'驾驶'可检索“道路”或“公路”有关“系统”的标准，并且可以去除与“驾驶”有关的部分内容。在高级检索界面以字段关键词“疫苗”检索出的结果如图7-4-7所示。

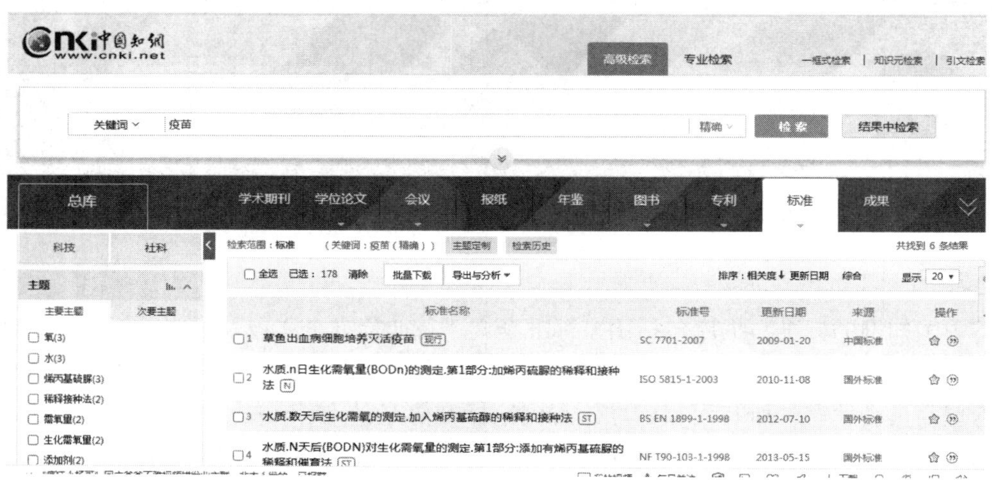

图7-4-7　中国知网的标准数据库字段关键词“疫苗”的检索结果

第五节　其他专类文献检索

一、科技报告

1. 科技报告概述

科技报告是关于科研项目或科研活动的调查、实验、研究的成果的正式报告或进展情况的记录，又称研究报告、报告文献，是研究、设计单位或个人以书面形式向提供经费和资助的部门或组织汇报其研究设计或项目进展情况的报告，以积累、传播和交流为目的，由科研人员按照有关规定和格式撰写，通常载有主持单位、报告撰写者、密级、报告号、研究项目号和合同号等，是真实而完整地反映科研人员所从事科技活动的内容和经验的特种文献。大多数科研报告都与政府的研究活动、国防及尖端科学技术领域有关。按内容可分为报告、论文、札记、备忘录、译文等。报告是科研成果的技术总结，内容详尽，属于一般公开出版物；论文是指准备在学术会议或期刊上发表的报告；札记是编写报告的素材，内容不太完善，是科技人员在科研过程中编写的专业技术文件；备忘录是行业内部少数人之间沟通交流使用的科研过程中的内部数据以及一些保密文献，备忘录是限制发行的；译文是指译自国外有参考价值的报告文献。科技报告按照研究进度可以分为初期报告、进展报告、中间报告、最终报告。初期报告是研究单位在进行某研究项目时的计划性报告；进展报告是报道某项研究工作进展情况；中间报告是某项研究课题某一阶段的研究情况总结，以及对下一阶段研究的计划安排；最终报告是某项研究完成后所写的总结报告。与书和期刊文献相比较，它的篇幅可长可短，但其内容新颖广泛、专业性强、技术数据具体，且注重报道进行中的科研工作，因而是科研人员、工程技术员的重要参考资料，是一种重要的信息源。它对于交流各种科研思路、推动发明创造、评估技术差距、改进技术方案、增加决策依据、避免科研过程中的重复与浪费、促进研究成果转化为生产力起着积极的作用。

2. 科技报告检索

（1）国家科技报告服务系统。

国家科技报告服务系统（网址：https://www.nstrs.cn/index）隶属于科技部，于2014年3月1日正式开通运行，主要收录国家科学技术部、国家自然科学基金委员会、地方科技报告，向社会公众无偿提供科技报告摘要浏览服务，向专业人员（需实名注册）提供在线全文浏览服务，向各级科研管理人员提供统计分析服务。该系统首页快速检索接受20个汉字以内的检索词，高级检索可以通过报告名称、作者、作者单位、关键词、摘要、计划名称、项目年度、项目/课题编号进行组合检索。该系统还可以通过“报告导航”按照报告来源、学科、地域、类型进行浏览检索。在首页左下方“相关链接”可以链接接至“交通运输部科技报告服务系统”“科学基金共享服务网”以及各地方的科技报系统进行相关的科技报告检索。

（2）万方的中外科技报告数据库。

万方的中外科技报告数据库（网址：https://c.wanfangdata.com.cn/nstr）包括中文科技报告和外文科技报告。中文科技报告收录始于1966年，源于中华人民共和国科学技术部。外文科技报告收录始于1958年，内容涵盖美国政府四大科技报告（AD、DE、NASA、PB）。该数据库对中文科技报告可按照来源、学科、地域、类型分类浏览检索，对外文科技报告可按照AD、DE、PB、NASA类别浏览检索，中外文科技报告均可以通过报告名称首字拼音快速导航。在快速检索框中可以选择题名、作者、作者单位、关键词、摘要、计划名称、项目名称字段进行检索，高级检索可以实现以上几个字段以及发表时间的组合检索。

（3）中国知网的科技报告检索。

中国知网的科技报告检索（网址：https://r.cnki.net/KNS/brief/result.aspx?

dbPrefix=kjbg）的数据源主要来自美国政府科技报告全文数据库（NTRL），其文献涉及数学与计算机学、物理化学、天文与地球科学、生物医学、核科学与技术、军工技术、环境科学与社会科学等领域。可以按照标题、关键词、索取号、摘要、作者、作者单位、出版地字段组合检索，还可搭配发表时间、报告类型进一步对结果进行限定。在中国知网的检索结果页面仅能够看到报告的题录信息，想要获取原文，在具体的检索结果页面点击“获取原文”后进一步获取。

（4）美国的四大科技报告与检索。

美国的四大科技报告分别是政府系统的PB报告、军事系统的AD报告、能源系统的DOE报告和航天系统的NASA报告。PB报告由美国出版局出版，其内容主要涉及物理、化学和数学等基础理论，以及工艺材料、生产技术和材料科学等尖端科学技术等。AD报告由美国武装部队技术情报局（ASTIA）出版，主要收集整理自美国国防部所属研究所及其合同户的技术报告。DE报告是由美国能源部科学技术情报局（DOE/OSTI）统一编目通报的科技报告。DE报告的内容涉及核动力发电厂、核反应堆技术、核燃料、合成燃料、煤、天然气、石油、太阳能、动力传输与分配、高级推进系统、军备控制、军事技术，武器与国防、环境科学、物理学、化学、材料学等领域。NASA报告由美国航空航天局（NASA）出版，来自NASA的十三个研究中心，还包括部分NASA出版物，其内容涉及航空航天相关的各个学科领域。NASA报告主要分为技术论文、技术备忘录、合同户报告、会议出版物、特殊出版物和技术译文六大系列。以上四大报告可以通过美国政府科技报告全文数据库（网址：https://ntrl.ntis.gov/NTRL/）进行检索。该数据库除了检索这四大报告外，还可以检索美国农业部、美国教育部、美国卫生部、美国交通运输部、美国国家科学基金会等资助的科研项目成果。该数据库在页面的左边提供高级检索，可以对标题、作者、关键词、合作作者、报告号等字段进行组合检索，还可以对报告的类别、主题、文档类型、发表年等进行限定组合。

二、科技成果

1. 科技成果概述

中国科学院在《中国科学院科学技术研究成果管理办法》中把科技成果的含义界定为：对某一科学技术研究课题，通过观察实验、研究试制或辩证思维活动取得的具有一定学术意义或实用意义的结果。该定义内涵比较全面，成果范围广泛。也有学者指出，科技成果是人们在科学技术活动中通过复杂的智力劳动所得出的具有某种被公认的学术或经济价值的知识产品，这种定义提出被公认是科技成果的一个重要因素。也有更加具体的，即将科技成果定义为由法定机关（一般指科技行政部门）认可，在一定范围内经实践证明先进、成熟、适用，能取得良好经济、社会或生态环境效益的科学技术成果，其内涵与知识产权和专有技术基本相一致，是无形资产中不可缺少的重要组成部分。这种定义将科技成果中的“被公认”要素明确为法定机关（一般指科技行政部门）认可，将科技成果与一般知识产品进行有效区分，比较符合目前科技成果的认定现状。综合以上科技成果的定义，可以将科技成果定义为由相关的科技评价组织管理单位（机构）经过一定的评定程序确认的，在科学研究与技术开发中所产生的具备一定的科学、经济、技术、社会、文化等实用价值的成果。根据国务院办公厅印发的《关于完善科技成果评价机制的指导意见》，可以将科技成果按其研究性质分为基础研究成果、应用研究成果以及技术开发和产业化成果。科技成果的科学价值重点在于对新发现、新原理、新方法方面的独创性贡献。技术价值体现为解决产业关键共性技术问题、企业重大技术创新难题，特别是关键核心技术问题方面的成效。经济价值体现为推广前景、预期效益、潜在风险等对经济和产业发展的正向影响。社会价值重点在解决人民健康、国防与公共安全、生态环境等重大瓶颈问题方面的成效。文化价值重点在倡导科学家精神、营造创新文化、弘扬社会主义核心价值观等方面的影响和贡献。科技成果具有新颖性与先进性的特征，如果成果没有新的创见、新的技术特点或与已有的同类科技成果相比较为先进之处，则不能作为新科技成果。科技成果具备实用性与重复性特征。实用性是指科技成果符合科学规律、具有实施条件、满足社会需要，重复性是指科技成果可以被他人重复使用或进行验证。科技成果应具有独立、完整的内容和存在形式，如新产品、新工艺、新材料、新设备、新技术、科技报告、论文等。科技成果是通过一定形式予以确认的，如通过专利审查、专家鉴定、检测、评估或者市场以及其他形式的社会确认。

2. 科技成果检索

（1）国家科技成果信息服务系统。

国家科技成果信息服务系统（网址：http://www.nstas.cn/nstas/index）由科技部组织开发建设，为社会公众、政府部门以及高等院校、科研院所、公司企业、成果转化中介机构、投融资机构等机构提供科技成果信息服务。国家科技成果信息服务系统主要收集中央、部门和地方财政科技计划（专项、基金等）项目形成的科技成果、国家和地方科技奖励成果以及部门、地方或行业协会推荐的科技成果。科技成果信息主要包括成果名称、成果简介、成果来源、成果完成单位、成果完成时间、成果完成人、联系方式、成果类型、成果状态、转化方式、应用行业以及与该项成果有关的专利、标准、软件著作权、植物新品种等关联信息。国家科技成果信息服务系统面向社会公众、个人、机构和科技管理人员四类用户提供服务。系统向社会公众提供科技成果基本信息检索浏览服务，社会公众不需要注册，即可查询和浏览科技成果基本信息；向个人注册用户提供科技成果详细信息检索浏览服务，个人用户需要实名注册，登录后可检索和浏览包括联系方式等在内的科技成果详细信息；向高等院校、科研院所、企业、成果转化中介服务机构、投融资机构等提供科技成果信息检索浏览服务和分类统计服务，机构用户需要实名注册，登录后可检索和浏览科技成果详细信息，对本机构科技成果信息的分布和利用情况进行统计分析，为开展成果转移转化工作提供信息支撑；向政府部门科技管理人员提供成果信息的综合统计分析服务，管理人员需要通过科技管理部门批准注册，可检索、查询、浏览科技成果详细信息以及按地域、部门、行业等对科技成果信息进行综合统计分析。国家科技成果信息服务系统主要服务功能包括按应用行业、成果形式、成果状态、成果完成时间等进行成果信息分类导航、多字段成果信息检索、成果信息统计分析以及推荐成果等。

（2）国家科技成果信息服务平台。

国家科技成果信息服务平台（网址：https://www.tech110.net/）简称“国科网”，是由科学技术部创建、科技部火炬高技术产业开发中心管理，集科技成果发布、展示、交流于一体的国家级科技成果信息服务平台。该平台信息来源于国内主要科研院所、高校、企业和其他研究机构。国家科技成果库内容丰富，信息翔实，涵盖国民经济各行各业，在国内外具有较高的知名度。该平台提供关键词快速检索科技成果或者机构，还可以通过详细的学科分类、成果类别、成果单位所在省市、课题来源、所属高新技术类别、应用状态、推广形式、成果年份、研究形势、成果体现形式、应用行业、技术成熟度等条件筛选检索科技成果。

（3）中国科技项目创新成果鉴定意见数据库（知网版）。

中国科技项目创新成果鉴定意见数据库（知网版）（网址：https://kns.cnki.net/kns8?dbcode=SNAD）收录正式登记的中国科技成果，按行业、成果级别、学科领域分类。每条成果信息包含成果概况、立项、评价，知识产权状况及成果应用，成果完成单位、完成人等基本信息，并包含该成果的鉴定数据（推广应用前景与措施、主要技术文件目录及来源、测试报告和鉴定意见等内容）。年更新约 4.8 万项，收录年度集中于 1978 年至今，部分回溯至 1920 年。可以通过快速检索框中选择恰当的字段输入检索词快速获得检索结果，还可以通过高级检索进行多字段组合检索。

（4）万方的中国科技成果数据库。

万方的中国科技成果数据库（网址：https://c.wanfangdata.com.cn/cstad）收录了自 1978 年以来国家和地方主要科技计划、科技奖励成果，以及企业、高等院校和科研院所等单位的科技成果信息，涵盖新技术、新产品、新工艺、新材料、新设计等众多学科领域。数据库每两月更新一次，年新增数据 1 万条以上。万方的中国科技成果数据库同时提供行业分类、中图分类和地域分类浏览；快速检索支持字段选择，可选择字段包括题名完成人、完成单位、关键词、摘要、中图分类号，同时可以通过高级检索实现多字段的组合检索，并在结果页面可以进一步进行科技成果公布年份、鉴定年份、学科分类、地域等限定。

三、报纸

1. 报纸概述

报纸是以刊载新闻和时事评论为主的定期向公众发行的印刷出版物或电子类出版物，是大众传播的重要载体，具有反映和引导社会舆论的功能。报纸一般有固定名称，面向公众定期、连续发行，出版周期有日报、周报、双周报或者间隔更长的时间。按照刊载的内容主题，报纸可以分为教育报、军事报、学生报、学术报、财经报、农业报、旅游报等。随着电子化阅读的不断深入发展，纸质报纸的社会功能在不断弱化，其信息传播的时效已然不能满足大众对于信息更新速度的需求，各传统报纸主体都在不断地探索网络发展之路，建设自己的信息化平台，以期在新的形势下更好地发挥其反映和引导社会舆论的功能。目前很多报纸除了发型纸质版本，还会通过网站、手机 APP 等渠道推送实时信息，如《光明日报》《参考消息》《新京报》《新华日报》《华西都市报》等均有开发手机 APP，提供电子版在线阅读功能。

2. 报纸检索

（1）中国近代报纸资源全库（全国报刊索引）。

中国近代报纸资源全库（网址：http://www.cnbksy.cn/home）收录了《新闻报》《时报》《大陆报》《民国日报》《上海泰晤士报》《大公报》《申报》《时事新报》《盛京时报》等中英文报纸资源，种数将近700种。收录的报纸保存了近百年间中国政治和社会生活的珍贵史料，分别从不同立场、不同视角和不同层次反映了中国近代史，可为相关领域的研究人员提供丰富的信息，具有重要的学术意义和史料价值。

（2）报刊索引库_人大复印报刊资料。

报刊索引库_人大复印报刊资料（网址：http://www.rdfybk.com/bk）是题录型数据库，汇集了自1978年至今国内公开发行的人文社科报刊上的全部题录。其按专题和学科体系分为九大类，包括法律类、经济学与经济管理类、教育类、历史类、文学与艺术类、文化信息传播类、哲学类、政治学与社会学类和其他类。600多万条数据包含专题代号、类目、篇名、著者、原载报刊名称及刊期、“复印报刊资料”专题期刊名称及刊期等多项信息。可通过学科分类进行浏览检索，也可以选择主题词、标题作者、分类名称、原文出处字段进行快速检索，或者组合以上字段的高级检索。

（3）中国重要报纸全文数据库。

中国重要报纸全文数据库（网址：https://kns.cnki.net/kns8?dbcode=CCND）是以学术性、资料性报纸文献为出版内容的连续动态更新的报纸全文数据库。其收录并持续更新2000年以来出版的各级重要党报、行业报及综合类报纸500余种。可以通过快速检索栏进行快速检索以及各字段组合的高级检索。

（4）人民日报图文数据库。

人民日报图文数据库（网址：http://data.people.com.cn/rmrb/20220901/1?code=2）可检索包含《人民日报》自1946年创刊以来至今的全部数据，每日更新。可按日期、版次、作者、标题、正文等字段检索，包含图文信息及原版原貌信息。

四、古籍

1. 古籍概述

我国的古籍多指辛亥革命以前印刷、抄写的图书和辛亥革命以后以古籍装帧形式重印的版本。古籍的内容具有不可重新创造的特性。古籍在古代兼有文书、档案、书籍三重意义，随着时代的发展，我国的古籍载体出现过甲骨、青铜器、石头、简牍、缣帛、纸张等形式。随着造纸术发明后，古籍的装帧形式也变得多样化，出现了卷子、鱼鳞装、经折装、蝴蝶装、包背装、线装等形式。我国古籍的版本类型也比较丰富，有稿本、抄本、写本、刻本、活字本、拓印本、铅印本、石印本、影印本等。在古籍中还有孤本和复本、善本和不善本之说。孤本和复本是相对的，孤是唯一的意思，复为不止一个的意思。孤本概念比较清晰，即为国内藏书只此一部，未见其他收藏的，即可称为国内孤本。善本是指精刻、精印、精抄、精校的难得的古书，珍贵的手稿、孤本、罕见的文献等。我国20世纪70年代末开始编纂《中国善本书总目》，其中明确了收录标准和范围，规定了“三性”“九条”，可作为对善本概念的深度阐释。所谓“三性”一是因其书年代久远而具有“历史文物性”，二是因其书内容有重要参考价值而具有“学术资料性”，三是因其书雕版印制考究、插图等精美而具有的“艺术代表性”。所谓“九条”一为元代及元代以前刻印或抄写的图书。二为明代刻印、抄写的图书（版本模糊，流传较多者不在内）。三为清代乾隆及乾隆年以前流传较少的印本、抄本。四为太平天国及历代农民革命政权所印行的图书。五为辛亥革命前在学术研究上有独到见解或有学派特点，或集众说较有系统的稿本，以及流传很少的刻本、抄本。六为辛亥革命前反映某一时期、某一领域或某一事件资料方面的稿本及较少见的刻本、抄本。七为辛亥革命前的有名人学者批校、题跋或抄录前人批校而有参考价值的印、抄本。八为在印刷上能反映我国印刷技术发展，代表一定时期印刷水平的各种活字本、套印本，或有较精版画的刻本。九为明代印谱，清代集古印谱，有特色或有亲笔题记的名家篆刻钤印本。

2. 古籍检索

（1）古籍传统的检索工具。

古籍传统的检索工具主要有书目、索引、类书、政书等。书目主要有史志书目、官修书目、私家书目以及现当代编纂的各种古籍书目。史志书目一般称为艺文志或者经籍志，是正史的组成部分，可以用来检索古籍的流传与亡佚，如《汉书·艺文志》《隋书·经籍志》《旧唐书·经籍志》《宋史·艺文志》《明史·艺文志》等。官修书目是指由政府支持编辑，反映一个国家全部藏书的书目，几乎历代均有官修书目，但是宋以前的大多散佚。官修书目根据整理过的国家藏书而编成，著录图书全面丰富，基本上代表了国家的藏书水平，在客观上反映了当时国家的文化学术事业发展状况，如现存的《文渊阁书目》《永乐大典目录》《四库全书总目》等。私家书目是指非官修的，由藏书家或学者私人撰修的目录书，著录的对象往往是私人藏书，如《郡斋读书志》《逐出堂书目》《脉望馆书目》《绛云楼书目》《千顷堂书目》《古堂书目》《郑堂读书记》是现存较为有名的私家书目。现当代编纂的古籍书目有《中国丛书综录》《中国古籍善本书目》《中国地方志联合目录》《全国中医图书联合目录》《中国中医古籍总目》《中国古医籍书目提要》等。古籍索引主要有专题索引、群书索引、专书索引等类型。专题索引用于检索某一个方面的内容，如人名地名索引、名篇名句索引、人物传记索引等，如《唐宋名诗索引》《古今人物别名索引》。群书索引指对多部书的篇目进行综合检索，如《十三经索引》《元人文集篇目分类索引》《清人文集篇目分类索引》等。专书索引能够检索一部书中所有的篇目，一般针对规模宏大、内容丰富的总集或丛书，如《永乐大典索引》《古今图书集成索引》《后汉书索引》等。类书是我国古代百科全书性质的资料汇编，如唐代的《北堂书钞》《艺文类聚》《初学记》《白氏六帖》，宋代的《太平御览》《太平广记》《文苑英华》《册府元龟》，明代的《永乐大典》《四书大全》《五经大全》《性理大全》，清代的《古今图书集成》《渊鉴类函》《佩文韵府》《骈字类编》等。政书是记载历代政治、经济、文化、军事等方面典章制度的工具书，通过政书可以了解我国历代的制度史、文化史和学术史等，如《通典》《通志》《文献通考》《唐六典》《元典章》《大明会典》《清会典》《宋会要》《唐会要》等。另外还可以通过字典、词典、图录、表谱等检索古籍相关信息，如《尔雅》《说文解字》《中国医籍大辞典》《考古图》《三才图绘》

《中国历史纪年表》《中国历代年谱总录》。

（2）古籍资源在线检索。

①学苑汲古——高校古文献资源库。

学苑汲古全称为高校古文献资源库（网址：http://rbsc.calis.edu.cn:8086/aopac/jsp/indexXyjg.jsp），是中国高等教育文献保障系统（CALIS）的特色库项目之一，由北京大学、南京大学、复旦大学、山东大学等24家全国重点高校图书馆合力创建。内容不仅包括各参建馆所藏古文献资源的书目记录，而且还配有部分相关书影或全文图像，总体规模庞大，资源品种多样。该系统具有对古文献的简单检索、高级检索、二次检索、索引、浏览等功能，规定使用中文繁体字或汉语拼音进行检索，汉语拼音检索仅限于题名、责任者、主题词三种检索途径。

②中华古籍资源库。

中华古籍资源库是国家图书馆（国家古籍保护中心）建设的综合性古籍特藏数字资源发布共享平台（网址：http://read.nlc.cn/thematDataSearch/toGujiIndex）。该平台目前在线发布资源包括国家图书馆藏善本和普通古籍、甲骨、敦煌文献、碑帖拓片、西夏文献、赵城金藏、地方志、家谱、年画、老照片等，以及馆外和海外征集资源，总量约10万部。资源库包含宋人文集、赵城金藏、数字古籍、云南图书馆古籍、数字方志、碑帖菁华、甲骨实物、甲骨拓片、西夏文献、西夏研究论著、年画撷英、前尘旧影、上海图书馆家谱、徽州善本家谱、天津图书馆古籍、中华古籍联合书目、东文研汉籍影像库、哈佛大学善本特藏、法藏敦煌遗书、中华医药典籍资源库、日本永青文库捐赠汉籍等。用户无需注册登录即可阅览全文影像，支持单库检索和多库检索、基本检索和高级检索。高级检索提供标题、责任者、出版者、出版发行项、载体形态项、提要、善本书号的精确与模糊匹配的组合检索。

③首都图书馆古籍珍善本图像数据库。

首都图书馆古籍珍善本图像数据库（网址：http://gjzsb.clcn.net.cn/index.whtml）所收古籍均为入选《国家珍贵古籍名录》的珍贵古籍和馆藏特色文献。该数据库需要读者注册后使用，可通过题名、责任者等关键词进行简单检索和组合检索，并能按照四部分类和版本类型浏览，同时提供书影的在线阅览，以方便读者更加便捷地阅读和欣赏这些难得一见的珍贵古籍。

④雕龙中日古籍全文资料库。

雕龙中日古籍全文资料库（网址：http://hunteq.com/ancientc/ancientkm）是一个超大型中日古籍全文检索数据库。2001年开始起步建库，现在已经逐步形成一个超大型古籍全文数据库。该数据库集成平台可以实现在所有的子库间的统一检索，为研究人员提供了极大的便利性，支持字段包括书名、作者、全文、分库、附注等，还可以采用限定检索、全文检索、逻辑检索、字距检索和二次检索。数据库支持繁简体、异体字通检，提供“检索历史”暂存功能。

参考文献：

[1] 冯小兵. 医药生物领域专利申请文件撰写精解 [M]. 北京：知识产权出版，2021.

［2］秦声．专利检索策略及实战技巧［M］．北京：知识产权出版社，2019．
［3］高巧林，章新友．医学文献检索［M］．北京：人民卫生出版社，2021．
［4］张倩，徐云．医学信息检索［M］．武汉：华中科技大学出版社，2021．
［5］国家知识产权局．国家知识产权局专利检索及分析［EB/OL］．［2023－03－03］．https://pss-system.cponline.cnipa.gov.cn/conventionalSearch.
［6］李霞，雷建波．生物信息学［M］．北京：人民卫生出版社，2015．
［7］陈平，张逸群．实用生物医学信息检索［M］．北京：科学出版社，2015．
［8］黄晓鹏．医学信息检索与利用［M］．北京：科学出版社，2010．
［9］余鸣．医学信息检索与利用［M］．合肥：安徽大学出版社，2011．
［10］李桂芳．医学文献检索［M］．合肥：安徽大学出版社，2009．
［11］汪英姿．图书馆利用与文献检索教程 自科版［M］．南京：河海大学出版社，2009．
［12］朱静芳．现代信息检索实用教程［M］．北京：清华大学出版社，2008．
［13］董建成．医学信息检索教程［M］．南京：东南大学出版社，2009．
［14］陈燕．医学信息检索与利用［M］．北京：科学出版社，2012．
［15］高巧林．医学文献检索［M］．北京：人民卫生出版社，2012．
［16］罗爱静．医学文献信息检索［M］．北京：人民卫生出版社，2010．
［17］黄燕．医学文献检索［M］．北京：人民卫生出版社，2014．
［18］金耀，刘小华．图书馆利用与文献检索教程：科技版［M］．北京：科学出版社，2014．
［19］刘桂峰．医学信息检索与利用［M］．镇江：江苏大学出版社，2014．

第八章　循证医学资源检索

第一节　循证医学概述

一、概念

循证医学（Evidence－Based Medicine，简称 EBM）意为“遵循证据的医学”，又称有据医学、求证医学，最早由加拿大临床流行病学家 David Sackett 于 1980 年创立并在 20 世纪 90 年代逐渐兴起。2000 年，他在所著的《怎样实践和讲授循证医学》中，将循证医学定义为，慎重、准确和明智地应用当前所获得的最佳研究证据，结合医生的个人专业技能和多年临床经验，考虑患者的价值和愿望，制定出患者的治疗方案。循证医学的核心思想是：在临床医疗实践中，在充分考虑患者意愿的条件下，临床医生全面、严谨、精确地将科学研究中获得的最佳证据应用到临床决策。

二、循证医学的发展历史

传统医学是一种经验医学，在临床实践中，医护人员往往依据自身积累、高年资医师经验或基于动物实验得到的研究结果，缺乏安全可靠的最佳证据。由于医学信息均有各自的生命周期，仅仅依靠教科书或医学期刊上零散的研究报告、借鉴个人或同道的个例、专家指导意见作为诊治患者的医疗决策，难免会以偏概全，有所偏差。

药物史上著名的“反应停事件”就是因为错误的舆论导向让该药被误认为对早期妊娠妇女呕吐现象有明显的改善，于是很多医生未经长期的药效观察，也没有掌握严谨科学的最佳证据，就草率地将该药应用于临床治疗，结果导致世界各地出现数以万计的“海豹肢畸形”婴儿，造成了无法弥补的重大创伤，这也是传统医学在发展过程中的惨痛教训。由此可见，仅根据个人的观察或者被动接受经验医学的灌输，在临床诊治中往往是存在缺陷的，而这种缺陷正是传统经验医学的重大弊端。

1948 年世界上第一个临床随机对照试验（RCT）的出现是临床医学研究史上的里程碑，大样本、多中心的 RCT 取代了分散、个别的观察性研究和临床经验总结，此后根据临床研究依据来处理患者的观念已经形成。20 世纪 70 年代，随着现代临床流行病学的发展，建立了一套相对完整的医学文献评价方法，并制定了评价有关病因、治疗、预后、诊断等文献的新标准。英国于 1992 年成立了世界上第一个以已故英国著名流行病学家和内科医师 Archie Cochrane 的姓氏命名的循证医学中心——英国 Cochrane 中心。中国循证医学中心于 1996 年由四川大学华西医院筹建，1997 年获卫生部认可，1999 年经国际 Cochrane 协作网指导委员会批准后正式注册成为亚洲唯一的一个 Cochrane 中心。临床流行病学、医学统计学、计算机网络等科学技术的迅速发展，为循证医学的开展提供了信息保障手段，现代医学模式正逐步从经验医学向循证医学转化。

因此，在当前的大数据背景下，循证医学是对临床诊治理念与方式的重新审视，是将循证医学嵌入临床诊治的重要基础，要求医生对文献进行“综合加工、利用、评述”。也就是说，循证医学的最终目的并不是掌握临床诊治的证据，还需要对证据的可靠性、客观性、契合性进行分析和评价，直到获取能够应用于临床治疗的“最佳证据”。而在没有获取“最佳证据”之前，要遵循循证医学的评价原则来查证和评估原始文献，此原则应与临床流行病学总结的医学文献评价标准和方法保持高度一致，要严格符合临床证据产生的源头数据处理要求，以及用批判的眼光获取“最佳证据”来解决临床实际问题的信息能力，体现了文献检索对于循证医学的重要意义。

目前，EBM 的理念和方法已逐渐嵌入临床医学、护理学、卫生事业管理、公共管理、管理科学与工程等多个学科，形成了以循证医学为主体的多个分支学科群。随着对循证医学理念的掌握不断深入及循证技能的不断提升，临床医生实践循证医学一般可分为三个角色层次：

（1）接受者。

简单或被动地接受所在领域的前期研究基础。

（2）使用者。

能够用科学高效的检索方法获取已有的最佳证据。

（3）实践者。

能够对整合的文献进行评价和甄别，形成较为正确客观的系统综述和 Meta 分析。因此掌握信息、批判性评价和知识转化已成为新时期临床医生必备的三项技能。

三、循证医学的前沿与挑战

1. 最佳证据的争论

临床随机对照试验及基于临床随机对照试验的系统综述/Meta 分析一直被认为是传统循证医学中的高质量证据，但临床研究在科学性提高、范围扩宽、快速发展的同时逐步暴露出越来越多的新问题：①临床研究从个案研究发展到群体研究虽改善了研究结果的可重复性，却降低了个体化诊疗的能力；②严格的纳入排除标准虽提高了研究结果的科学性，却限制了结果的普及与推广；③很多高质量临床研究以研究和回答科学问题为目的，未考虑到临床工作需求和临床真实情况，科学性高而转化性差；④临床研究的最佳证据多为偏离临床实际情况的研究结果，因而无法解决那些低资源配置条件下的实际问题。

1967 年有研究者首次提出在“真实世界”中进行临床研究的观点，认为真实世界研究更多地考虑实际医疗环境，其研究结果相比理想条件下的临床试验更可靠。值得注意的是，无论是在理想条件下还是在真实世界中，都没有绝对的最佳证据。根据研究目的和问题选择合理、适宜的研究设计，严格控制数据质量，科学分析数据结果才能得出适用、有用、好用的最佳证据。

2. 大数据与人工智能时代的循证医学

大数据时代下的循证医学研究将以实际医学问题为导向，利用人工智能技术，围绕如何利用和智能获取、挖掘、生产证据，为患者提供智能的医疗服务，最终提高循证医疗卫生决策水平。

3. 精准医学和循证医学

精准医学的技术研发和临床推广，以高投入、高技术、海量信息为突出特点，需根据其评价证据循证优选。

4. 倡导共享临床研究原始数据

共享原始数据是近10年临床研究最重要的观念更新，旨在：①追溯所报告的试验结果；②重新分析试验数据；③与其他新研究进行数据合成分析。共享原始数据一旦实现，将增加公众对临床试验结果的信心和其自身的可信度，实现过程透明。对共享数据的再分析和深度挖掘，将极大地促进高质量证据的合成与转化。

第二节　循证医学的证据分类与分级

一、循证医学的证据分类

不同人群对证据的需求不同，对同一证据的理解也不同。为了更好地推广和使用证据，有研究者将循证证据进行了分类，但迄今国内外尚无公认、统一的分类方法。本节主要介绍应用最广泛的两种方式，即按研究方法分类和按研究问题分类。

1. 按研究方法分类

从研究方法角度，可以将循证医学证据分为原始研究证据和二次研究证据。原始研究证据是指直接以患者群体或健康人群为研究对象，围绕临床中发现的问题查找并获取证据，通过统计学整合汇总、分析总结而形成的研究报告。常见的研究方法有临床随机对照试验、队列研究、病例对照研究、横断面研究、病例报告等。二次研究证据是指在全面检索围绕某一问题的所有原始研究证据的基础上，应用科学的方法和标准，经整合、评价、甄别、分析总结而形成的研究报告。二次研究证据主要有系统综述、临床实践指南、临床决策分析、卫生技术评估、卫生事业管理学等。

2. 按研究问题分类

根据所研究问题类别，研究证据可分为病因、诊断、治疗、预后、临床经济学评价等研究证据。

二、循证医学的证据分级与推荐

1. 证据分级与推荐的演进

全世界每年发表的临床研究数量庞大，医务人员和决策者要有效地判断这些研究的好坏，遴选出高质量证据，并确定目前最好证据可信度的相对高低，将其转化为推荐意见进而促进循证实践，那么一套科学、系统和实用的证据分级工具必不可少。在过去的几十年间，全球多个机构和组织就如何对证据质量和推荐强度分级展开了大量积极的探索与尝试，主要经历了三个阶段。

第一阶段以临床随机对照试验为最高质量证据，单纯考虑试验设计，最具代表性的是 1979 年加拿大定期体检特别工作组（Canadian Task Force on The Periodic Health Examination，简称 CTFPHE）发表的证据分级评价系统——CTFPHE 证据分级与推荐强度，但其缺点在于分级过于简单，科学性不够。

第二阶段以系统综述/Meta 分析作为最高级别的证据，代表有 2001 年美国纽约州立大学医学中心提出的证据金字塔（见图 8－2－1）和同年英国牛津大学循证医学中心推出的标准（见表 8－2－1）。后者在证据分级基础上引入了分类概念，涉及治疗、预防、病因、危害、预后、诊断、经济学分析等 7 个方面，更具有针对性和适应性，曾一度成为循证医学教学和循证临床实践中公认的经典标准，也是循证教科书和循证期刊最广泛使用的标准之一。但因过于复杂和烦琐，初次接触循证医学的医生和医学生难以理解和掌握，且仍采用试验设计为分级依据，加之未考虑研究的不一致性和间接性等因素，在实际应用中仍存在诸多问题。

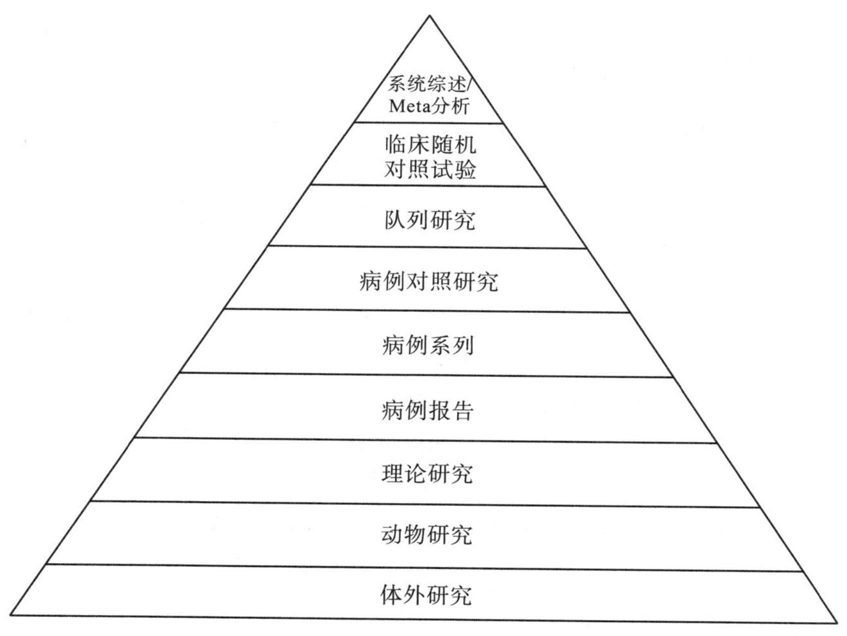

图 8－2－1　证据金字塔

表 8-2-1　2001 年牛津证据分级与推荐意见强度（以治疗和病因部分为例）

推荐级别	证据水平	防治与病因
Ⅰ	Ⅰa	同质 RCTs 的系统评价
	Ⅰb	可信区间小的 RCT
	Ⅰc	全或无效应
Ⅱ	Ⅱa	同质队列研究的系统评价
	Ⅱb	单个队列研究（包括低质量的 RCT 如随访率小于 80%者）
	Ⅱc	“结局”性研究
Ⅲ	Ⅲa	同质病例对照研究的系统评价
	Ⅲb	单个病例对照研究
Ⅳ		病例系列报告、低质量队列研究及病例对照研究
Ⅴ		专家意见（缺乏严格评价或仅依据生理学/基础研究/初始概况）

第三阶段始于 2000 年，针对当时证据分级与推荐意见存在的不足，包括来自 WHO 在内的 19 个国家和国际组织的 60 多名临床专家、循证医学专家、医学编辑、卫生政策专家共同创建了推荐分级的评价、制定与评估（The Grading of Recommendations Assessment，Development and Evaluation，简称 GRADE）工作组，旨在通过协作，遵循证据，制定出国际统一的证据质量和推荐强度分级系统，并于 2004 年正式推出。

该系统定义了证据质量在多大程度上能够确信疗效评估的正确性。推荐强度指在多大程度上能够确信遵守推荐意见利大于弊：①“利”包括降低发病率和病死率，提高生活质量，降低医疗负担（如减少必服药和不必的血常规检测）和减少资源消耗等；②“弊”包括增加发病率和病死率，降低生活质量或增加资源消耗等。GRADE 将证据质量分为高、中、低、极低 4 级，推荐强度分为强、弱 2 级，具体描述见表 8-2-2。证据质量分级的前提是问题制作系统评价，推荐强度的前提是证据质量，考虑其他因素进行利弊平衡。

表 8-2-2　GRADE 证据质量与推荐强度分级

证据质量分级	具体描述
高（A）	非常确信估计疗效接近真实疗效
中（B）	对估计疗效信心一般：估计疗效有可能接近真实疗效，但也可能差别很大
低（C）	对估计疗效信心有限：估计疗效有可能与真实疗效差别很大
极低（D）	对疗效估计几乎没什么信心，估计疗效有可能与真实疗效差别很大
推荐强度分级	
强（1）	明确显示干预措施利大于弊或弊大于利
弱（2）	利弊不确定或无论质量高低的证据均显示利弊相当

GRADE更加科学合理、过程透明、适用性强：①首次从指导终端用户使用角度分级；②首次模糊证据分类概念，凝练出统一证据分级标准；③将证据质量分级与临床使用的推荐强度联合；④开发了相应的分级软件。目前其已被包括WHO和CoChrane协作网在内的100多个国际组织、协会采纳，成为证据分级与推荐发展史上的里程碑。

2. 证据分级与推荐未来的发展

（1）持续改进证据分级与推荐系统。尽管GRADE创建已超过10年，其标准被诸多权威组织采纳，但当前仍有众多不同种类的分级系统被其他机构沿用，未来证据分级与推荐系统应比较分析当前和今后出现的不同分级系统的优劣异同，持续改进。

（2）普及推广和持续宣传证据分级和推荐系统。GRADE工作组从2011年起，已先后在亚欧北美等多国建立中心，旨在推广GRADE方法，举办GRADE培训，进行GRADE研究。

（3）开发适用于临床医学以外的其他不同研究领域的分级系统。这些领域原始研究的质量越来越高，系统评价的数量也越来越多，面对复杂的卫生问题和政策制定，决策者需要研究者基于当前最佳证据形成明确的推荐意见，并以最简洁明了的方式呈现。

第三节　循证实践的基本方法

循证医学是当代临床医疗实践中诊治决策的科学方法学，方法学是循证医学的核心，涉及临床医学、临床流行病学、统计学、卫生经济学、计算机科学、决策学等多个学科和技术的交叉综合运用。循证实践分为以下5个步骤：①循证问题的构建；②循证证据的检索；③循证证据的评估；④循证证据的应用；⑤循证实践的后效评价。每个步骤均衍生出了相应的科学方法，它们之间环环相扣，形成一个完整系统，任何环节存在缺陷或不足，都会影响循证医学实践的总体质量和效果（见图8－3－1）。

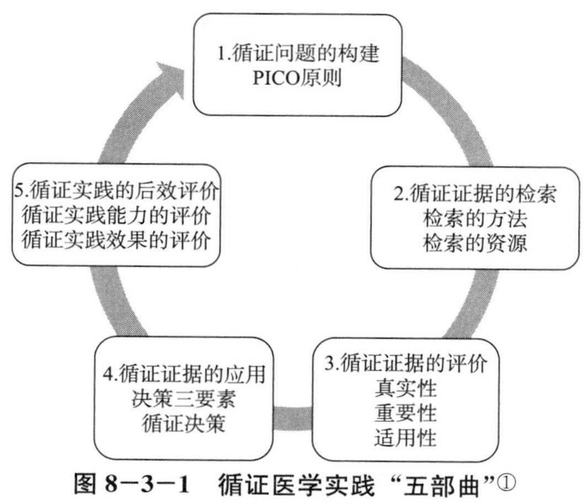

图8－3－1　循证医学实践“五部曲”①

① 李幼平. 实用循证医学［M］. 北京：人民卫生出版社，2018：15.

一、循证问题的构建

1．临床循证问题的类型

（1）一般性问题。

一般性问题是关于患者及所患疾病一般知识的问题，由问题词根（谁、什么、何处、何时、怎样、为何）加动词构成。这些问题一般在临床医师接诊时通过询问病史和体格检查就可得到。例如咳嗽作为一个动词，其相关的问题有谁咳嗽（患者的性别、年龄特征）、咳嗽的性质（颜色、次数）、何时咳嗽、什么原因诱发等。还包括一种疾病或疾病的某一方面，如“腹痛的原因是什么?”“腹痛是不是肠炎?”等。

（2）特殊性问题。

临床实践中，临床医生会针对疾病的病因、诊断、治疗、预后、预防等方面提出需要解决的各种临床问题。

①提出的问题。

提出的问题包括怎样识别疾病的病因及发病的危险因素、发病机制。如对糖尿病患者提出的病因可能包括“有无家族遗传因素?”“与哪些生活习惯有关?”“影响糖尿病转归的危险因素和保护因素有哪些?”等。

②诊断与鉴别诊断。

提出的问题主要针对某项检查的准确性、可靠性、安全性、可接受性及费用等。如对于呕血患者，为了确定出血部位和原因、是否应该做急诊胃镜检查，可提出许多临床问题，如“急诊胃镜检查对上消化道出血的敏感度和特异度如何?”“急诊胃镜检查给患者带来的风险有多大?”“急诊胃镜检查过程中是否能进行镜下治疗?”“有没有其他可供选择的诊断措施?”等。

③干预措施。

提出的问题主要围绕治疗措施的有效性、安全性、临床经济学评价方面。如对于70岁肺癌患者的治疗将提出：“如何选择利大于弊的干预措施?”“是选择手术治疗还是放化疗?”“选择联合手术治疗、放化疗吗?”“各治疗方案对患者的生存质量有何影响?”

④预后。

提出的问题包括对疾病进程和结局的预测及影响预后的因素。如对于脑卒中伴偏瘫的患者，其家属可能会提出“生活质量会逐渐下降吗?”“运动功能还能恢复吗?”“还会发生二次脑卒中吗?”等问题。

2．提出临床循证问题

循证问题是指临床医学实践中亟待解决的重要问题，构建循证问题是实践循证医学的起点。临床问题错综复杂，有时要表达一个临床问题可能需要很长一段话，但对于文献检索来说，不能把一段很长的话全部作为检索词进行检索，在这种情况下，需要利用一定的方法和原则对一个复杂的临床问题进行分析整理，提炼出其最核心的部分。1995年，Richardon等提出PICO模型，用于构建一个具体的临床问题，便于更好地制定检索决策、进行证据的检索和获取（见表8－3－1）。

表 8-3-1　临床循证问题的 PICO 格式

PICO	意义	内容
P（Population/Problem）	患者类型/人群	何种疾病
		种族、年龄、性别、合并症
I（Intervention/Exposure）	干预措施或暴露因素	新的药物、手术方式
		暴露或危险因素
		诊断试验
C（Comparison/Control）	对照措施	无
		安慰剂或其他治疗
		诊断的金标准
O（Outcome）	临床结局	生存率、死亡率
		重要临床事件发生率
		经济学指标等

除典型的 PICO 要素外，为了更精确地检索，也有学者提出 PICOTS 6 要素，即在以上基础上增加：T 要素（Time），时间框架；S 要素（Study/Setting），研究环境，比如队列研究、病例对照研究等。如“三甲医院急性心肌梗死的住院患者预防性使用利多卡因是否可降低高危患者死亡的风险？”问题可构建为：

P：急性心肌梗死患者

I：利多卡因治疗

C：无利多卡因治疗

O：死亡

S：医院类别

3. 临床定性研究问题的构建

PICO 要素在循证医学与系统评价领域的广泛应用，使研究者能在短时间内有效地确定检索词。因此，Cochrane 协作网将 PICO 要素认定为进行定量研究的最佳工具。近年来，随着定性研究的兴起，更有学者发现 PICO 要素不适用于主要通过现场观察、体验或访谈来收集资料的定性研究。定性研究的研究对象样本量普遍小于定量研究，且一般不给予干预措施，因此定性资料不适合采用 PICO 要素进行检索。学者新建了更适合于定性研究的 SPIDER 工具：

S（Sample）：样本。

PI（Phenomenon of Interest）：拟研究对象。

D（Design）：设计。

E（Evaluation）：评价。

R（Research type）：研究类型。

如对于“在社区护理服务工作中，高血压患者社区护理服务的影响因素有哪些？”这一定性研究问题，首先可根据 SPIDER 工具来构建：

S：社区服务中心管理者、社区护士、社区高血压患者。

PI：在社区接受过高血压服务的患者。

D：半结构式访谈。

E：服务需求方因素、服务提供方因素、外部支持服务方因素。

R：定性研究。

研究表明，SPIDER 工具是针对定性研究的有效检索工具，可在缩短检索时间的同时获得更大的收益，因此该工具具有一定的实用价值。

4. 公共卫生问题的构建

随着社会的不断发展、进步，公共卫生问题越来越受到重视，其内涵也在逐步发展、变化。疾病预防与治疗的融合也是未来医学发展的趋势。但公共卫生与临床实践过程不同，其问题的侧重点也不同，构成问题的要素也有所不同。

在公共卫生领域，除了不需要研究就可以解决的一般性问题外，也需要在提出问题的基础上，根据一定原则和相应标准对问题加以判定后，最终构建迫切需要解决的问题。

构建公共卫生问题的循证模式为“OSOS 要素”。

O（Object）：公共问题的对象，不是针对个体，而是有特殊疾病或特殊状态的群体，也可以是政府机构、卫生服务部门。

S（Strategy）：拟实施的措施。

O（Outcome）：政策实施的效果，往往是较长时间的干预效果评估。

S（Study design）：研究方法，主要采用观察性研究方法。

二、循证证据的检索

按照检索目的，循证检索可以分为两类：①查证用证。目的是通过检索最佳证据找到临床问题的答案，解决临床问题、做出临床决策。主要是检索二次文献数据库，强调查准率。②创证用证。目的是尽可能全面检索当前所有的相关研究，为制作循证证据提供全面资料，既要检索原始文献数据库，也要检索二次研究、转化研究和方法学研究，强调查全率。这两种检索的基础知识和步骤基本一致，本节主要以查证用证为目的介绍如何构建文献证据。

1. 循证检索的步骤和方法

（1）循证检索的步骤。

①明确和转化临床问题。

②选择合适的数据库。

③确定检索词和检索式。

④编写检索策略。

⑤进行初步检索。

⑥根据检索结果调整检索式策略，反复多次检索，直到获得当前可得最好的检索结果。

其中选择数据库、确定检索词、编写检索策略是检索的核心环节。

（2）循证检索的方法。

①明确和转化临床问题。

前文已讲述如何将临床问题按照 PICO 原则转化为利于检索的形式，此处不再赘述。

②选择合适的数据库。

详见本节后续内容。

③确定检索词。

通常选择 PICO 中的重要特征词作为检索词，尤其是 P 和 I 作为初步检索，若检索结果过多，再考虑加用 C 和 O 缩小检索范围。

④编写检索策略。

主题词检索：一种规范化的检索语言，其作用体现为它将同义词、近义词、全称和缩写进行合并，使用户可一次检索出多个相关词汇，提高查全率和查准率。目前常用的主题词是美国国家医学图书馆编撰的 MeSH 主题词，EMBASE 使用的主题词表是 EMTREE。若检索式里面出现"/"，表明对临近的检索词进行了主题词检索；若出现 exp，表明进行了主题词的扩展检索。

自由词检索：即使用其他未规范化的自然语言进行检索。目前绝大部分循证医学数据库不支持复杂的检索策略，也不支持主题词检索。临床实践检索文献证据以自由词检索为主；当为撰写系统评价进行文献检索时，由于强调查全率，需同时将主题词和自由词作为检索词。

字段检索：字段检索通常有 2 种方法，即在检索界面的字段框中选中所需字段及检索词，或在检索词后面添加字段名（或缩写）。在不同的数据库检索文献时，需将字段名或其缩写转化为正确的写法和格式。

词组检索：将一个词组或短语（甚至句子）作为独立的检索单元严格匹配，以提高查准率，通常需要双引号将整个词组括起来，如输入："chronic obstructive pulmonary disease"。而某些检索平台如 Ovid 数据库默认对连续输入的词汇进行词组检索，不需要加注双引号。

截词检索：利用截词符替代检索词的一部分进行的检索，可自动对同一概念不同词尾或词根变化及不同拼写方式进行检索，提高查全率。但截词检索大大增加检索结果量，不利于快速定位目标文献，因此初步检索通常不使用截词符。

临近位置检索：对检索词之间相对位置进行限定的一种检索技术，通过在检索词之间加入位置运算符（NEAR、WITH、ADJ）实现，有助于提高查准率。

布尔逻辑运算符：包括"NOT""AND""OR"3 种，当 AND、OR、NOT 同时出现在检索式中时，计算机执行的顺序依次为：NOT>AND>OR。进行检索时，通常将 P、I、C、O 各项的同义或相关检索词用 OR 关联，再将 P、I、C、O 各项之间用 AND 连接起来，形成基本的检索式。对于需要优先检索的检索词或检索式，可以使用圆括号，使数据库优先执行内层圆括号中的检索。

⑤调整数据库、检索词和检索策略。

初步检索后，应根据检索结果调整相应检索策略，并可能需要重复多次才能获得满意的检索结果。

2. 常用的循证医学检索资源

加拿大 McMaster 大学临床流行病学与生物统计学教授 Haynes R. Brian 等分别于 2001 年、2007 年和 2009 年提出了循证医学资源的“4S”“5S”和“6S”模型。在检索证据指导临床决策时，首先从“6S”模型（图 8－3－2）顶端开始，最优先的检索资源是计算机辅助决策系统，其次是循证证据整合库，以此类推，根据检索结果对解决临床问题的满意度逐级下调资料来源。表 8－3－2 按照“6S”模型列举了常用的循证医学检索资源。

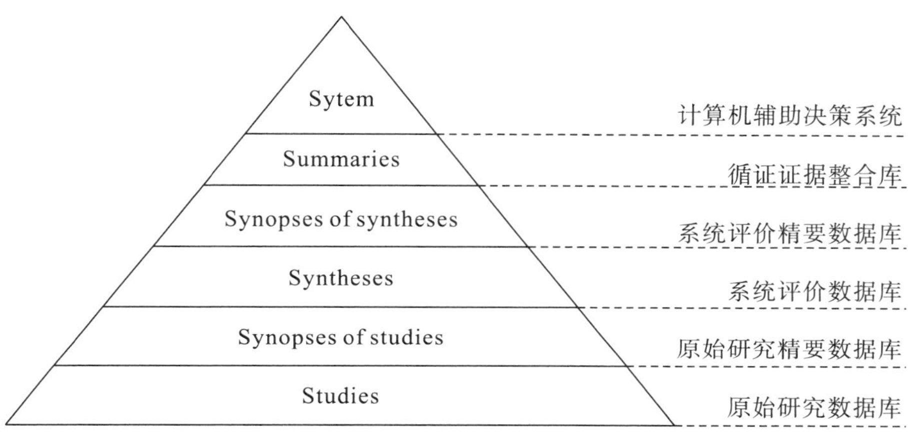

图 8－3－2　循证检索资源“6S”模型

表 8－3－2　常用循证医学检索资源①

资源类型	数据库名称	网址
计算机辅助决策系统（System）	Zynx Health	http://www.zynxhealth.com
循证证据整合库（Summaries）	ACP Smart Medicine	http://smartmedicine.acponline.org/
	BMJ Best practice	http://bestpractice.bmj.com/best－practice/welcome.html
	Clinical Evidence	http://clinicalevidence.com/x/index.html
	DynaMed	http://dynamed.ebscohost.com/
	Essential Evidence Plus	http://www.essentialevidenceplus.com
	First Consult	http://www.firstconsult.com/
	MicroMedex	http://micromedex.com/
	Medscape Reference	http://reference.medscape.com/
	PEPID	http://www.pepid.com/
	UpToDate	http://www.uptodate.com/

① 李幼平．实用循证医学［M］．北京：人民卫生出版社，2018：20.

续表

资源类型	数据库名称	网址
系统评价精要数据库(Synopses of syntheses)	ACP Journal Club	https://www.acponline.org/clinical－information/journals－publications/acp－journal－club
	Health Evidence	http://www.healthevidence.org/
	Evidence based 系列	http://ebm.bmj.com/
	EPC Evidence Reports	http://www.ahrq.gov/research/findings/evidence－based－reports/index.html
系统评价数据库(Syntheses)	Cochrane Library	http://www.thecochranelibrary.com/
原始研究精要数据库(Synopses of studies)	ACP Journal Club	https://www.acponline.org/clinical－information/journals－publications/acp－journal－club
	Evidence Based 系列	http://ebm.bmj.com/
原始研究数据库(Studies)	PubMed	https://pubmed.ncbi.nlm.nih.gov/
	Ovid	http://access.ovid.com/training/pico/english/pico_widget.htm
	EMBASE	https://www.elsevier.com/solutions/embase－biomedical－research
	Web of Science	http://webofscience.com

注：部分数据因收费要求可能无法访问。

（1）计算机辅助决策系统（System）。

这是循证信息服务的最高级别。一个完美的循证临床信息系统应该整合和精确总结所有相关和重要的研究证据，并通过电子病历与患者的诊疗信息相连接。只有这样才能实现循证医学所倡导的将当前最佳证据与临床医生经验和患者意愿相结合的当代医学模式。但目前决策支持系统尚处于探索阶段，还未能广泛使用。在国外，Zynx Health 系列产品（ZynxCare、ZynxEvidence、ZynxOrder、ZynxAnalytics、ZynxAmbulatoy）是其中比较成熟的系统。国内目前还无法使用这类产品。

（2）循证证据整合库（Summaries）。

循证证据整合库也称为新型循证医学数据库，是循证医学与临床紧密结合的产物。该数据库是基于不同临床主题的证据总结。这类数据库通常也是按照 PICO 原则分解临床问题，由检索专家完成相关文献的检索，方法学专家完成文献质量的评价，然后由临床专家撰写并给出分级推荐意见。故这类数据库检获的证据通常可以直接用于临床，不必再自行评估研究质量，也不必阅读冗长的原始文献，极大地节约了临床医生的时间。其缺点是绝大多数数据库都需付费使用，且内容比原始文献数据库少。也有学者认为循证临床指南数据库也属于这类证据资源，如 NGC、NICE、SIGN 等（见表 8－3－3）。

表 8－3－3　循证临床指南数据库

数据库名称	网址
NGC	http：//www. guideline. gov
NICE	http：//www. nice. org. uk/guidance/pulished?type=Guidelines
SIGN	http：//www. sign. ac. uk/guidelines

注：部分数据因收费要求可能无法访问。

（3）系统评价精要数据库、系统评价数据库和原始研究精要数据库。

三者常合称为传统循证医学数据库，如 CoChrane Library－DARE、ACP Journal Club 等。这些数据库也可以提供高质量循证证据，但相比新型循证医学数据库，其内容比较零散，通常也未给出分级推荐意见，需专业循证医学知识才能正确解读检索结果。

（4）原始研究数据库（Studies）。

如 PubMed 和 EMBASE 等数据库除可检索原始研究外，还可检索系统评价、Meta 分析、系统评价精要等相关内容。这部分资源数量庞大，质量无保障，必须经过严格评价方能用于临床决策，相较上述的其他数据库对用户的检索能力要求较高，且耗时耗力。

（5）其他综合型数据库。

为方便循证临床实践，近年陆续有一些新兴综合性数据库检索平台问世。这些检索平台可同时提供原始研究、系统评价、临床实践指南等内容检索，且检索结果更加精准，如 ACCESSSS、TRIP、SumSearch2. 0、Clinical Key 等，可以考虑优先选用（见表 8－3－4）。

表 8－3－4　跨数据库检索平台①

数据库名称	网址
Clinical Key	http：//www. clinicalkey. com
OvidMD	http：//www. ovidmd. com
SumSearch2. 0	http：//sumsearch. org
TRIP	http：//www. tripdatabase. com
ACCESSSS	http：//plus. McMaster. ca/ACCESSSS/Search. asps
Epistemonikos	http：//www. epistemonikos. org

注：部分数据因收费要求可能无法访问。

① 李幼平. 实用循证医学［M］. 北京：人民卫生出版社，2018：21.

第四节　循证医学检索案例

一、案例详情

本节通过实例分析，详细介绍如何根据临床情景提出临床问题并对其进行证据检索，本节所选的数据库主要为免费或访问功能免费的非 Studies 类数据库，Studies 类数据库的使用方法详见第五章和第六章内容。

临床案例

患者，男，54 岁，因“间断性便血 3 个月加重 1 周”入院。入院前 3 个月无明显诱因出现间断性便血伴里急后重，排便不尽感，当地医院诊断为“混合痔”，未行特殊治疗。近 1 周来，患者感觉上述症状逐渐加重，自发病以来体重下降约 5kg。吸烟，饮酒史 30 余年。直肠指检：胸膝位 7 点距肛缘 6cm 处可触及一约 4cm×6cm 大小的肿物。纤维结肠镜检查结果提示：直肠前壁可见约 4cm×6cm 大小的溃疡性肿物（肿物锯齿状线约 4cm）。病理检查结果提示：直肠中分化腺癌。盆腔和腹部增强 CT 显示：直肠前壁增厚，其他脏器未见异常。肿瘤标记物、胸片检查未见异常。入院诊断：Ⅱa 直肠癌（$T_3N_0M_0$）。针对该患者，若患者不想进行手术，放疗和化疗能否达到预期效果？

二、转化临床问题

1．提出临床问题并转化临床问题

明确临床问题及问题类型（临床干预、诊断、预后、危险因素评估等），并思考这些问题有无可能通过检索解决。基于以上病例，提出临床问题为：对Ⅱa 期直肠癌患者，辅助化疗联合放疗是否优于单纯的辅助化疗或单纯辅助放疗？其中：

P：成人直肠癌患者。

I：化疗联合放疗。

C：单纯化疗或单纯放疗。

O：缓解率、长期生存率和毒性。

2．提取检索词，构建检索策略

表 8-4-1 为确定的检索词，选择 P 或 I 或两者之一作为检索词，根据检索结果数量确定是否增加检索 Meta 分析或系统评价。

＃1：疾病中英文主题词及其同义词。

＃2：干预措施中英文主题词及其同义词。

＃3：文献类型中英文主题词及其同义词。

＃4：＃1 AND ＃2 AND ＃3。

表 8－4－1　化疗治疗直肠癌的检索词列表①

主题概念	医学主题词	同义词
疾病	英文： “colorectalneoplasms”[Mesh] ‘rectal tumor’/exp	colorectal tumor＊、colorectal cancer＊、colorectal carcinoma＊、colorectal neoplasm＊等
	中文： 直肠肿瘤	直肠癌、肛门癌、直肠肿瘤、肛门肿瘤、肛腺肿瘤等
干预措施	英文： “drug therapy”[Mesh] “drug therapy”[SH] “neoadjuvant therapy”[Mesh] “chemotherapy, adjuvant”[Mesh] ‘chemotherapy’/exp ‘neoadjuvant therapy’/exp	drug therap＊、chemotherapy＊、pharmacotherapy＊、neoadjuvant therap＊、chemoradiation therap＊、Adjuvant Chemotherapy 等
	中文： 药物疗法 肿瘤辅助疗法	药物疗法、化学疗法、化疗、化学治疗、新辅助化疗等。
文献类型	英文： “guidelines”[PT] “practice guidelines”[PT] “guidelines as Topic”[Mesh] “practice guidelines as Topic”[Mesh] “meta－Analysis”[PT] “meta－Analysis as Topic”[Mesh] “systematic Review”[PT] “systematic Review as Topic”[Mesh] ‘meta analysis’/exp ‘meta analysis as topic’/exp ‘systematic review’/exp ‘systematic review as topic’/exp	guideline＊、meta analysis、meta analyses、meta－analysis、meta－analyses、systematic review＊等
	中文： 指南、Meta 分析、系统综述等	指南、Meta 分析、系统综述、荟萃分析、系统评价、整合分析等

注：Mesh 表示该词在 PubMed 和 Cochrane Library 数据库为主题词，/exp 表示该词在 EMBASE 数据库为主题词。

三、选择数据库实施检索

实际检索中，应根据问题的类型、具体要求及循证医学数据库的特点选择合适的资源。一般优先考虑“6S”模型中 System 或 Summaries 类的数据库（见图 8－3－2），但在具体实践过程中，检索者还需要考虑循证医学数据库的可及性。本节主要利用图书馆

① 杨克虎，田金薇．循证医学证据检索与评估［M］．北京：人民卫生出版社，2018：31．

已购资源及部分数据库的免费功能进行检索演示。

1. UpToDate

UpToDate 隶属于荷兰威科（Wolters Kluwer）出版集团，覆盖 25 个临床专题的 10000 多个临床主题，全部皆由 UpToDate 主编和数千名临床医师撰写，是由作者们浏览同行评审的期刊再加上专业经验和意见而成。该数据库采用 GRADE 对证据进行分级与推荐。在 UpToDate 中文检索界面，可在检索框输入疾病名、症状、药名和检验检查等作为检索词，可以是一个或多个检索词（见图 8－4－1），建议尽量避免过于详细的检索词，如“左手示指甲沟炎”不如“甲沟炎”有效。

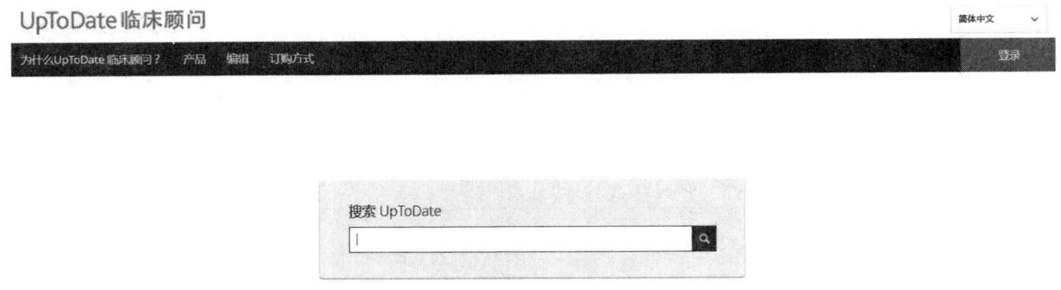

图 8－4－1　UpToDate 检索界面

针对本案例，可输入“直肠腺癌”后执行检索，在检索结果界面逐一浏览左侧标题，判断是否满足要求。点击“直肠腺癌的新辅助放化疗、放疗和化疗”进入该主题（见图 8－4－2）。

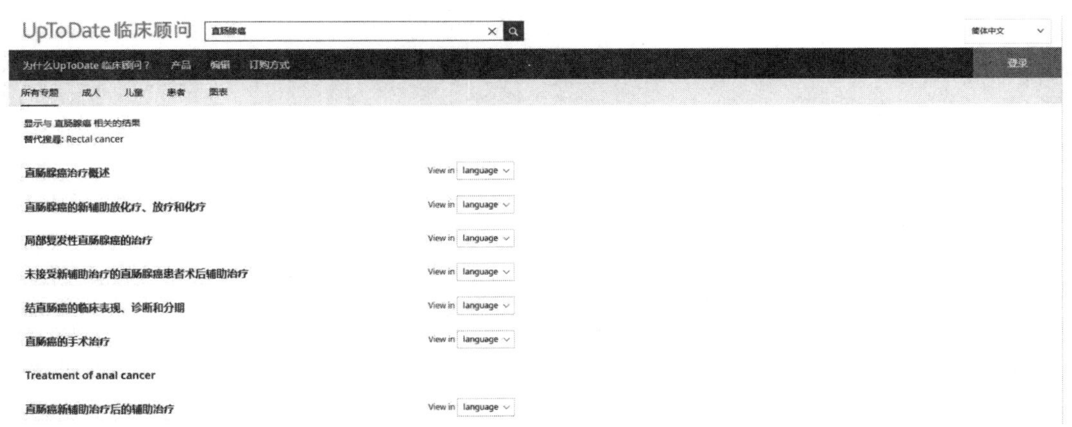

图 8－4－2　UpToDate 检索结果

主题开头注明了该主题的作者、编者、审稿者、翻译者以及最后更新时间（见图 8－4－3）。检索者可根据自己的需要点击相应内容浏览。

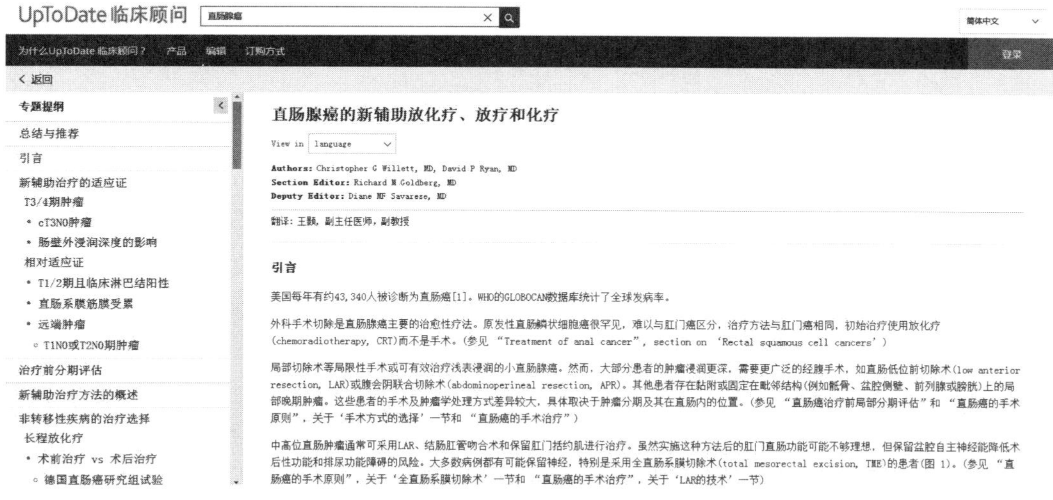

UpToDate 临床顾问
直肠腺癌
简体中文
为什么UpToDate 临床顾问？
产品
编辑
订购方式
登录
返回
专题提纲
总结与推荐
引言
新辅助治疗的适应证
T3/4期肿瘤
• cT3N0肿瘤
• 肠壁外浸润深度的影响
相对适应证
• T1/2期且临床淋巴结阳性
• 直肠系膜筋膜受累
• 远端肿瘤
◦ T1N0或T2N0期肿瘤
治疗前分期评估
新辅助治疗方法的概述
非转移性疾病的治疗选择
长程放化疗
• 术前治疗 vs 术后治疗
◦ 德国直肠癌研究组试验
直肠腺癌的新辅助放化疗、放疗和化疗
View in language
Authors: Christopher G Willett, MD, David P Ryan, MD
Section Editor: Richard M Goldberg, MD
Deputy Editor: Diane MF Savarese, MD
翻译：王颢，副主任医师，副教授
引言
美国每年有约43,340人被诊断为直肠癌[1]。WHO的GLOBOCAN数据库统计了全球发病率。
外科手术切除是直肠腺癌主要的治愈性疗法。原发性直肠鳞状细胞癌很罕见，难以与肛门癌区分，治疗方法与肛门癌相同，初始治疗使用放化疗(chemoradiotherapy, CRT)而不是手术。(参见 “Treatment of anal cancer”, section on ‘Rectal squamous cell cancers’)
局部切除术等局限性手术或可有效治疗浅表浸润的小直肠腺癌。然而，大部分患者的肿瘤浸润更深，需要更广泛的经腹手术，如直肠低位前切除术(low anterior resection, LAR)或腹会阴联合切除术(abdominoperineal resection, APR)。其他患者存在黏附或固定在毗邻结构(例如骶骨、盆腔侧壁、前列腺或膀胱)上的局部晚期肿瘤。这些患者的手术及肿瘤学处理方式差异较大，具体取决于肿瘤分期及其在直肠内的位置。(参见 “直肠癌治疗前局部分期评估”和 “直肠癌的手术原则”，关于‘手术方式的选择’一节和 “直肠癌的手术治疗”)
中高位直肠肿瘤通常可采用LAR、结肠肛管吻合术和保留肛门括约肌进行治疗。虽然实施这种方法后的肛门直肠功能可能不够理想，但保留盆腔自主神经能降低术后性功能和排尿功能障碍的风险。大多数病例都有可能保留神经，特别是采用全直肠系膜切除术(total mesorectal excision, TME)的患者(图 1)。(参见 “直肠癌的手术原则”，关于‘全直肠系膜切除术’一节和 “直肠癌的手术治疗”，关于‘LAR的技术’一节)

图 8－4－3　UpToDate 内容的构成形式

2．Trip

Trip 整合了证据精要、系统评价、临床实践指南、原始研究等证据资源、医学影像、电子图书、患者信息档案、期刊等，主要的高质量医学信息源有 CDSR、DARE、PUBMED，以及 JAMA、Lancet、BMJ、NEJE 等。Trip 的基本检索（见图 8－4－4）与 PICO 检索可免费使用，其高级版本 Trip Pro 具有更多内容与功能，如额外的系统评价、医学图像和视频、数百万篇全文文章的链接等。高级检索仅对 Trip Pro 用户开放。

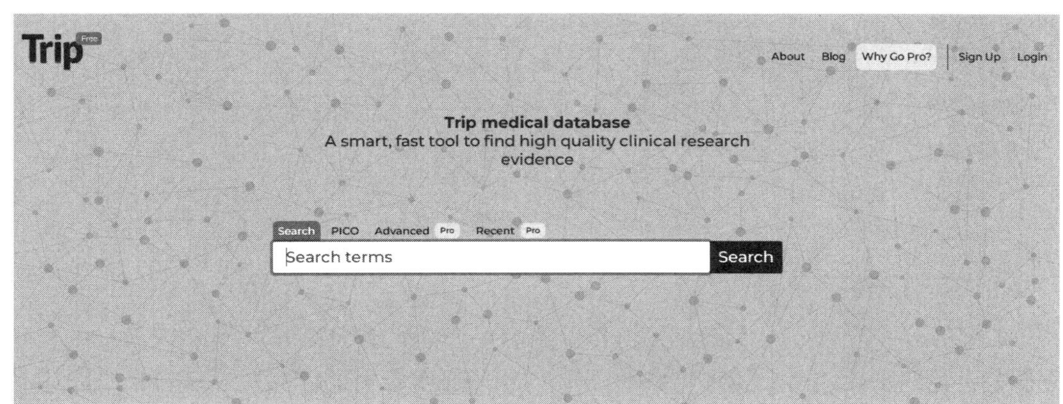

图 8－4－4　Trip 基本检索界面

针对本题，选择 PICO 检索，分别输入“rectal cancer”“neoadjuvant therapy”，点击检索（见图 8－4－5），在检索结果界面左侧可选择相关文献类型对检索结果进行循证筛选（见图 8－4－6）。

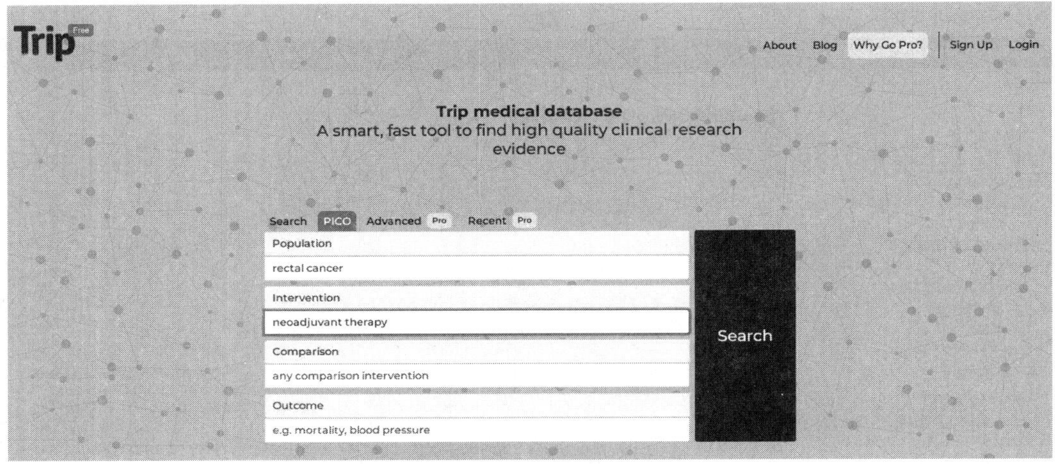

图 8-4-5　Trip PICO 检索

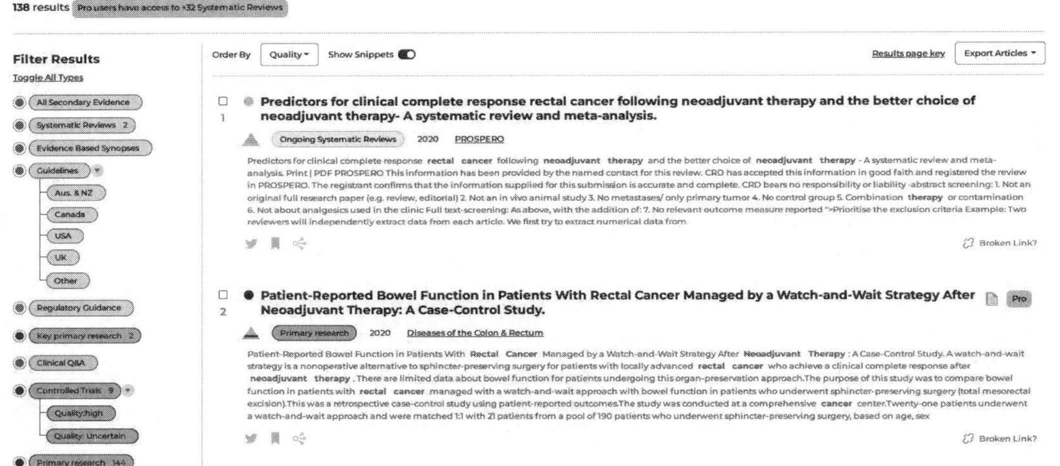

图 8-4-6　Trip 检索结果界面

3. Cochrane Library

Cochrane Library 是 Cochrane 协作网的主要产品，由 WILEY InterScience 公司出版发行，是一个提供高质量证据的数据库，也是临床研究证据的主要来源，主要包括 Cochrane 系统评价库、疗效评价文摘库、Cochrane 临床对照试验中心注册库、Cochrane 协作网方法学文献注册数据库、卫生技术评估数据库、英国国家卫生服务部卫生经济评价数据库、Cochrane 协作网及其他相关信息等（见图 8-4-7）。

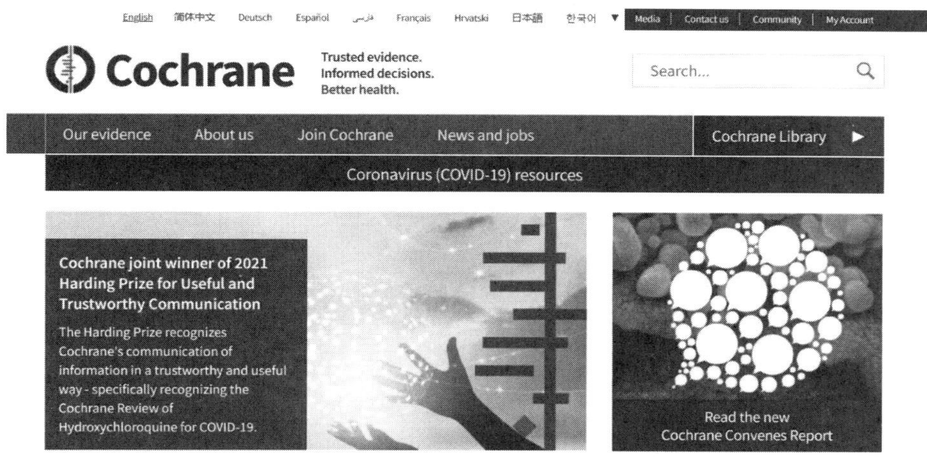

图 8－4－7　Cochrane 协作网

Cochrane Library 提供基本检索（Search）、高级检索（Search manager）、医学主题词检索（Medical terms [MeSH]）以及 PICO 检索（PICO search）（见图 8－4－8）。此外，该数据可使用的检索运算符有：逻辑运算符“AND”“OR”“NOT”，位置运算符“NEXT”“NEAR”，截词符“＊”。该数据库的检索功能免费面向全网公开，若需浏览全文或导出题录信息则需要付费。

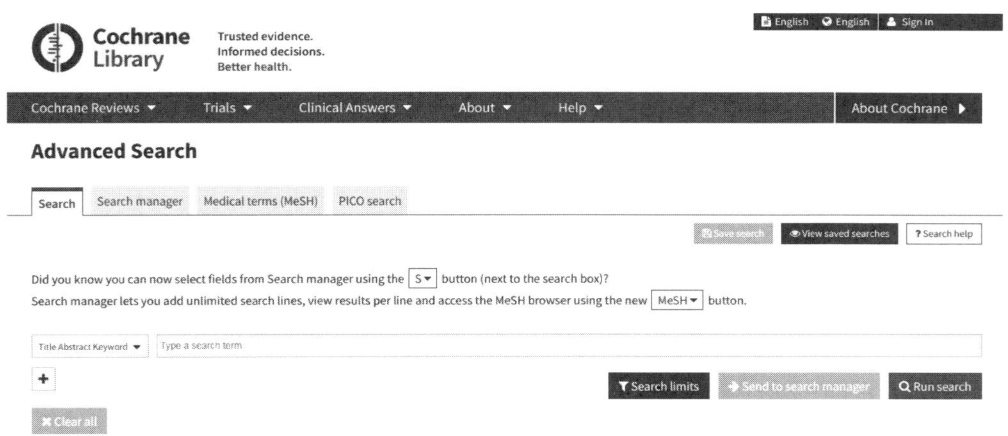

图 8－4－8　Cochrane Library 检索界面

Cochrane Library 提供浏览功能，包括按主题（By Topic）和按 Cochrane 系统协作组（By Cochrane Review Group）等浏览。

这里主要介绍高级检索。利用表 8－4－1 收集的检索词，在主题检索界面输入“colorectal neoplasms”，点击“Lookup”可查看输入主题词的定义和树状结构，选定主题词后，将执行的主题检索添加到检索历史中，以便后期组配检索（数据库显示检索结果为 9160 条，2022 年 6 月 1 日）（见图 8－4－9）。

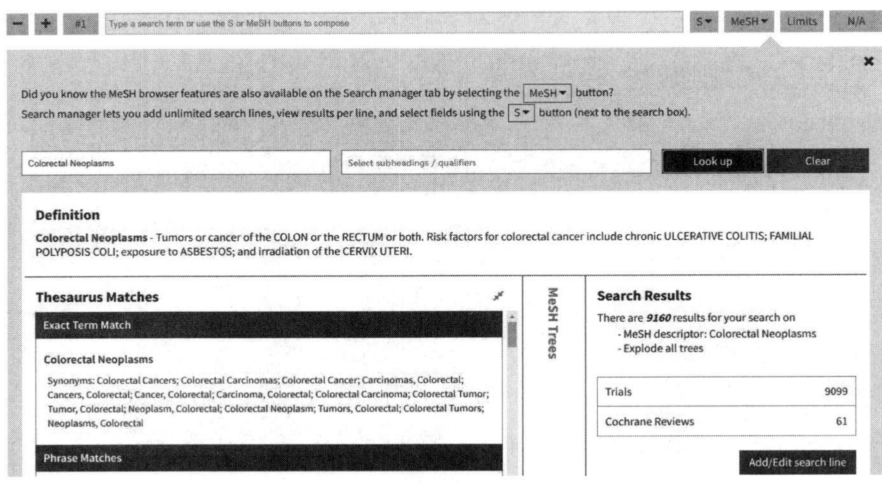

图 8-4-9 Cochrane Library 医学主题词检索界面

在高级检索界面选择自由词检索（字段为“Title Abstract Keyword”），输入结直肠癌的同义词，将其添加到检索历史中（见图 8-4-10）。

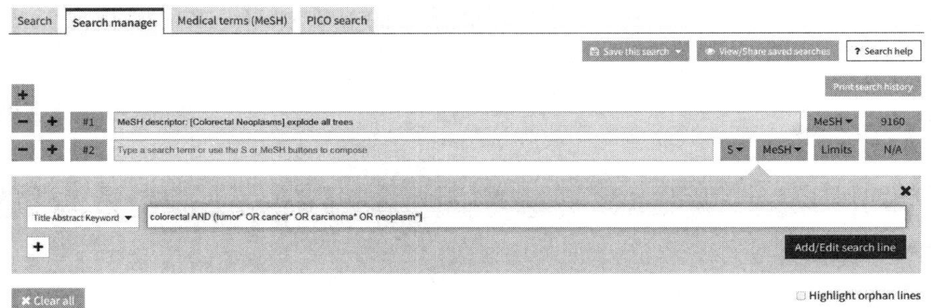

图 8-4-10 Cochrane Library 自由词检索界面

其他检索概念的主题词及其同义词按上述操作方法依次输入检索框，并在检索历史界面，将直肠癌的检索结果与化疗的检索结果以 AND 的形式组配（见图 8-4-11）。

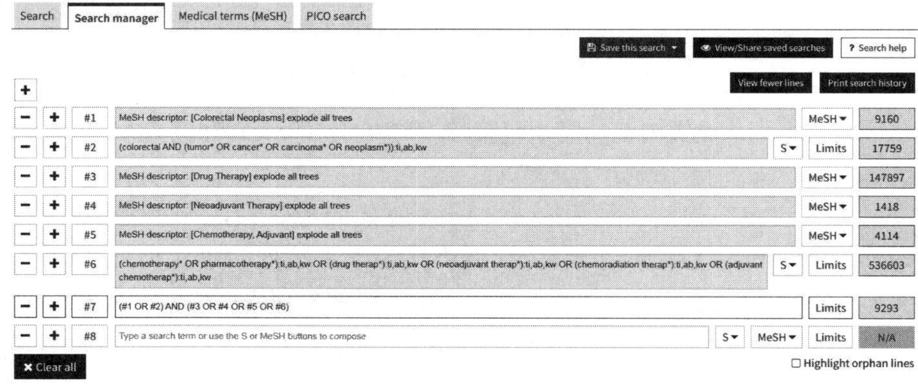

图 8-4-11 Cochrane Library 主题词及其自由词组合检索

在最终检索结果界面（见图 8－4－12），用户可根据自己的需要利用左侧的筛选条件对检索结果进一步选择，然后逐篇阅读检索结果。

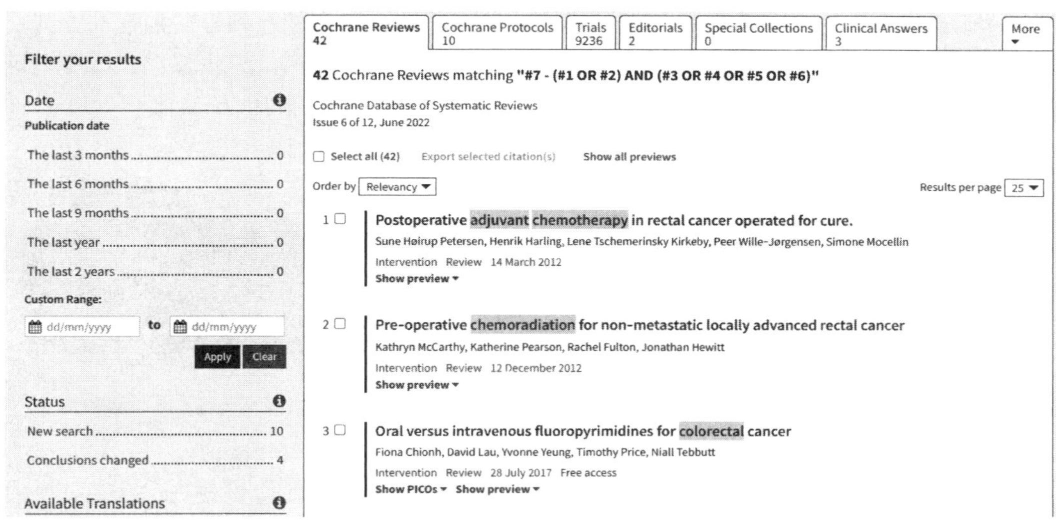

图 8－4－12 Cochrane Library 检索结果界面

4. NGC

美国国家指南交换中心（National Guideline Clearinghouse，简称 NGC）由美国卫生研究与质量管理机构（Agency for Healthcare Research and Quality，简称 AHRQ）、美国医学会（American Medical Association，简称 AMA）和美国卫生规划协会（American Association of Health plans，AAHP）联合制作和管理，收录来自世界数百个机构发布的指南。

在 NGC 检索界面（见图 8－4－13）提供基本检索和主题浏览查询，输入“rectal cancer”后可查看检索结果。

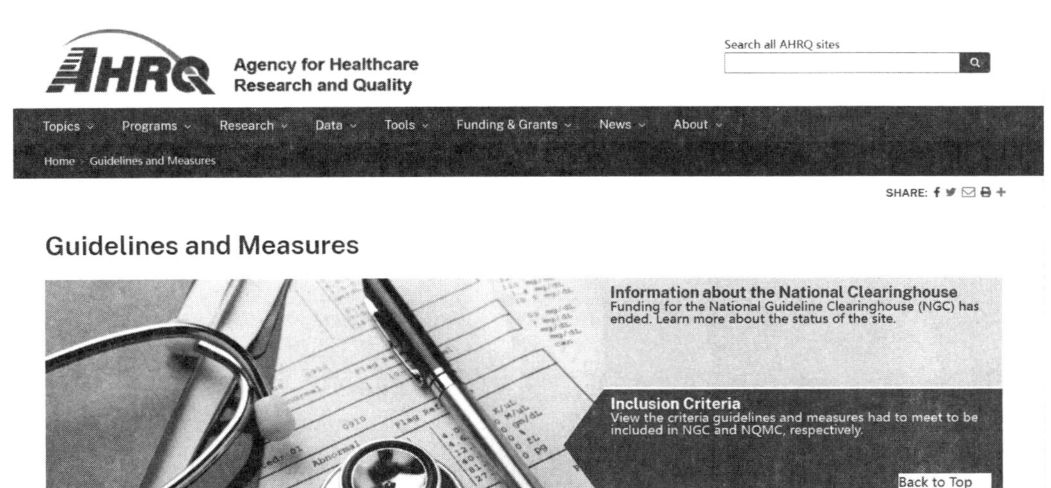

图 8－4－13 NGC 检索界面

5. GIN

国际指南协作网（Guidelines International Network，简称 GIN）是一个全球性非政府学术组织，是全球最大和最权威的指南行业学会。该学会旨在领导、加强和支持成员组织和个人在制定、改编和实施指南方面的合作，通过支持询证卫生保健、减少全球范围内不合理的医疗差异，改善健康结局。可在 GIN 主界面上方输入“colorectal cancer”后查看检索结果（见图 8-4-14）。

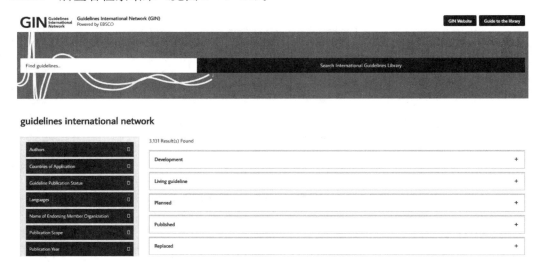

图 8-4-14　GIN 检索结果界面

6. NICE

英国临床实践指南（National Institute of Clinical Evidence，简称 NICE）是英国国家临床示范研究网站的一部分内容，除指南外，还有“Technology Appraisals”“Publications”等方面的内容，主界面见图 8-4-15。

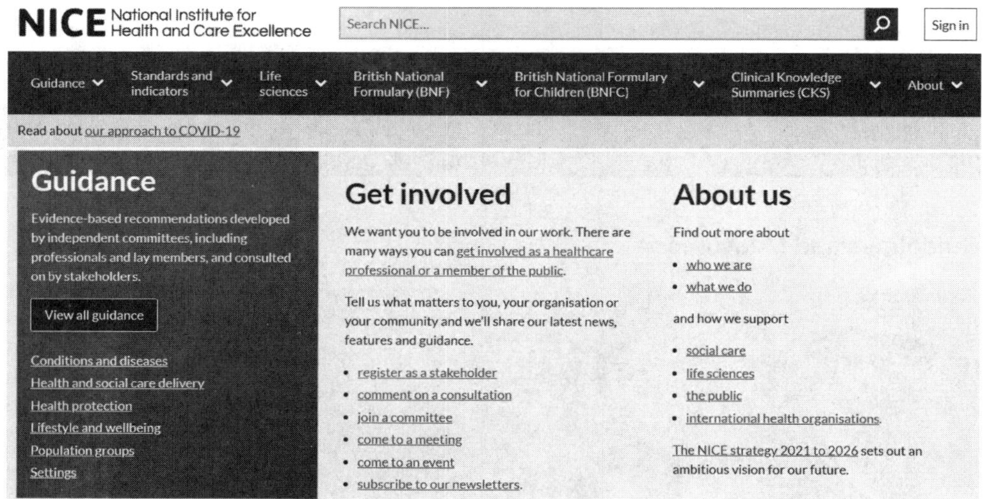

图 8-4-15　NICE 主界面

参考文献

［1］孙鑫，杨克虎．循证医学［M］．北京：人民卫生出版社，2021．

［2］王小钦，何耀．循证医学［M］．北京：人民卫生出版社，2020．

［3］李小平，胡德华．医学信息检索与利用［M］．北京：人民卫生出版社，2019．

［4］彭晓霞，方向华．循证医学与临床研究［M］．北京：人民卫生出版社，2019．

［5］李幼平．实用循证医学［M］．北京：人民卫生出版社，2018．

［6］杨克虎，田金薇．循证医学证据检索与评估［M］．北京：人民卫生出版社，2018．

［7］张天嵩，钟文昭，李博．实用循证医学方法学［M］．长沙：中南大学出版社，2014．

第九章 检索实例分析

第一节 综合检索分析

面对一个检索课题，一般均应当遵循以下检索步骤：分析课题需求—选择检索工具或系统—确定检索途径和方法—提取检索词—实施检索—浏览检索结果（调整检索策略—重新检索）—获取所需信息。在整个检索过程中，应把握好每个步骤，以获取所需要的检索结果。其中分析课题需求、提取检索词、调整检索策略尤为关键。

一、分析课题需求

分析课题时，首先应明确检索目的，包括课题的主题或主要内容、课题涉及的学科范围、所需信息的数量、语种、年代范围、类型等具体指标。

一般来说，检索课题的类型主要包括以下几种：

一是寻找针对具体问题的准确答案，或解决问题，或作为论据和引证；

二是查找特定文献，根据某一篇文献的线索查找原文，或根据已知某一作者查询其所有发表的文章；

三是对某一问题做大致的了解，并就问题的一个方面表述自己的观点，撰写小型论文；

四是查阅某一专题的前沿和最新资料，了解研究动态、发展趋势；

五是对某一课题做全面调查研究，了解该课题的整个发展过程，全面而细致地了解国内外有关的所有出版物的情况，撰写综述或研究报告；

六是对某一课题做深入的专题研究，在充分掌握材料和重要研究成果的基础上，提出创新性的具有一定学术水平的观点或论断，撰写研究报告或学术论文；

七是进行科研热点分析，筛选高影响力的文献，分析学者、机构的学术影响力。

在以上课题类型中，第一、二种课题只要正确选择了检索工具和参考资源，便可以一步到位查到所需要的信息，很快达到检索目的。可以多使用事实型数据库、参考工具书及搜索引擎等。例如，查药品制备的规范标准，可查找《中华人民共和国药典》；查国内外哪些大学招收护理学专业研究生，可查找大学类的机构名录或校方的招生简章资料；查“自动化”一词的概念与含义，可用百科全书、学科术语类解释辞典和相关手册；查钱学森的主要论著和贡献，可用名人录等。

第三种课题可能只需要浏览一些简短的摘要或者参考几篇概论性文章就可以了。

第四到第六种课题则需要搜罗各种翔实、深入的信息，讲求时效性或系统全面性，有时还需要学术品质较高的各类型的参考资料，如学位论文、会议论文、研究报告、重要专著甚至视听资料等。

第七种课题，我们需要使用分析工具类数据库，例如 Web of Science、Scopus、CNKI 引文数据库等。

二、提取检索词

提取检索词是计算机检索的关键，需要从课题的名称及描述语句出发提取出检索词。一般情况下，可以按以下步骤进行。

1. 切分到词

对课题语句进行切分，即以词为单位划分句子，切分一定要到词为止，同时也要适度，不能因切分而改变语义。

例如，“胃切除术后的氨基酸吸收情况研究”。

拆分为：胃切除｜术后｜的｜氨基酸｜吸收｜情况｜研究｜。

2. 确定核心词

在一组检索词中，往往只有一个词或少数几个是核心词，是必须使用的关键词，而其他的词是限定这些核心词的。

例如，“胃切除术后的氨基酸吸收情况研究”。

核心词为：胃切除｜氨基酸。

3. 删除不具有检索意义的虚词及其关键词

不具有检索意义的词有介词、连词、助词、副词等虚词及与课题相关度不大的其他关键词。过分宽泛、过分具体的词均可去掉，如展望、发展趋势、现状、近况、应用、利用、作用等。

例如，“胃切除术后的氨基酸吸收情况研究”。

可去掉的虚词及其关键词：的、情况、研究。

4. 注意存在蕴含关系的词语

如果两个词之间存在相互蕴含的关系，需要注意删除或者还原。

例如，“解热镇痛药布洛芬的药理学研究”。

布洛芬为一种解热镇痛药，因此，可删除“解热镇痛药”。

例如，阿司匹林引起消化性溃疡的文章。

消化性溃疡包括：发生在胃内的胃溃疡和发生在小肠上部（十二指肠）内壁的十二指肠溃疡。因此，考虑增加检索消化性溃疡蕴含的概念：胃溃疡、十二指肠溃疡。

5. 补充还原词组

许多名词经由词组缩略而成，因此，可以采用与缩略相反的操作即补充还原，导出一个词的来源词组，并将来源词组作为原词的同义词，补充进检索式。

例如，研制©研制+研究＊制备。

6. 补充同义词或相关词（同一关系）

例如，AIDS 全称 Acquired Immune Deficiency Syndrome，或叫艾滋病。

又如 HIF−1 亦可称为 HIF1、乏氧诱导因子−1、乏氧诱导因子 1、低氧诱导因子 1、乏氧诱导因子−1、缺氧诱导因子 1、缺氧诱导因子−1 等。

三、调整检索策略

调整检索策略包括调整检索途径、检索方法，是否扩展检索或限定检索等。

当结果过多过宽，则应进行检索细化以缩小检索范围，包括主题细化，通过浏览结果选择更专指的词或下位词，运用逻辑与、逻辑非、位置算符进行限定，指定检索字段，从年代、地理、语言及文献类型上限制，精确检索，等等。

当结果过少，则进行检索扩展，如对已确定的检索词进行其同义词、相关词、上位词检索，使用截词符，利用检索系统的关联检索、相关关键词检索、引文检索，等等。

四、检索效率案例分析

查全率和查准率是判定检索效果的主要指标，对一个课题项目进行检索，就是要求在取得较高查全率的基础上，保证查准率，同时检索手段必须结合手检、机检，才能取得较高的检索效率。然而手检和机检所针对的检索工具（或系统）不尽相同，因此所采取的检索策略也有所差异。如果对课题的主题概念把握不好，检索词和检索策略选择不当，会出现漏检和误检。

1. 主题概念分析有误

【例 1】发生在广东省的流感的预防控制和流行病学研究。

【评析】在中国生物医学文献数据库（CBM）中，检索本题中的地理名称“广东省”时，很多用户常常容易使用“地址=广东省”或“作者单位=广东省”，导致检索结果的查准率较低。

分析题意，其目的在于检索关于发生在广东省的该病的文献，而不是指文献作者所在地址在广东省。若从作者单位地址去检索，则检索结果中可能出现有位于广东省的作者写的该病方面的文献，但却不是发生在广东省；同时有其他单位的作者写了发生在广东省（比如深圳市）的相关文献，却没有被检索出来。

为提高这道检索题目的查准率，可以使用 CBM 的分类检索，选择 RZ 类地理名称中的“广东省”，或者主题检索使用主题词“广东”。

2. 检索工具局限性

【例 2】检索中国科学院陈可冀院士 2017—2022 年发表的论文。

【检索结果】中国生物医学文献数据库收录 88 篇，维普科技期刊全文数据库收录 113 篇，中国知网收录 109 篇，万方知识服务平台收录 110 篇。

【评析】不同的数据库其收录范围、文献类型等并不一样，各大型数据库很难将某个学科领域的文献收录全面。中国生物医学文献数据库主要收录生物医学学科的期刊论文、会议论文和汇编资料等，而维普、中国知网和万方数据的期刊全文数据库收录各综合学科领域的期刊论文，但几个数据库之间有重复收录的期刊，也有签约的独家的期刊，所以收录范围不同。鉴于检索工具收录范围可能存在的缺陷性，需要借助多种工具进行查找以保证检索结果的查全率。

3. 检索词提取有误

【例 3】检索“医院麻醉性镇痛药应用的发展趋势”方面的文献。

【评析】根据题目提取出其主要概念为麻醉性镇痛药、应用、发展趋势。很多用户常常使用检索式“关键词=麻醉性镇痛药 AND 应用 AND 发展趋势”，导致没有检索结果。在此，“发展趋势”实际上是不具检索意义的词，并且一般不作为关键词检索。但是很多综述类文献的题目常常使用“发展趋势”“研究进展”等词，因此，也可以文献类型为综述对检索结果进行限定。

【例 4】利用 PubMed 检索 SARS 的诊断和治疗方面的文献。

【评析】当查找疾病的诊断和治疗方面的文献时，用户常常习惯使用主题检索，这样有利于查准和查全。但在 PubMed 主题检索界面输入 SARS 后，在主题词表中没有出现 SARS 及其对应的主题词，于是很多用户在此放弃主题检索或误用 SARSvirus 作为主题词。其实 SARS 是 Severe Acute Respiratory Syndrome 的缩写形式，当主题词表中使用 SARS 检索无果时，应使用其全称进行检索。

【例 5】检索“门静脉左右支反位、门静脉位置变异等各种门静脉畸形”的文献。

【评析】本题的主要概念为门静脉左右支反位、门静脉位置变异、门静脉畸形，但仔细分析其逻辑关系发现，门静脉左右支反位、门静脉位置变异均属于门静脉畸形，因此其主要概念即门静脉畸形，可使用主题词检索“主题词=门静脉/畸形”或关键词检索“关键词=门静脉 AND 畸形”。

4. 检索方法和途径选择不当

【例 6】检索“教学实验室的管理”，如何提高查全率?

【评析】使用维普科技期刊全文数据库，输入“教学 * 实验室 * 管理”检索，得到的文献很少，分析发现该库偏重于收录科技期刊，所指实验室一般是自然科学专业的，很少有教学实验室。故将检索方法改为和分类检索相结合，选择教育类，输入“实验室”，得到更多结果。

分类检索是一种族性检索方式，善于使用分类检索可以提高查全率，如果遇到难以判定或不易选择检索词的课题，还可先使用分类途径进行浏览。

【例 7】检索“脑瘫患儿的护理方面的文献”。

【评析】利用维普数据库检索时，根据题意使用检索式“脑瘫 * 患儿 * 护理”进行检索，得到的结果较少。分析题意，可将关键词“患儿”使用分类检索儿科 R72 代替，关键词“护理”使用分类号 R47 代替，以扩大检索范围，提高查全率。

第二节 学科案例分析

医学具有多学科的特点，可使用的信息资源非常丰富。结合检索工具篇，总结为以下方面：

印刷版书刊：通过馆藏书目数据库，以医学各学科相关检索词查找，获取书刊信息。

医学学术文献数据库：提供中外文图书、期刊论文、学位论文、会议论文、专利文献等检索，除了常用综合性数据库如维普、中国知网、万方数据等，PubMed、Sinomed、EMBase等也是医学信息资源检索的必选库。

医学知识数据库：主要提供医学各学科相关知识点的查阅，如解放军医学图书馆研发的中国疾病知识总库、人民卫生出版社研发的人卫临床知识库等。

专业信息网站：包括政府、学术机构、出版机构网站等。

其他网络信息资源：可使用通用搜索引擎或医学搜索引擎获取。

一、基础医学检索案例分析

基础医学是研究人的生命和疾病现象的本质及其规律的自然科学，所研究的关于人体的健康与疾病的本质及其规律为其他所有应用医学所遵循。基础医学包括如下几个内容：人体解剖学、组织学和胚胎学、生理学、生物化学、微生物学、寄生虫学、免疫学、病理学、病理生理学、药理学、毒理学、分子生物学、神经生物学和流行病学。

【例 1】检索 HIF－1 在肿瘤侵袭转移中作用的研究进展，要求查全。

【题目分析】

肿瘤细胞在乏氧环境中会发生一系列生物学行为的改变，包括肿瘤侵袭性和转移能力的增加，其中乏氧诱导因子－1（hypoxia induciactor 1，HIF－1）起关键作用。对HIF－1的研究可能是治疗肿瘤、减少恶性肿瘤转移的一种新途径。

在对课题进行分析时，要了解课题的全貌，明确课题的主要研究内容、所用方法及技术指标，注意尽量避免使用一些无关概念。要检索出这个课题所需的文献资料，必须首先对该课题进行概念分解和检索词提取。

根据题目进行分析，其主题概念有乏氧诱导因子－1、肿瘤、侵袭、转移。而根据其查全要求，我们需要考虑概念不同的书写形式。在书写时，如遇到特殊字符，需要用英文半角双引号进行包覆。

【检索工具】

（1）国外文献检索工具。

PubMed、EMBase 检索系统、ScienceDirect 全文数据库。

（2）国内文献检索工具。

Sinomed、中国知网、维普期刊全文数据库、万方知识服务平台等。

【检索式】

万方知识服务平台：

＃1题名或关键词="乏氧诱导因子－1" OR "乏氧诱导因子1" OR "缺氧诱导因子－1" OR "缺氧诱导因子1" OR "低氧诱导因子－1" OR "低氧诱导因子1" OR "HIF－1" OR "HIF1"

＃2 题名或关键词=肿瘤 OR 癌

＃3 题名或关键词=侵袭 OR 转移

【检索策略】

＃1 AND＃2 AND＃3

【检索式】

PubMed：

＃1"Hypoxia－Inducible Factor 1"[Mesh]

＃2"Hypoxia－Inducible Factor 1"[TIAB] OR "Hypoxia－Inducible Factor 1"[TIAB] OR HIF1[TIAB] OR "HIF1"[TIAB]

＃3 Neoplasms[Mesh]

＃4 Neoplas＊[TIAB] OR Tumor＊[TIAB] OR Cancer＊[TIAB] OR Malignan＊[TIAB]

＃5 Neoplasm Metastasis[Mesh]

＃6 Metastas＊[TIAB]

＃7 Neoplasm Invasiveness[Mesh]

＃8 Invasi＊[TIAB]

【检索策略】

(＃1 OR ＃2) AND (＃3 OR ＃4) AND (＃5 OR ＃6 OR ＃7 OR ＃8)

【检索分析】

此题目包含多个同义词的表达，在没有主题词检索的中文数据库中，需要尽量将同义词找全。本题要求查全，所以在 PubMed 检索部分，采用主题词结合自由词检索方法，扩大检索范围，合理采用＊进行截词检索可以简化检索表达式。

二、护理学检索案例分析

护理学是自然科学、社会科学、人文科学等多学科相互渗透的一门综合性应用学科。从 1860 年南丁格尔创办第一所护士学校——南丁格尔护士训练学校（Nightingale Training School for Nurses）起，护理学经历了四个阶段：简单的清洁卫生护理、以疾病为中心的护理、以患者为中心的整体护理、以人的健康为中心的护理。护理学通过不断地实践、教育、研究，得到积极充实和完善，逐渐形成了自己特有的理论和实践体系，成为一门独立的学科。

现代护理的工作范围不断扩大，主要涉及以下几个方面：①临床护理，服务对象主要是患者，服务包括基础护理和专科护理，它应用基础理论知识、基本实践技能和基本态度的方法，来满足患者的基本需求。目前可分为内科护理、儿科护理、手术室护理、急诊护理、妇科护理、口腔护理、康复护理等专科。②社区护理，服务对象是个人、家庭和社区，服务时应用公共卫生学的理论，结合护理学的知识和技能，通过提供促进健康、预防疾病、早期诊断、早期治疗和减少残障的服务，提高人群健康水平。③护理管理，应用管理学的理论和方法，对护理工作中的人、财、物进行科学的计划、组织、协调和控制。

【例 2】刚毕业的大学生小刘被分配到烧伤科做护理工作，她想了解一下有关烧伤病人护理的相关知识。

【检索目的】

对临床护理知识点的全面了解。

【题目分析】

烧伤属于外科创伤，包含的下位概念较多，因此首先要了解有关烧伤的学科分类，可通过查询 SinoMed 的分类表或主题词表来获得所需信息。烧伤分类包括 R826.54（战伤烧伤）、R726.44（小儿烧伤与烫伤）、R644（烧伤及烫伤、灼伤）、R818.74（放射线烧伤）、R647（电烧伤），烧伤的下位概念包括化学烧伤、电烧伤、吸入性烧伤、眼烧伤、晒伤等。因此，在采用不同的方法进行期刊文献检索时，要注意对检索词的扩展。同时也可按上述的分类或主题对检索到的文献进行分类，方便学习和积累知识。

可选用的关键词有烧伤、灼伤、烫伤、晒伤，主题词选用“烧伤”，护理工作包括临床护理和康复护理。鉴于文献的量可能较大，宜先查询综述性文献。

【检索工具】

（1）OPAC 系统等。

可利用大学图书馆或专业图书馆的 OPAC 系统进行目录查询，或者利用图书网站查找相关书目。

（2）学术数据库。

查找综述文献可选用的检索工具有 SinoMed、PubMed、中国知网、维普期刊全文数据库、万方知识服务平台。

【检索方法】以 SinoMed 和 PubMed 为例。

SinoMed：宜选用主题检索。

表达式：烧伤/全部树/NU（护理缩写）限定：综述。

PubMed：可选用主题检索及关键词检索。

表达式："Burns/nursing"[Mesh] limits：Review 或 Burns AND nursing limits：Review。

【检索分析】

对某个知识点的全面了解，首选工具书（护理手册）或相关专业图书。工具书和图书能提供有关烧伤护理的基础知识，但是对不同种类的烧伤护理论述不深入，还需查找相关综述文献作为补充，最后可就一些更具体的知识点进行文献的查找。检索时宜先查题录数据库，再查询全文数据库，以便全面地掌握相关文献情况。

【例 3】检索护士素质与整体护理开展的相关文献。

【检索目的】

对整体护理进行了解，为护理人员的继续教育提供素材。

【题目分析】

整体护理是以人为中心的现代护理观念，涉及人的生理、心理、社会、文化、精神等多方面的内容。其包含的内容较为广泛，因此宜采用扩展检索。护士只是对医院里护理人员的称呼，但是整体护理不只涉及临床护理，还涉及社区护理，因此护理人员也可作为检索对象。素质不属于医学主题词的范畴，只能作为自由词进行检索。

可选用的关键词有护士、护理人员、整体护理、素质、素养等。

【检索工具】

这类文献以期刊文献为主，可选用的数据库有 SinoMed、PubMed、维普期刊数据库、中国知网、万方知识服务平台等。

【检索方法】

SinoMed：

主题词检索：

＃1 护士［扩展全部树］/全部副主题词

＃2 护理人员［扩展全部树］/全部副主题词

＃3 整体护理［扩展全部树］/全部副主题词

＃4（素质 OR 素养）AND（＃1 OR ＃2）AND ＃3

关键词检索：

＃1 护士 OR 护理

＃2 整体护理

＃3 素质 OR 素养

＃4＃1 AND ＃2 AND ＃3

PubMed 也可采用这两种方法。

【结果分析】对这类涉及管理、新观念的文献查找，要考虑用关键词进行检索。因其多学科属性，不宜采用分类法，而主题检索又可能会漏掉一些相关文献。若有查全的要求，也可以将关键词检索和主题检索的结果合并。

三、药学检索案例分析

药学是涉及药品的生产、检验、流通、使用，以及在研究与开发领域从事鉴定、药物设计、一般药物制剂及临床合理用药等方面工作的学科。

【例 4】治疗动脉硬化的 HDL－C 血管清道夫磷脂脂质体粉剂胶囊的研究。

【题目分析】

涉及的主要概念有动脉硬化和 HDL－C 血管清道夫（磷脂脂质体粉剂胶囊）。HDL－C血管清道夫是组方药物，主要成分为三七、银杏叶、藏红花等天然中药资源提取物，以动脉软化功能因子为佐剂，调节血脂，并突出升高 HDL－C。因此，组方药物的每味药都要作为一个检索点来查找，本课题查找粉剂磷脂脂质体胶囊。

本课题的检索要求：①HDL－C 血管清道夫组方药物治疗动脉硬化。②药物剂型的研究：粉剂磷脂脂质体胶囊。

【检索工具】

（1）国外文献检索工具。

MEDLINE 或 PubMed、Embase、国际药学文摘数据库 IPA、Elsevier 期刊全文数据库。

（2）国内文献检索工具。

中国生物医学文献数据库（SinoMed）、中国药学文摘数据库、维普科技期刊全文数据库、中国知网、万方知识服务平台。

【检索方法】

PubMed：

#1"Arteriosclerosis"[Mesh]（动脉粥样硬化/全部副主题词）

#2"Liposomes"[Mesh]（脂质体/全部副主题词）

#3 phospholipid liposome（自由词检索：磷脂脂质体）

#4"Powders"[Mesh] OR "Capsules"[Mesh]（粉剂 OR 胶囊/全部副主题词）

#5 powder OR flour OR capsule（自由词检索：粉剂）

#6 "HDL－C" OR "Lipoproteins－HDL－Cholesterol" OR "high－density lipoprotein cholesterol" OR "Cholesterol, HDL"[Mesh]（主题词结合自由词检索：高密度脂蛋白胆固醇）

#7"Panax"[Mesh]（三七/全部副主题词）

#8"Ginkgo－biloba"[Mesh]（银杏/全部副主题词）

#9"Picrotoxin"[Mesh]（藏红花/全部副主题词）

检索策略如下：

#1 AND#6 AND (#7 OR #8 OR #9)

#1 AND (#7 OR #8 OR #9) AND (#2 OR #3) AND (#4 OR #5)

【检索结果】

浏览检索结果：有单味药的治疗动脉硬化的文献报道，同时有液体磷脂脂质体治疗动脉硬化的实验研究的文献报道。反复修改检索策略，直到满意为止。

四、公共卫生管理案例分析

【例 5】 刚参加工作的儿科医学小王在临床实践工作中接触到睡眠障碍患儿，年龄集中在 0～5 岁，她想了解一下 0～5 岁儿童睡眠的影响因素及其他相关知识。

【课题分析】

睡眠对儿童有着促进生长发育的特殊意义，有助于机体多个系统，特别是中枢神经系统的发育成熟。儿童体格发育所必需的生长激素夜间分泌量比白天多，分泌高峰多出现于睡眠启动后的第一个慢波睡眠。所以睡眠不好将可能直接影响儿童体格及智力的发育，甚至会引起一系列行为问题。

本课题的学科分类主要属于疾病类，包含的下位概念较多，因此首先要了解有关“睡眠障碍”的学科分类，可通过查询 CBM 的分类表或主题词表获取。

【检索工具】

（1）OPAC 系统等。

可利用图书馆的 OPAC 系统进行目录查询，或者利用图书网站查找相关书目。

（2）学术数据库。

查找综述文献可选用的检索工具，如维普科技期刊全文数据库、中国知网、万方知识服务平台、SinoMed、PubMed。

【检索式】

SinoMed：

主题词＝睡眠障碍/CI/CN/CO/EM/ET/GE/IM/MI/PS/VI/ZB/全部树限定：婴儿，新生；婴儿；儿童，学龄前；人类

（注：选择副主题词：病因学＜ET＞，并选择【扩展副主题词】，则选中的副主题词有：化学诱导＜CI＞；先天性＜CN＞；并发症＜CO＞；胚胎学＜EM＞；病因学＜ET＞；遗传学＜GE＞；免疫学＜IM＞；微生物学＜MI＞；寄生虫学＜PS＞；病毒学＜VI＞；中医病机＜ZB＞。）

PubMed：

"Sleep Wake Disorders/etiology"[Mesh]

Filters applied: Newborn: birth－1 month, Infant: birth－23 months, Infant: 1－23 months, Preschool Child: 2－5 years.

【结果分析】

要全面了解某个知识点，首选相关专业图书。图书能提供有关幼儿睡眠障碍的基础知识，但是对不同影响因素引起的幼儿睡眠障碍论述不深入，还需查找相关文献作为补充，最后可就一些更具体的知识点进行文献查找。

【例 6】 有人因食用小龙虾引起横纹肌溶解综合征，住了一周重症监护病房（ICU）。请就此事件做相关文献调查。

【课题分析】

横纹肌溶解综合征俗称肌肉溶解，横纹肌溶解可使肌肉细胞中的内容物释放到血液中，这些内容物因含有较多的肌红蛋白而使患者表现为肌红蛋白血/尿症，由于肌红蛋白需通过肾脏排出体外，因而重症患者在排出过程中肌红蛋白很容易阻塞肾小管而影响肾功能。通常横纹肌溶解与某些遗传性疾病、肌肉外伤、肌肉缺血性损伤、肌肉运动过度、代谢性疾病、细菌和病毒的感染等有关，其次饮酒、药物或化学毒物也可导致横纹肌溶解。

小龙虾在我国已有多年的食用历史，食用人群比较广泛，是一种很受欢迎的风味食品。从历史上看，我国曾在 2010 年报道过南京地区发生的小龙虾致横纹肌溶解综合征病例。据文献报道，其他国家也有因食用水产品导致横纹肌溶解综合征的病例，从 1924 年首次发现至今已有 90 多年的历史。该病在波罗的海地区、地中海地区、美国、巴西均有发生，多与食用水牛鱼、淡水鳕鱼或小龙虾等食品有关，但病例发生数均很少。1924 年，国际上首次报道了国外食用水产品导致的不明原因的横纹肌溶解综合征的病例，因发生在波罗的海沿岸哈夫地区，因而称之为“哈夫病”（Haf Disease），该

病可能与一种尚未确定的毒素有关。哈夫病的典型临床表现为横纹肌溶解的突然发作，伴随肌肉触痛、僵硬、酱油尿等。该病的发生可能与大量食用水产品及个体因素有关。案例中报告的横纹肌溶解综合征病例与既往国内外报告的哈夫病在临床表现、实验室检测结果、流行病学特征上高度相似。

本课题的学科分类主要属于疾病类，包含的下位概念较多，因此首先要了解有关“横纹肌溶解”的学科分类，可通过查询 PubMed 中 MeSH 词表来获取信息。

【检索工具】

（1）OPAC 系统等。

可利用图书馆的 OPAC 系统进行目录查询，或者利用图书网站查找相关书目。

（2）学术数据库。

查找综述文献可选用的检索工具，如维普科技期刊全文数据库、中国知网、万方知识服务平台、SinoMed、PubMed。

【检索方法】

SinoMed：

#1"横纹肌溶解"[常用字段:智能]

#2"克氏原螯虾"[常用字段:智能]

#3"小龙虾"[常用字段:智能]

检索策略如下:

#1 AND (#2 OR #3)

PubMed:

检索式:

#1"Foodborne Diseases"[Mesh]

#2"Rhabdomyolysis"[Mesh]

#3"Procambarus clarkia"[TIAB]

检索策略如下:

#1 AND (#2 OR #3)

limites: Humans

【结果分析】

要全面了解某个知识点，首选相关专业图书。图书能提供有关横纹肌溶解的基础知识，但是对具体个案论述不深入，还需查找相关文献作为补充，但未查到与因食用小龙虾而致横纹肌溶解的相关文献，最后可就此事件具体的知识点进行文献查找。

五、检验医学检索案例分析

医学检验是运用现代物理化学方法、手段进行医学诊断的一门学科，主要研究如何通过实验室技术、医疗仪器设备为临床诊断、治疗提供依据。医学检验分为临床检验与医学实验技术两方面。进入 21 世纪，随着科学技术的迅猛发展，生物化学、免疫学、遗传学、分析化学、生物物理学以及电子技术、计算机、精密分析等学科和技术已向医学检验领域广泛渗透；激光、色谱分析、荧光分析、质谱分析、流式细胞术、DNA 扩增技术等许多高科技的技术手段都已被广泛应用于医学检验。临床检验提供诊断的方法有临床血液学、临床生化、临床微生物学、临床免疫学和临床分子生物学实验诊断等。特别是分子生物学检验技术目前正向更高、更深的方向发展。

【例 7】缺血修饰白蛋白（ischemia－modified albumin，IMA）在急性冠状动脉综合征（acutecornarysyndrome，ACS）临床诊断中的应用。

【检索目的】

主要了解缺血修饰白蛋白在急性冠状动脉综合征早期诊断中的检测方法。

【题目分析】

急性冠状动脉综合征是临床常见的心脏血管急症，也是造成急性死亡的重要原因。心肌缺血是急性冠状动脉综合征最常见的发病机制，临床工作中，有相当一部分症状隐匿的患者实际是心肌缺血患者，这些患者的病死率比住院患者高 1 倍。因此，一种灵敏的心肌缺血标志物成为能在急性冠状动脉综合征早期可逆阶段检出，从而使急性缺血患者能够及时、正确地诊断和治疗的关键。

缺血修饰白蛋白是人体人血白蛋白在流经缺血组织时产生的，由于组织局部反应性氧化产物增多、酸中毒、细胞膜上各种能量依赖性离子泵破坏等变化，导致白蛋白结构发生改变，与过渡金属的结合能力下降，形成缺血修饰白蛋白。缺血修饰白蛋白可敏感地反映心肌缺血状况，在急性冠状动脉综合征的早期诊断、危险分层、指导治疗等方面有重要意义。在医学检验中更加关注其在早期诊断方面的研究。目前缺血修饰白蛋白的检测方法有白蛋白钴结合试验（albumin－cobaltbinding，简称 ACB）、比色测定法、免疫化学法、液相色谱法、质谱测定法以及核磁共振法等。

综上所述，该课题关键词有急性冠状动脉综合征、缺血修饰白蛋白、诊断、检测、白蛋白钴结合试验、比色测定法、免疫化学法、液相色谱法、质谱测定法、核磁共振法等。

【检索工具】

CBM、PubMed、EMBASE 等。

【检索方法】

CBM：

＃1 主题词＝急性冠状动脉综合征/全部副主题词

＃2 缺血修饰白蛋白[全字段]OR 主题词＝人血白蛋白/代谢

＃3＃1 AND ＃2

PubMed:

＃1 Acute Coronary Syndrome/diagnosis[Mesh]

＃2 ischemia modified albumin OR Serum Albumin/metabolism[Mesh]

＃3＃1 AND ＃2

【结果分析】

急性冠状动脉综合征宜作为主题词进行检索，新兴词汇缺血修饰白蛋白可作为自由词进行检索，同时搭配它的上位词以保证查全率。发表的最早文献从 1995 年开始，近五年来文献量激增，说明该课题是目前的研究热点之一，国内文献又以综述、概述居多，说明国内对该检测新方法的应用研究还较少。

六、心理学检索案例分析

【例 8】 抑郁症的药物治疗方法。

【题目分析】 抑郁症是常见的一种心理疾病，以连续且长期的心情低落为主要的临床特征，是现代人心理疾病最重要的类型之一。本课题研究抑郁症的治疗方法，其相关的检索词有抑郁、情绪抑郁、抑郁症、抑郁症状、药物治疗。

【检索工具】

（1）OPAC 系统等。

可利用图书馆的 OPAC 系统进行目录查询，或者利用图书网站查找相关书目。

（2）学术数据库。

中国生物医学文献数据库（SinoMed）、中国知网跨库检索平台（期刊全文库、博硕学位论文库、会议论文库）、中文科技期刊数据库（维普）、万方数字化期刊全文数据库可获得相关中文资源。PubMed 可获得国外文献资源。

【检索式】

中文检索式：主题：(抑郁 OR 抑郁症 OR 情绪抑郁) AND 主题：(药物治疗)

英文检索式："Depression/drug therapy"[Mesh]

【结果分析】

检索命中的文献较多，此时可以依据课题的具体要求增加检索限定如文献发表时间、文献类型、文献语种等，进一步精炼检索结果。

七、中医学检索案例分析

中医学是以中医药理论和实践经验为主体，研究人类生命活动中健康和疾病转化规律以及其预防、诊断、治疗、康复、保健的综合学科。中医学同时也是我国优秀传统文化的重要组成部分，是具有独特理论风格和丰富诊疗经验的传统医学体系。该学科涵盖自然科学和社会科学两部分内容，是一门实践性很强的应用学科。

【例 9】 比较生脉散与血府逐瘀汤治疗心悸的区别。

【题目分析】

本例题以查全为目标，课题最终目的是了解两个不同的方剂在治疗中医疾病“心悸”中的应用区别，以方便临床针对不同证型遣方用药。在分析课题时，应尽可能地了解课题全貌，明确课题所涉及的核心概念，并且对涉及的中医术语要进行扩展与替换。同时注意尽量避免提取题目中的无关概念。要检索出这个课题所需的文献资料，必须首先对该课题进行概念分解和检索词提取。

根据题目进行分析，其核心概念有心悸、生脉散、血府逐瘀汤。“心悸”属于中医疾病术语，要考虑到该病的现代医学表述，如“心律失常”“心动过速”“心动过缓”等。而题目要求是进行生脉散与血府逐瘀汤的比较，因此不仅需要检索生脉散治疗心悸的相关临床报道，还需要检索血府逐瘀汤治疗心悸的相关临床报道。这要求厘清“生脉散”和“血府逐瘀汤”之间的逻辑关系，选择正确的布尔逻辑符号。

【检索工具】

(1) 国内文献检索工具。

中国生物医学文献数据库 (SinoMed)、中国知网跨库检索平台 (期刊全文库、博硕学位论文库、会议论文库)、中文科技期刊数据库 (维普)、万方数字化期刊全文数据库、百链学术搜索平台。

(2) 国外文献检索工具

Pubmed。

【检索式】

中文主题词与自由词结合检索:

#1("心悸"[不加权:扩展]) AND "生脉散"[不加权:扩展]) OR ("心悸"[不加权:扩展]) AND "血府逐瘀汤"[不加权:扩展])

#2("心悸"[常用字段:智能]OR"心律失常"[常用字段:智能]) AND ("生脉散"[常用字段:智能] OR "血府逐瘀汤"[常用字段:智能])

检索策略:#1 OR #2

英文主题词与自由词结合检索:

#1("arrhythmia, sinus"[MeSH Terms] AND "Xue-Fu-Zhu-Yu decoction"[Supplementary Concept]) OR ("arrhythmia, sinus"[MeSH Terms] AND "fructus schizandrae radix ginseng radixophiopogonis drug combination" [Supplementary Concept]) OR ("arrhythmias, cardiac"[MeSH Terms] AND "Xue-Fu-Zhu-Yu decoction"[Supplementary Concept]) OR ("Arrhythmias, Cardiac"[Mesh]) AND "fructus schizandrae, radix ginseng, radix ophiopogonis drug combination"[Supplementary Concept])

#2(xuefuzhuyu[Text Word] AND (palpitation[Text Word] OR Arrhythmia[Text Word])) OR (shengmaisan [Text Word] AND (palpitation [Text Word] OR Arrhythmia[Text Word]))

检索策略: #1 OR #2

【结果分析】

“心悸”属于中医学术术语，在英文数据库中较少涉及，因此考虑对应现代医学术语，而且从检索结果来看，内容相对偏少，且多偏向实验研究。与之相反，中文数据库涉及结果较丰富，对检索结果中的相关文献进行分析，发现生脉散多用于治疗气阴两虚、心血不足等证型的心悸，且常与归脾汤、炙甘草汤合用；血府逐瘀汤多用于治疗气滞血瘀、血脉瘀阻型心悸，临床有与针刺、西药合并应用的报道。

八、中药学检索案例分析

中药学涉及中药饮片及药品的生产、检验、应用，以及研究、开发领域，例如道地药材种植栽培、饮片鉴定、中药组方与药对设计、药物制剂研发及临床合理用药等方面的工作。在专业学习过程中，不仅涉及药理学、药物化学、药物分子学等学科的学习，还需要具备一定的中医基础理论知识，其与中医学联系紧密。

【例 10】女贞子抗菌作用研究。

【题目分析】

例题直观核心词汇较简单：研究“女贞子”在“抗菌”方面的应用。检索目的为查全，要考虑两个检索词是否有同义词或同族词拓展。通过前期的资料收集基本可以了解到，中药饮片的相关抗菌作用的研究主要是对其活性成分的研究。女贞子在抗菌方面的主要活性成分为熊果酸和红景天苷，在检索时需要纳入检索词提取范畴。同理抗菌作用作为关键词比较宽泛，具体到相关文献可能会涉及抗感染、抑菌、抗病毒，以及对微生物、支原体、螺旋体、衣原体等的抑制作用。以上每个概念都要作为一个检索点来查找。本例题看似简单，其实需要强大的专业背景支撑与前期工作准备，在科研文献检索中常常会有类似情况。检索词可提取为：女贞子、熊果酸、红景天苷、抑菌、抗菌、微生物、病毒、抗感染、螺旋体、支原体、衣原体、立克次体。

【检索工具】

(1) 国外检索工具。

Pubmed、大为专利数据库。

(2) 国内文献检索工具。

中国生物医学文献数据库（SinoMed）、中国知网跨库检索平台（期刊全文库、博硕学位论文库、会议论文库）、中文科技期刊数据库（维普）、万方数字化期刊全文数据库、百链学术搜索平台。

【检索式】

中文检索：

#1"女贞子"[不加权:扩展]) AND "抗菌药"[不加权:扩展]

#2("女贞子"[常用字段:智能] OR "熊果酸"[常用字段:智能] OR "红景天苷"[常用字段:智能]) AND ("抑菌"[常用字段:智能] OR "抗菌"[常用字段:智能] OR "微生物"[常用字段:智能] OR "病毒"[常用字段:智能] OR "抗感染"[常用字段:智能] OR "螺旋体"[常用字段:智能] OR "支原体"[常用字段:智能] OR "衣原体"[常用字段:智能] OR "立克次体"[常用字段:智能])

检索策略：#1 OR #2

英文主题词与自由词结合检索：

#1"Ligustrum"[Mesh]) AND "Anti-Bacterial Agents"[Pharmacological Action]

#2"Ligustrum"[Mesh] AND "Antibiosis"[Mesh]

#3("Ligustrum"[Text Word] OR "ursolic acid"[Text Word] OR "Salidroside"[Text Word]) AND ("microbial antagonism"[Text Word] OR "bacterial interferences"[Text Word] OR "bacterial interference"[Text Word])

检索策略：#1 OR #2 OR #3

【结果分析】在 SinoMed 中，无“抗菌作用”主题词，调整检索式，最终呈现的主题词与自由词结合检索结果多为女贞子主要活性成分的抗菌作用研究与药理作用报道；英文数据库中检索结果较少，浏览检索结果，多为女贞子提取物相关实验研究。自由词检索部分结果为 0，反复修改检索策略，直到满意为止。大为专利数据库检索结果以国内专利居多，多见含有女贞子成分的抗菌制品，如洗手液、湿巾、软膏等。

九、科技文献检索案例分析

【例 11】 检索“城际高速磁悬浮列车的紧急制动控制及其应用研究”的资料。

【题目分析】

本课题的学科分类主要属于交通运输中的列车制动装置（U260.35）方面，涉及的知识学科门类比较专业，可以采用“分类号”结合其他限定性关键词的方式进行检索。

该题属自然科学领域一般层次的应用型研究，通常情况下需要首先检索时间跨度为 5 年左右的文献，再视具体情况回溯 5～10 年。信息类型涉及工具书、中外文专利、期刊、学位论文、会议文献等。

【检索工具】

（1）OPAC 系统等。

可利用图书馆的 OPAC 系统进行目录查询，或者利用图书网站查找相关书目。

（2）学术数据库等。

查找综述文献可选用的检索工具：维普中文科技期刊数据库，万方中国科技文献数据库群，万方中国科学技术成果数据库，万方中国学术会议论文数据库，万方中国学位论文数据库，CNKI 中国优秀博硕士学位论文全文数据库，CNKI 中国重要会议论文集全文数据库，CNKI 中国期刊全文数据库，NSTL 中文期刊、中文会议论文、中文学位论文、西文期刊、外文会议论文、外文学位论文、国外科技报告，EBSCOHost，AIP/APS（美国物理所/物理协会）数据库，CSA（剑桥科学文摘数据库），EngineeringVillage（EI），中国国家知识产权局专利检索，欧洲专利局，美国专利商标局。

【确定检索途径】

本课题最好选用主题（关键词）途径，必要时可结合分类途径，检索方法选用交替法，即时间法与引文法交替进行。

【确定检索词】

首选检索词：城际铁路（intercity railroad）、高速列车（high－speed train）、高速铁路（high－speed railway）、磁悬浮（maglev/magnetic levitation）、紧急制动（emergency braking）、制动控制（braking control）、涡流制动（eddy current brake）。

备选检索词：快速列车（express trains）、有限元（finite element analysis）、距离限值（stance limit）、模糊控制（fuzzy control）、刹车（brake）、制动力学（braking dynamics）。

【拟定检索式】（仅列举部分）

SU＝(城际铁路＋高速铁路＋磁悬浮＋高速列车）AND SU＝(制动力学＋紧急制动＋涡流制动）AND CLC％＝"U260"

TS＝(intercity railroad OR high－speed railway OR maglev＊）AND TS＝(brak＊ Dynamics OR emergencybrak＊ OR Eddy－current brak＊）。

【检索实施】

根据不同检索系统的语法规则，对上述检索式做适当的调整，并选择合适的检索字段进行检索。本示例对上述15个数据库分别进行了检索，并利用网络搜索引擎（百度）进行了补充查找；时间跨度均为10年。共检索出相关文献500余篇，研究内容涉及高速列车制动系统的关键技术、设计技术、试验技术等。

【检索效果分析】

高速铁路制动系统目前仍是国内外相关领域学者研究的一个热点问题，且国内一些高校及研究机构如西南交通大学、北京交通大学等的部分研究成果已经达到世界先进水平。

【例题12】检索国内外是否有关于高分子聚合物调控型丝素蛋白药物释放系统的研究，确认该课题是否具有继续研究的价值。

【题目分析】

课题涉及生物技术、高分子化学、药物化学领域，技术要点要求检索近年来的中外文专利、期刊、学位论文等。最好采用主题途径，可追溯10～15年。

【确定检索词】

中文关键词：高分子聚合物、聚乙烯醇、壳聚糖、丝素蛋白、调控、药物释放系统、高压静电纺丝、超细纤维。

英文关键词：high molecular/macro molecule，polymer，polyvinyl－alcohols/PVA，chitosan，silk fibroin/fibroin protein，adjustingandcontrolling/controlledrelease/delivery system，drug delivery，electrospinning，ultra fine fiber。

【检索式】

（高分子聚合物 OR 聚乙烯醇 OR 壳聚糖）AND（丝素蛋白 OR 高压静电纺丝 OR 超细纤维）AND 药物释放系统。

【检索工具】

中文科技期刊数据库、中国科学技术成果数据库、中国专利数据库、CAB、欧洲专利数据库等22种国内外主要的数据库。

【结果分析】

检出相关文献200多篇，内容包含丝素蛋白药控系统的高分子聚合物（聚乙烯醇、壳聚糖）研制及应用研究、系统构型设计与制备工艺等，可见，国内外相关文献中已有“高分子聚合物调控型丝素蛋白药物释放系统的研究”，该课题研究价值不高。

十、社科文献检索案例分析

【例13】大病医保实施效果。

2012年公布的《关于开展城乡居民大病保险工作的指导意见》提出在全国范围推广城乡居民大病保险，在基本医疗保障的基础上，对大病患者发生的高额医疗费再给予报销，标志着我国正式进入了大病医保的实施阶段。大病保险制度在全国范围内实施已有十余年，需要了解目前政策实施的效果。请查找相关学术文献。

【课题分析】

城乡居民大病保险是基本医疗保障制度的拓展和延伸，是对大病患者发生的高额医疗费用给予进一步保障的一项制度性安排，是我国多层次医疗保障体系中的重要一环。本课题是对城乡居民大病保险实施成效方面的研究，城乡居民大病保险也可以简称为大病保险、大病医保等，实施成效也可表达为效果、影响。可以查询中文全文数据库、外文数据库获取相关文献。

【检索工具】

（1）图书馆馆藏系统。

利用图书馆馆藏查询系统进行查询，从医疗保险相关书目中查阅与大病医保相关内容。

（2）学术数据库。

查找论文可选用中国知网、万方数据知识服务平台、维普中文期刊服务平台、PubMed 等。

【检索式】

中文检索式为：（主题=大病医保+大病保险+重大疾病保险+城乡居民大病保险）AND（篇关摘=效果+影响+成效）

英文检索式为：（Catastrophic medical insurance[Title/Abstract] OR critical illness insurance[Title/Abstract] OR Insurance, Major Medical[Title/Abstract]）AND China [All Fields]

【结果分析】

如想全面了解某个命题的相关文献，可以结合图书与网络数据库。图书能提供课题有关的专业知识，但是关于大病医保十余年来实施成效的内容时效性不强，论述不够深入具体，还需通过中外文数据库查找相关文献作为补充。最后可就一些更有指向性的内容（如某地域范围的实施成效）进行针对性文献查找。

第十章　医学文献管理与利用

第一节　文献管理软件

一、文献管理软件概述

由于科学研究的继承性与延续性，医学科研工作者需要不断积累大量的文献资料，这些文献构成研究工作的基础。作者发表研究成果时需要引用参考文献，这些参考文献用于介绍研究的背景，对研究方法作出说明，并对研究成果进行解释或者讨论。研究人员在撰写论文时要按照稿件要求标注引用文献和编排参考文献列表，投稿时也会遇到期刊要求采用标准的参考文献格式。如何高效率管理这些参考文献信息，并且能够随调随用，已经成为科研工作者面临的问题。文献管理软件为个人的文献信息管理提供了方法。

文献管理软件是一种具有文献检索与整理、引文标注、按格式要求生成参考文献列表等强大功能的软件，可嵌入文字处理软件中使用，还可以直接通过在线数据库下载文献题录并对其进行统计分析。

文献管理软件虽然种类较多，但功能基本相似，主要包括：

建库：将本地计算机或者远程数据库的参考文献信息导入自建的资料库中去。

储存：按照一定的格式存储参考文献，以满足随时调用的需要。

管理：去重、排序、分类组织参考文献等。

检索：按照特定的数据字段（题名、作者等）检索资料库。

输出：按照格式要求对参考文献进行自动标引。

文献管理软件常见的有科睿唯安集团开发的 EndNote、北京爱琴海公司开发的 NoteExpress、免费开源软件 Zotero 和瑞士学术软件有限公司开发的 Citavi。表 10－1－1 对这几款软件进行了简要对比。

表 10－1－1　常用文献管理软件对比

软件	使用授权	特色	不足
EndNote	学生版 150 美元，通用版 249.95 美元	强大的在线检索功能，支持的导入数据库多，功能全面	不支持中文数据库在线检索，笔记功能弱
NoteExpress	个人版 1980 元，免费版功能受限	符合中文使用习惯，中文数据库在线检索与文献获取，笔记功能强	不开源，插件有限
Zotero	免费开源，免费云空间 300MB，付费扩容	强大的文献抓取与导入功能，资源占用低	在线检索功能缺失，中文兼容性弱
Citavi	免费开源，免费版最多支持 100 篇文献	文献阅读功能友好	中文兼容性弱，网络连接速度缓慢

二、NoteExpress 的使用

NoteExpress 是目前流行的参考文献管理工具软件，其核心功能是帮助读者在整个科研流程中高效利用电子资源，检索并管理得到的文献摘要、全文；在撰写学术论文、学位论文、专著或报告时，可在正文中的指定位置方便地添加文中注释，然后按照不同的期刊、学位论文格式要求自动生成参考文献索引。NoteExpress 分免费和收费两个版本。免费版只能创建和打开一个数据库。收费版提供 PDF 智能识别及更新功能，提供批量全文下载功能。免费版仅提供 7 个样式，并且不能增加、删除及修改样式。收费版本提供 4000 多个样式，且样式功能不受限制。收费版提供内置浏览器功能，可以通过 NoteExpress 内置的浏览器进行数据库检索。

1. 下载与安装

在 http://www.inotexpress.com 下载 NoteExpress 的安装程序。个人用户请下载个人版，集团用户请下载所在学校的集团版。下载成功后，双击安装程序，即可完成安装，如在安装过程中遇到防火墙软件或者杀毒软件提示，请选择允许程序的所有操作，最好能将程序加入信任列表。NoteExpress 的主程序界面如图 10－1－1 所示。

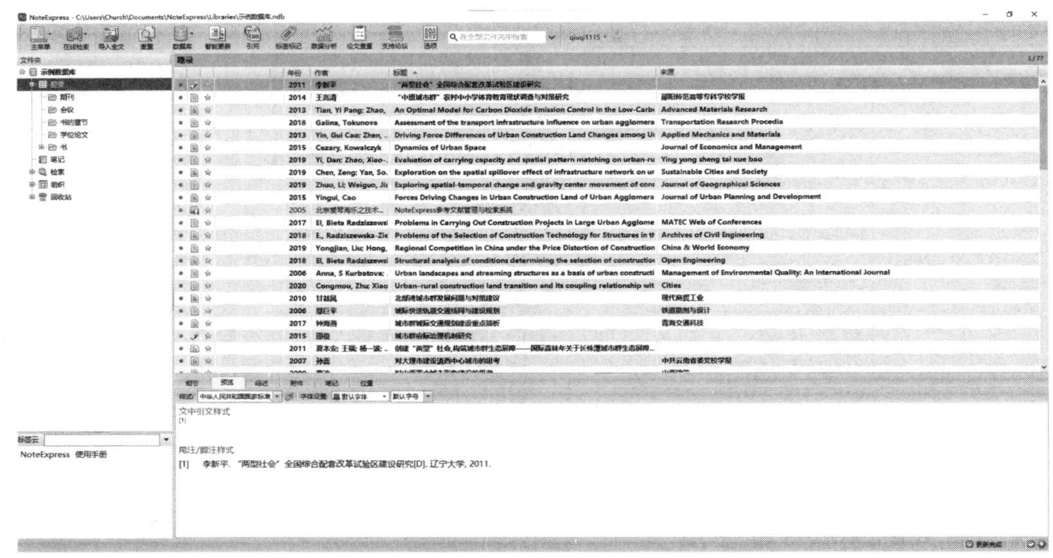

图 10－1－1　NoteExpress 的主程序界面

2. 建立个人数据库

NoteExpress 安装完毕后首次启动会打开自带的示例数据库，该数据库存放在“我的文档”目录下，供新用户练习使用。建议用户正式使用时建立新的数据库，并选择好数据库存放的路径。

（1）新建数据库。

选择数据库存放位置（请不要将个人数据库建立在系统盘上，避免系统崩溃或者系统重装带来的损失）。新建数据库操作如图 10－1－2 所示。

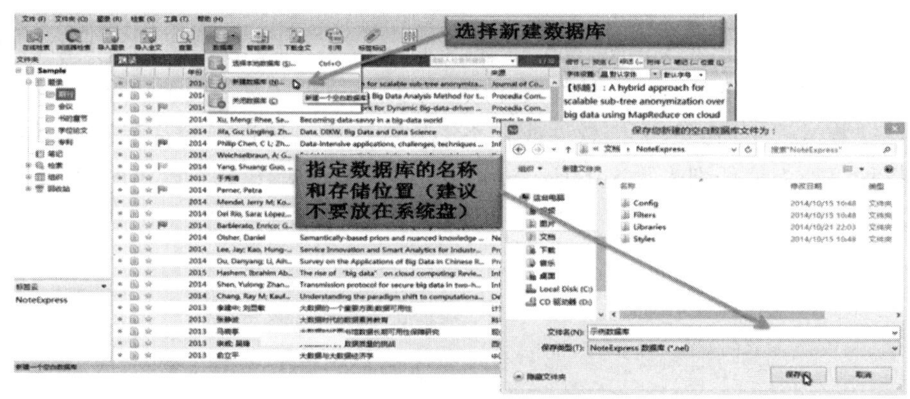

图 10－1－2　新建数据库操作

（2）选择附件的保存位置以及附件保存方式。

注意：程序会默认在建立数据库的位置建立附件文件夹，如需要将附件存放在别的地方，请自己设置。附件保存位置操作如图 10－1－3 所示。

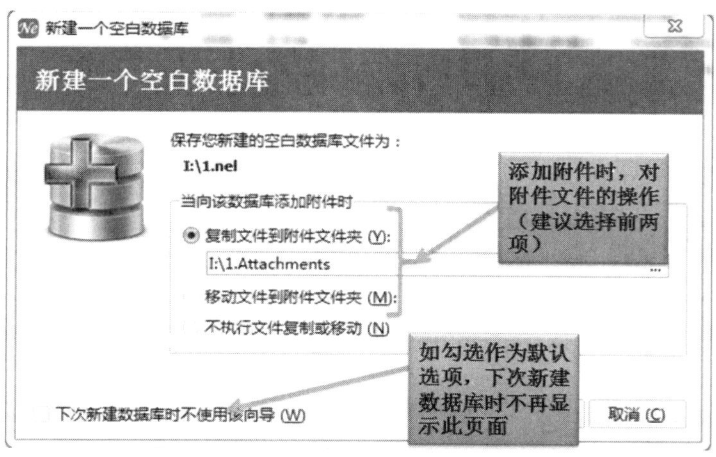

图 10－1－3　附件保存位置操作

3. 数据收集

NoteExpress 是通过题录（文献、书籍等条目）对文献进行管理的，建立新的题录数据库后，NoteExpress 提供多种数据的收集方式。

（1）格式化文件导入（以 CNKI 为例）。

在 CNKI 导出页面中选择一种导出格式，本例中采用 NoteExpress 格式导出（图 10－1－4），将导出文件存放在电脑上。格式化导入如图 10－1－5 所示。

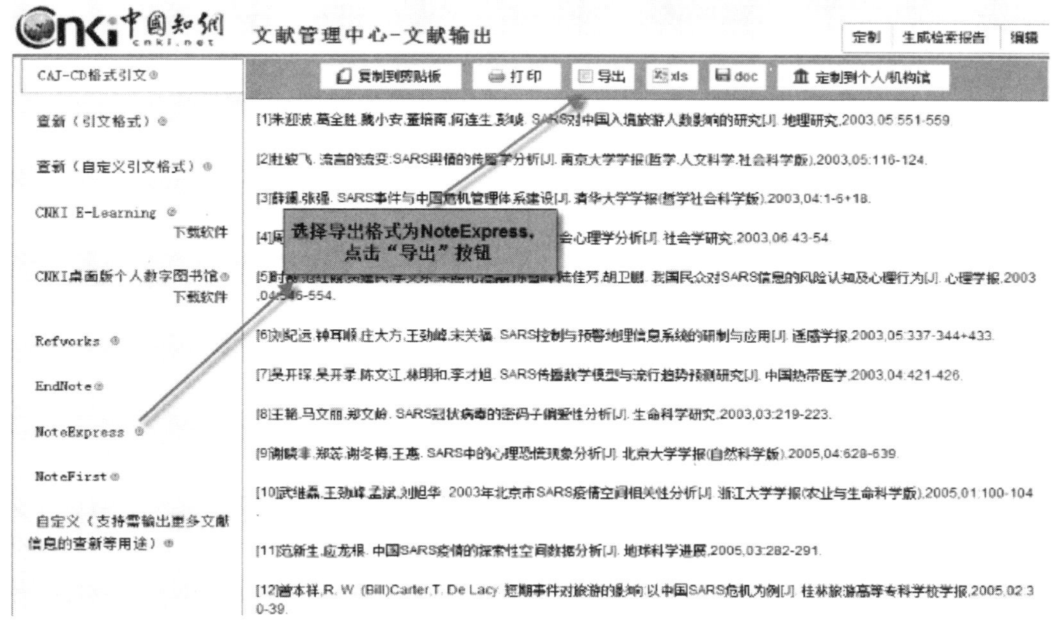

图 10－1－4　格式化导出

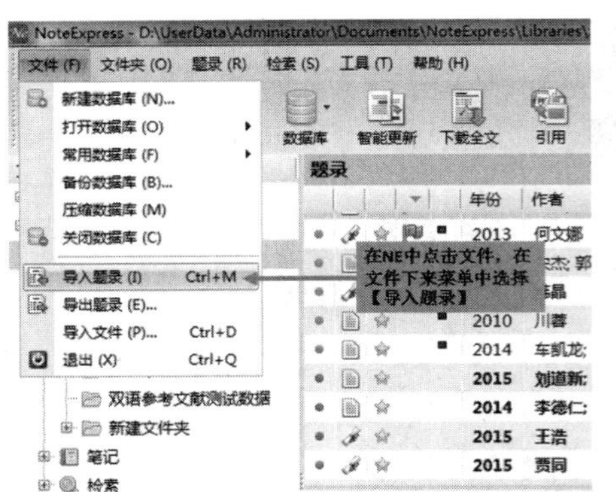

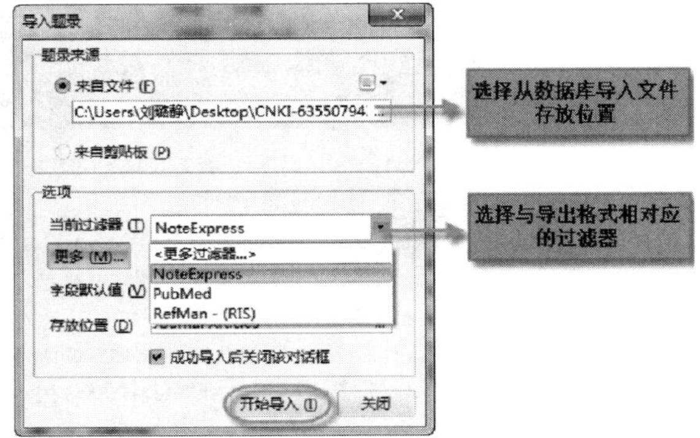

图 10－1－5　格式化导入

（2）手工录入。

个别没有固定格式导出的题录或者由于其他原因需要手工编辑的题录，软件也提供相关功能。

在编辑题录时，对于作者、关键词等字段，软件会在手工录入时自动查找数据库中相应字段的内容，并根据录入进行提示（即自动完成），既保证录入相同内容的准确性，也提高录入速度。新建题录如图 10－1－6 所示。

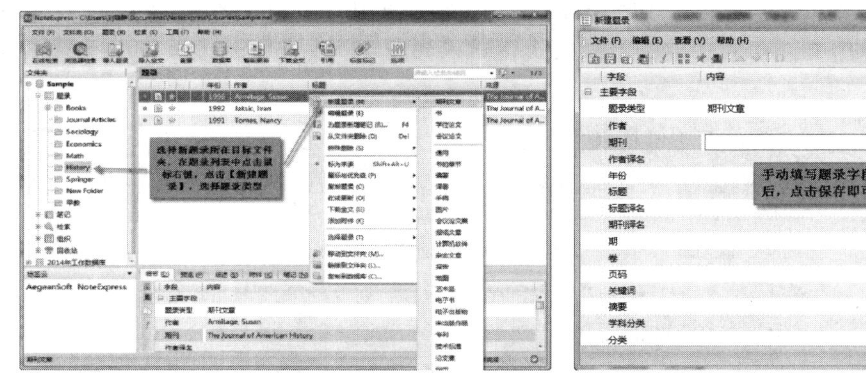

图 10－1－6　新建题录

（3）全文导入。

对于已经下载了大量全文的用户，导入全文的功能可以快速将大量全文用 NoteExpress 管理起来，自动生成题录并将文献作为附件，实现文献管理的基本功能。

导入全文支持 PDF 或 CAJ 格式的文件。在导入全文之后，NoteExpress 会从全文中提取标题或者 DOI 信息，智能更新补全题录的元数据字段信息（需要联网），有部分全文文件识别的信息会有错误，此时需要用户把正确的标题或 DOI 填入题录对应的字段。

选择需要导入全文的文件夹目录，点击鼠标右键，选择“导入文件”，则可将本地的全文文件导入 NoteExpress 中进行管理。如果全文文件存储在电脑的不同位置，也可使用拖拽导入。选中需要导入的文献，按住鼠标左键，将文献拖到右侧 NoteExpress 的目标文件夹，此时文件夹会蓝色高亮，松开鼠标，完成导入（如图 10－1－7 所示）。

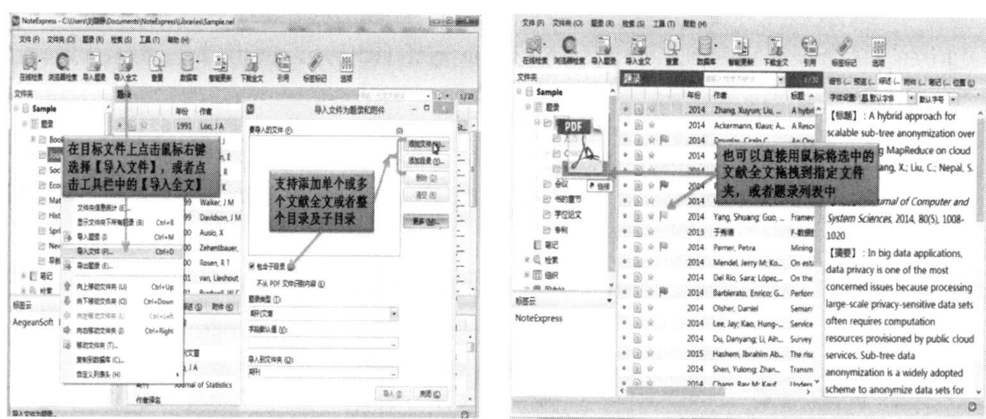

图 10－1－7　全文导入

4．管理

（1）查找重复题录。

在不同数据库中用相同的检索条件进行检索，或者合并几个小数据库时，都不可避免地会出现重复题录。重复题录不仅浪费磁盘空间，也会造成重复阅读等一系列问题，因此，需要使用数据库查重功能。

通过菜单“检索”→“查找重复题录”，或者点击工具栏中的“查重”按钮，启动查重功能。查重操作如图 10－1－8 所示。

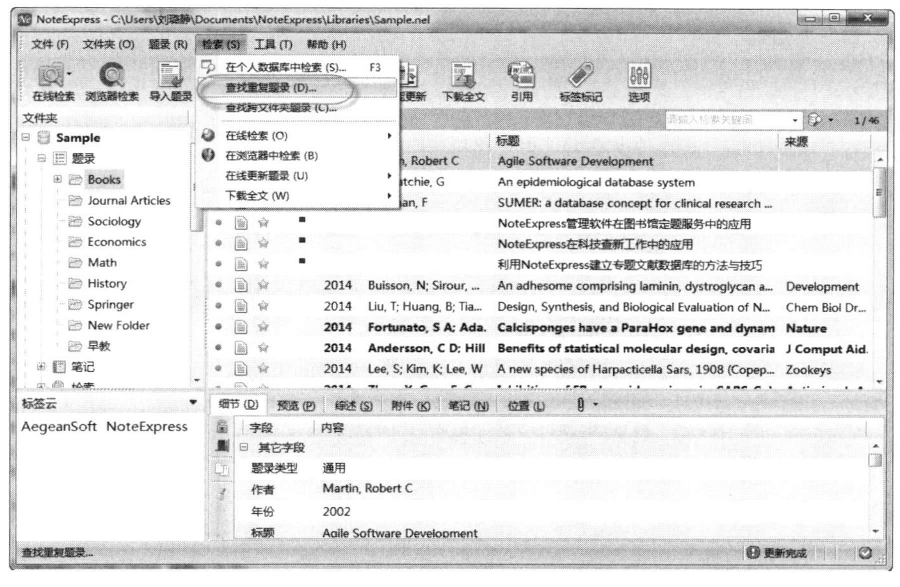

图 10－1－8　查重操作

（2）附件管理。

NoteExpress 提供强大的附件管理功能，支持任意的附件格式（也可添加多个附件），比如常见的 PDF、Word、Excel、视频和音频文档等，当然还有文件夹、URL 等。这样，文献题录信息就会与全文信息关联在一起。可在添加了全文附件的题录的"题录相关信息命令"栏看到一个回形针标志，点击回形针，就可以迅速打开附件。添加附件操作如图 10-1-9 所示。

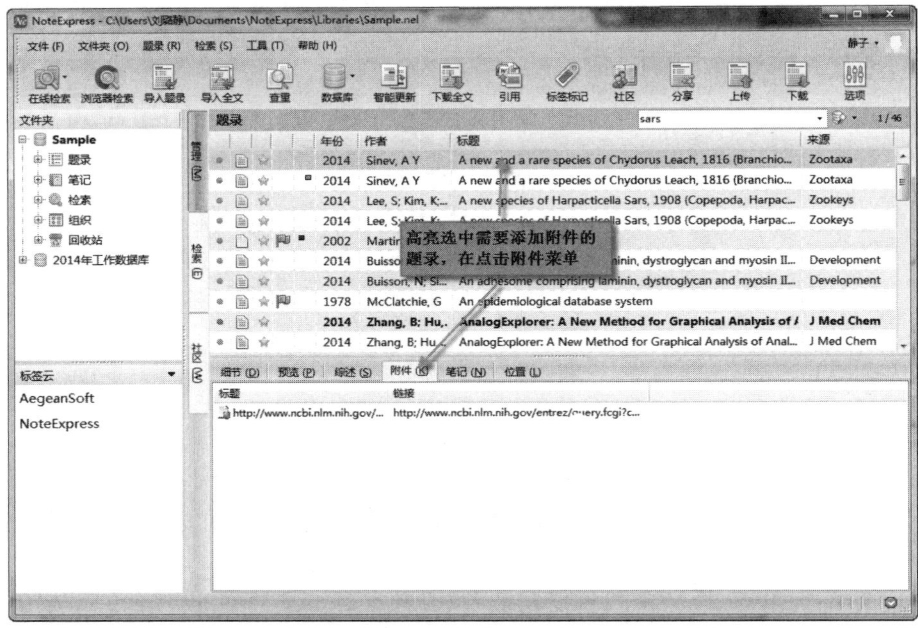

图 10-1-9　添加附件操作

（3）笔记功能。

NoteExpress 的笔记功能支持富文本编辑，可以添加表格、图片、公式等信息，也可在工具栏内的搜索框对笔记内容进行检索，如图 10-1-10 所示。

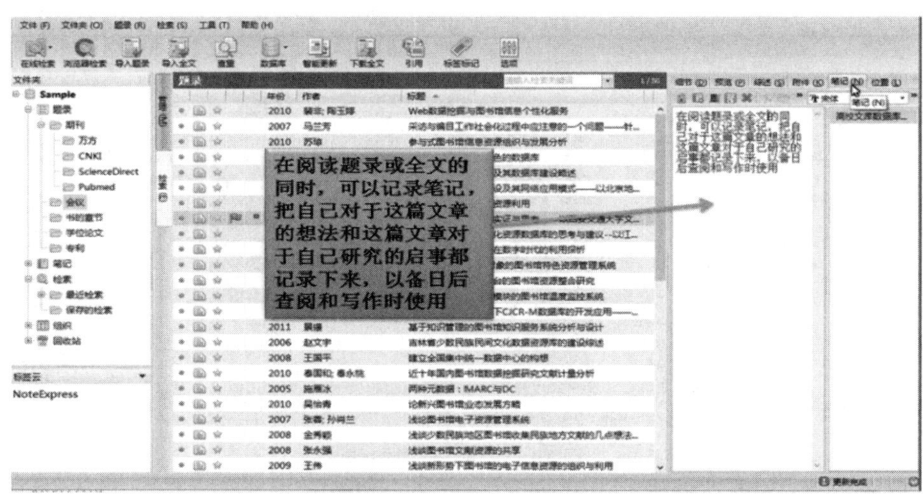

图 10-1-10　笔记功能

（4）自动全文下载（需收费版支持）。

全文下载到本地并与题录自动链接，下载完毕后即可打开阅读全文。

选中需要全文下载的题录（按下 Ctrl 键，鼠标点击选择多个条目），点击工具栏中的“全文下载”按钮，或者点击鼠标右键，选择“全文下载”。全文下载操作如图 10−1−11 和图 10−1−12 所示。

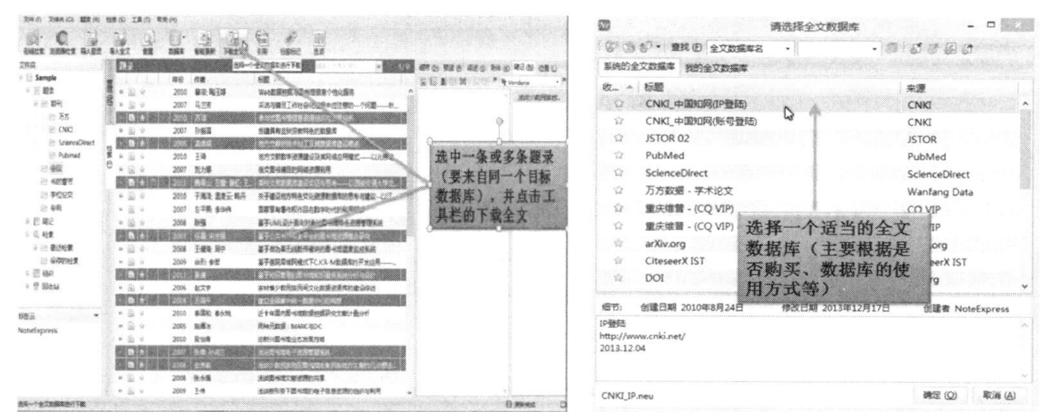

图 10−1−11　全文下载操作 1

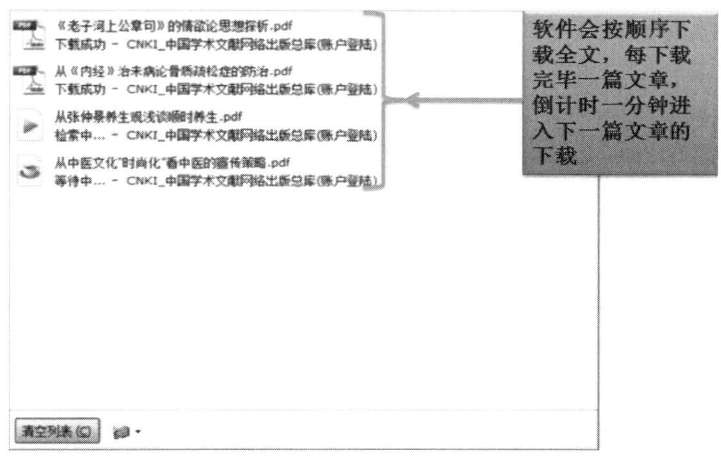

图 10−1−12　全文下载操作 2

（5）本地检索。

对于数据库的管理来说，本地检索功能的意义非常重大，对于拥有庞大数据的用户来说尤其重要。

如图 10−1−13 所示，启动高级检索功能，输入检索条件，设置检索范围，进行检索。

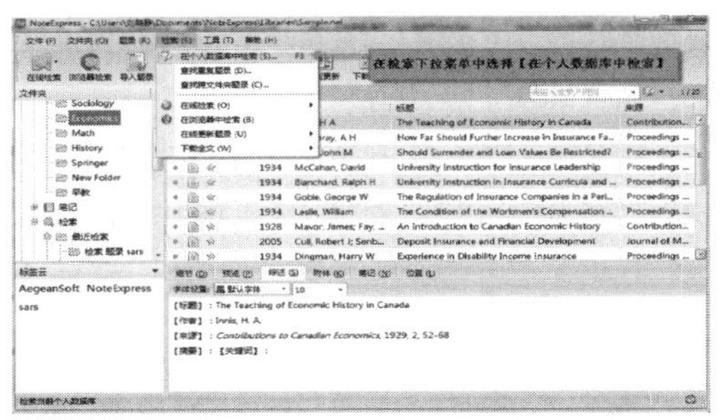

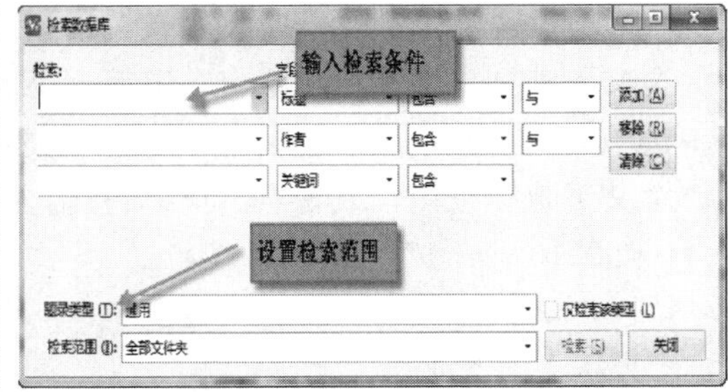

图 10－1－13　高级检索

5. 写作应用

对于大多数用户来说，管理文献的主要目的是文章撰写。NoteExpress 内置了多种国内外学术期刊、学位论文和国标的格式规范，通过 NoteExpres 插入文献，然后选择需要的格式进行格式化，可以快速自动地生成参考文献。这样在写文章/论文的过程中，用户便可以从手工编辑与管理文献的繁重工作中解脱出来。而且可以根据需要随时调整参考文献的格式。如果 NoteExpress 没有需要的文献格式，也可以编辑自己需要的格式。写作应用操作如图 10－1－14 所示。

a. 光标停留在需要插入文中引文处；

b. 返回主程序，选择插入的引文；

c. 点击“插入引文”按钮；

d. 自动生成文中引文以及文末参考文献索引，同时生成校对报告；

e. 如果需要切换到其他格式，点击“格式化”按钮；

f. 选择所需要的样式；

g. 自动生成所选样式的文中引文以及参考文献索引。

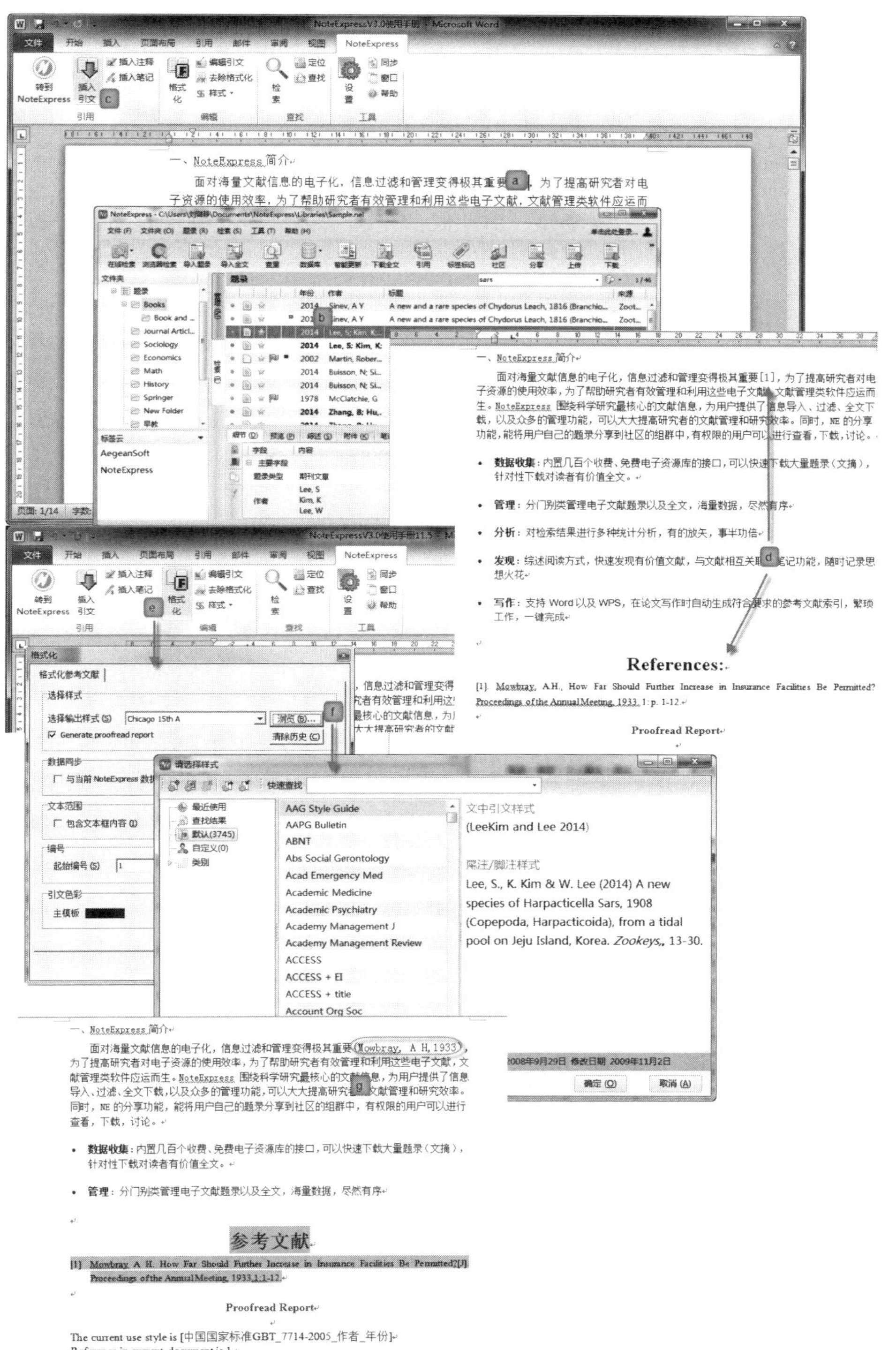

图 10－1－14　写作应用操作

第二节　文献可视化软件

常言说“一图胜万言”。视觉是人类获取信息和知识最重要的途径之一。科学知识图谱是以科学文献知识为对象，显示学科或领域的发展进程与结构关系的一种图形，具有“图”和“谱”的双重性质与特征。科学计量学、科学学、情报学和管理学等相关领域的实践探索表明，知识图谱作为一种有效的、综合性的可视化分析方法和工具，被广泛应用并取得了较可靠的结论，被越来越多的学科重视。运用可视化技术手段和方法，可直观地展示主题的研究发展历程、研究现状、研究热点和发展态势。在文献知识可视化的分析中需要借助各种工具，最具代表性的有 CiteSpace、VOSviewer、Ucinet、Pajek 等软件，其中 CiteSpace 是目前国内学者在绘制知识图谱中最常使用的工具。

一、CiteSpace

1. CiteSpace 概述

CiteSpace 着眼于分析科学文献中蕴含的潜在知识，通过可视化的手段来呈现科学知识的结构、规律和分布情况。

随着 CiteSpace 的不断更新，它已经不仅仅提供引文空间的挖掘，还提供其他知识单元之间的共现分析功能，如作者、机构、国家/地区的合作等。当面对海量文献时，利用 CiteSpace 进行分析，既能展示研究领域的整体现状，也能够突显研究领域的前沿热点，进行研究演进路径的分析，还可以研究学科之间的交叉、知识流动和融合等，为研究者开展科学研究提供文献支撑和理论基础。

2. CiteSpace 的使用

（1）下载与安装。

首先，CiteSpace 需要 JRE 软件环境才能运行，因此需要先下载安装与电脑系统匹配的 Java 插件（http://www.oracle.com/technetwork/java/javase/downloads/）。安装好 Java 之后，在 CiteSpace 下载页面下载软件，软件下载后无需安装，直接解压后运行程序。

（2）CiteSpace 界面介绍。

CiteSpace 软件的主界面如图 10-2-1 所示，各区域功能如下：

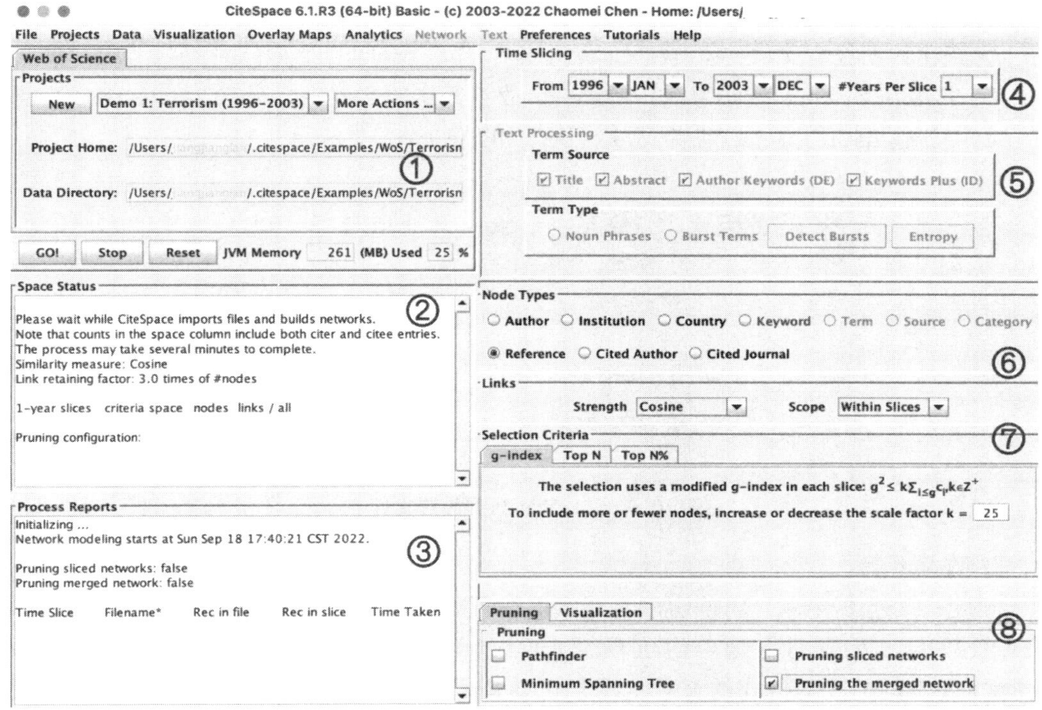

图 10-2-1　CiteSpace 软件的主界面

①项目区。

新建项目和项目的编辑。

②处理过程显示区。

显示分析数据的分布情况，以及处理运行过程。

③处理报告显示区。

显示数据分析结果的整体参数。

④时间切片区。

按照所下载数据的时间范围，对数据进行切分。

⑤文本处理区。

Term Source 用于选择 Term 提取的位置。Term Type 是对共词分析类型的补充选择，选择该功能就能提取到名词性术语。

⑥节点类型区。

根据不同的分析对象，可以选择不同的节点类型，节点类型决定使用 CiteSpace 分析的目的。

⑦网络设置区。

包含节点、标准化方法和节点配置依据。

⑧网络裁剪和可视化设置。

Pruning 区域是网络的裁剪功能区，当网络比较密集时可以通过保留重要的连线来使网络的可读性提高。Visualization 区主要用于对可视化结果进行设置。

(3) 数据准备。

①新建数据放置文件夹。

以 Web of Science 数据为例，新建一个放置数据的文件夹，命名为 citespace 数据，并在其中新建 data、project 两个子文件夹，如图 10－2－2 所示。

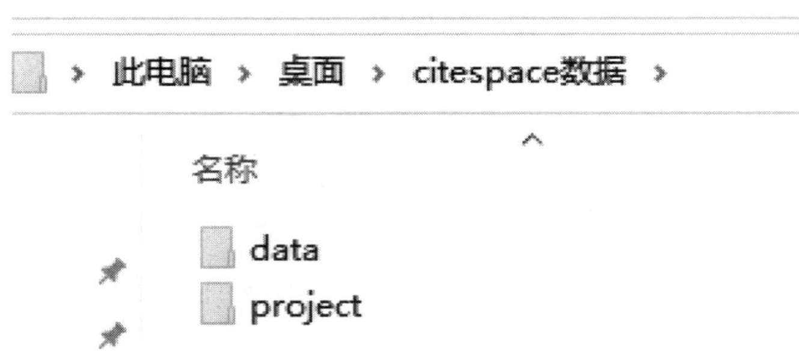

图 10－2－2 新建数据放置文件夹

②数据下载。

确定一个分析主题，将确定的专业术语编写成检索式，从数据库中检索出符合要求的文献数据，下载到本地，创建项目。CiteSpace 的可用数据主要来源于 Web of Science 导出的纯文本格式的文献记录，也支持 CSSCI、CNKI 数据格式，但需要进行数据转换。

以 Web of Science 为例，用确定的主题词“Bipolar Disorder”（见图 10－2－3）检索出 Web of Science 中的相关文献记录（见图 10－2－4）。在检索结果页面中，选择“纯文本文件”（图 10－2－5），记录内容选择为“全记录与引用的参考文献”（图 10－2－6），点击“导出”，下载数据，。下载时，文件另存在“data”子文件夹中，命名规则为“download _ xxx”，如图 10－2－7 所示。

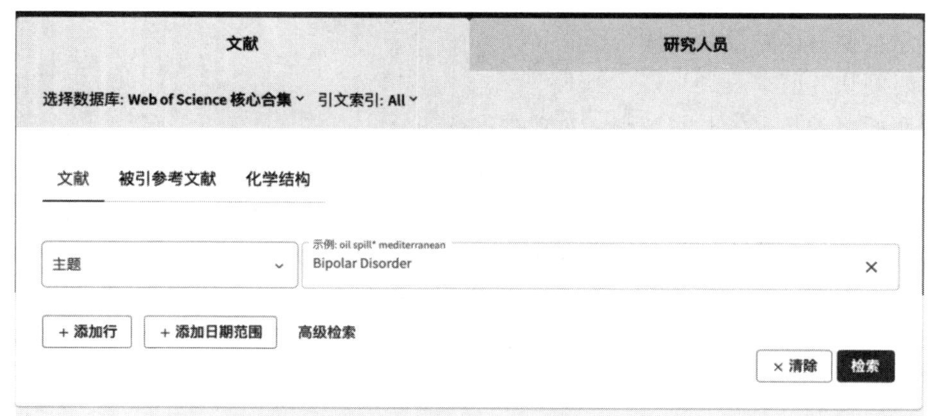

图 10－2－3 Web of Science 数据库检索界面

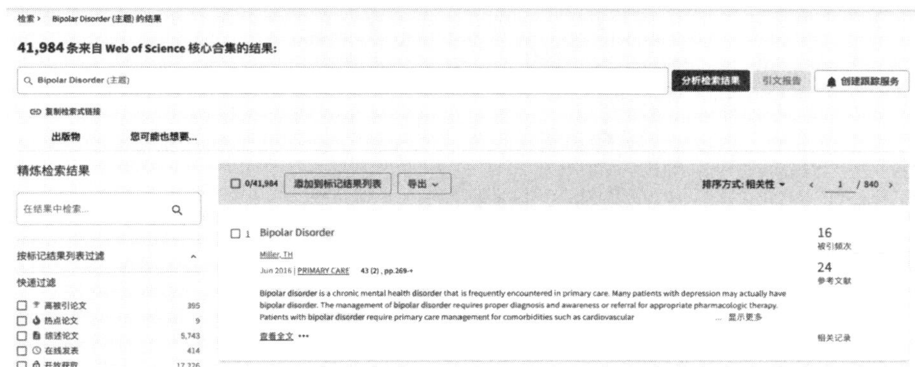

图 10—2—4　Web of Science 检索结果列表界面

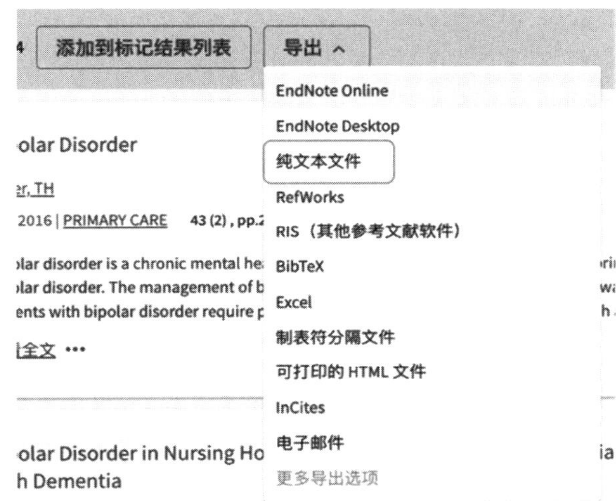

图 10—2—5　导出选项设置 1

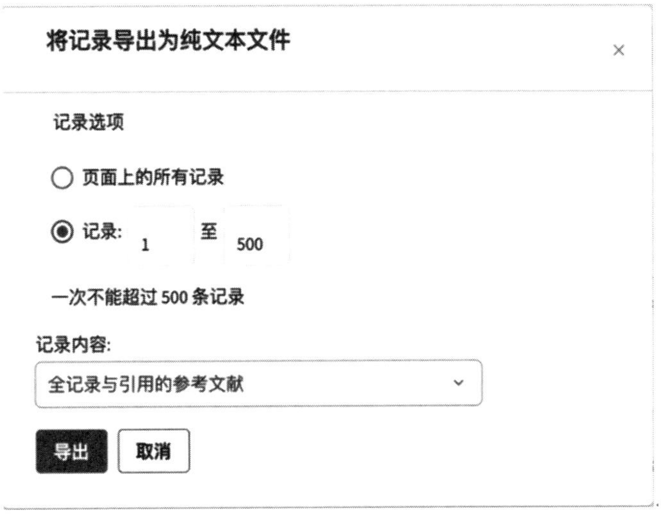

将记录导出为纯文本文件

记录选项

页面上的所有记录

记录: 1 至 500

一次不能超过 500 条记录

记录内容:

全记录与引用的参考文献

导出　取消

图 10—2—6　导出选项设置 2

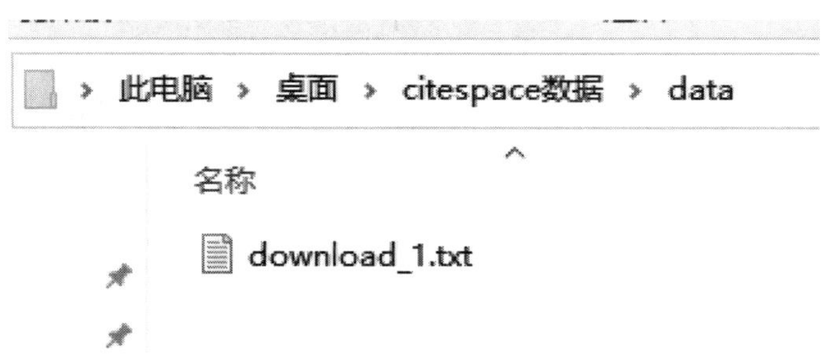

图 10－2－7　文件存储位置与命名设置

（4）数据分析。

①打开 CiteSpace 后，点击“New”新建项目，如图 10－2－8 所示。在 New Project 中，将项目命名为“WOS 分析”。在 Project Home 中加载此前命名为 project 的空文件夹。在 Data Directory 中加载包含有原始数据的 data 文件夹，Data Source 默认为 WoS，如图 10－2－9 所示。点击“Save”保存新建的项目，并返回到 Citespace 的功能参数区中。

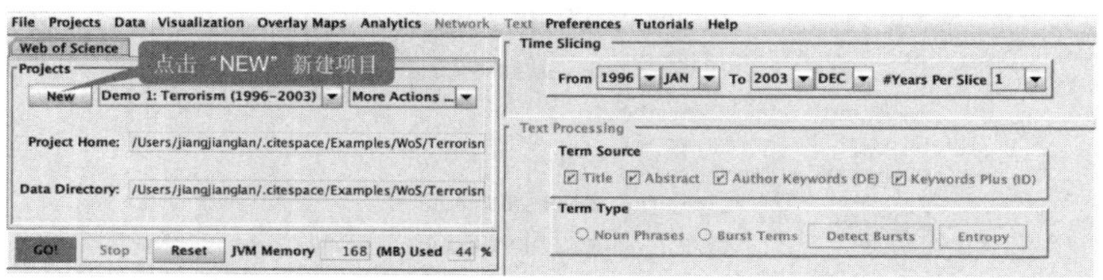

图 10－2－8　新建项目

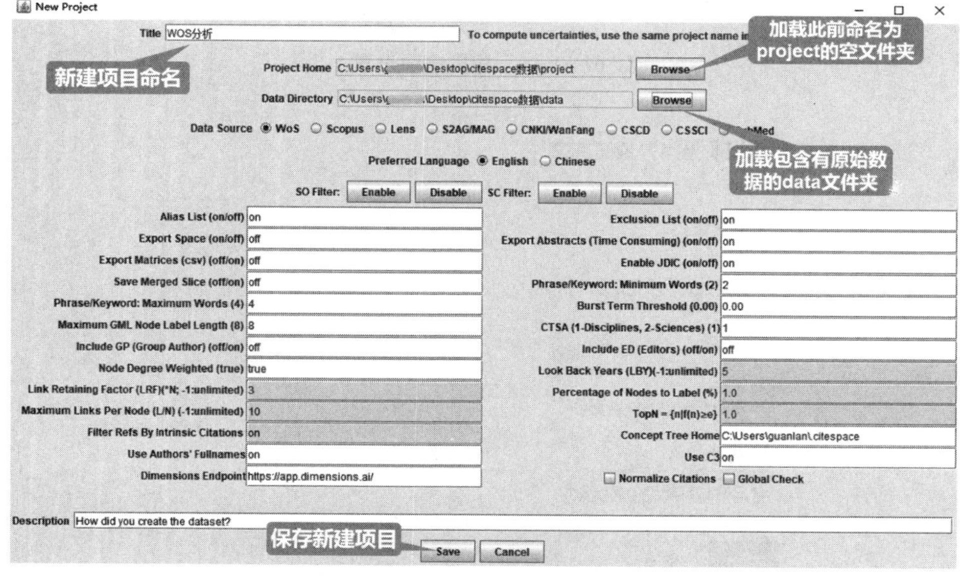

图 10－2－9　文件源选择

②本部分案例以分析关键词知识图谱为例，在 Node Types 中选择 Keyword，时间

切片选择 2012—2022 年，此时，若不清楚所分析的数据时间范围，可以先点击 GO! 来进行初步分析。在分析数据后，软件会提示数据的时间范围。点击确定后，软件将自动按照数据的实际时间来设置分析时间。运行完毕之后，在弹出的提示框中选择“Visualize”。

③可视化结果显示了关键词共现网络，节点字体越大，表明该关键词在文献中出现频次越多，如图 10－2－10 所示。点击快捷功能区的图标“K”对关键词进行聚类，聚类结果如图 10－2－11 所示，总计 12 个聚类，不同的聚类用不同颜色的节点和标签表示。进一步，可以点击菜单栏中的“Clusters”→“Clusters Explorer”，查看每个聚类的大小、关键词等详细信息，如图 10－2－12 所示。结合这些信息，就可以对当前研究领域的现状及热点进行分析，得出有用结论。

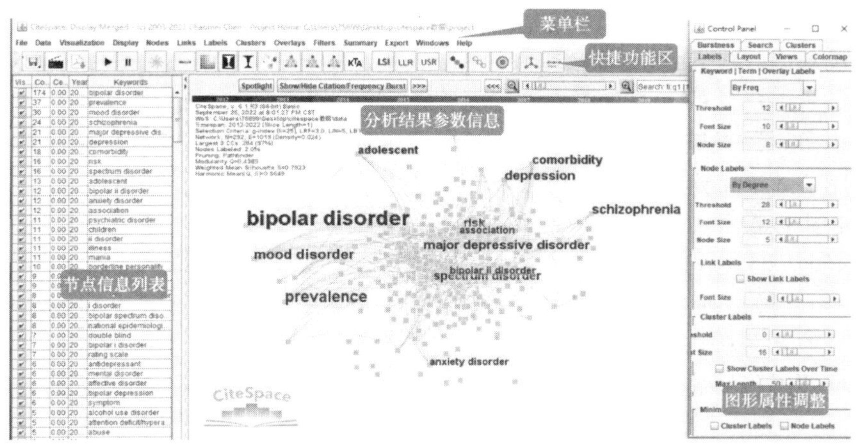

图 10－2－10　可视化结果

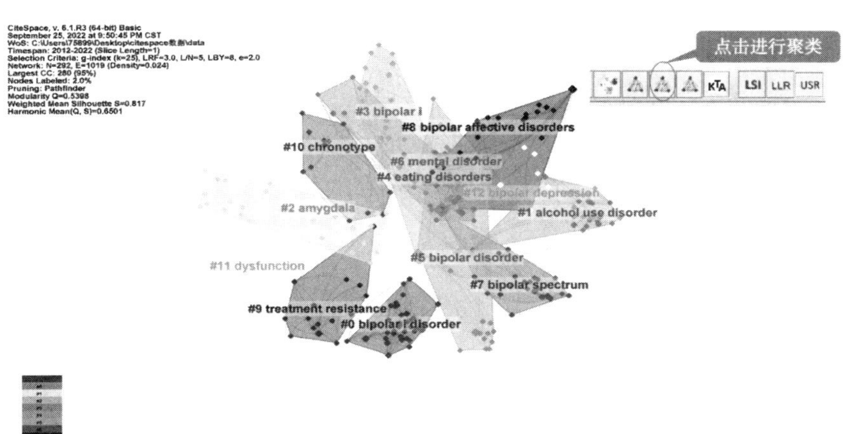

图 10－2－11　关键词聚类结果

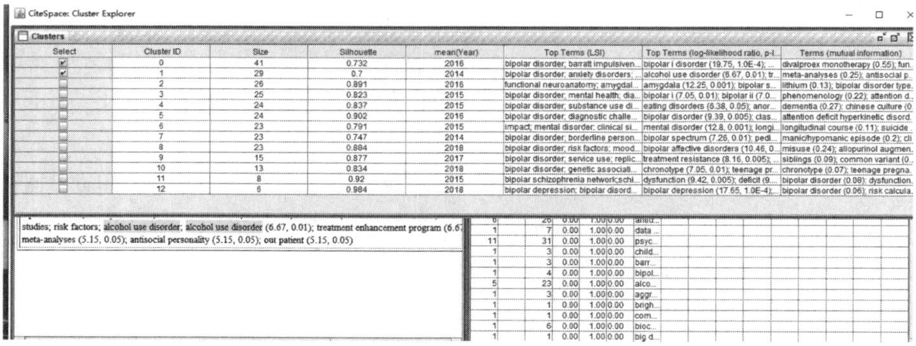

图 10—2—12　聚类类团信息

3. CiteSpace 数据分析的关键步骤

（1）确定研究主题及其相关术语。

运用尽可能广泛的专业术语来确定所关注的知识领域。这是为了所得到的结果能尽可能地涵盖所关注领域的全部内容。该步骤要求用户对自己所关注的领域比较熟悉。在此前提下用户才能确定合理的术语以及需要重点关注的术语问题。

（2）收集数据。

确定好研究主题和要检索的术语后，接下来则要选择数据库来获取所要分析的数据。当前 CiteSpace 所分析的数据类型基础是 Web of Science 格式，也就是说 CiteSpace 直接可以读取和分析从 Web of Science 中下载的数据。而从其他数据库所收集的数据需要通过转换器进行格式的转换才能进行分析，例如 CNKI、CSSCI 等来源的数据需要转换为 Web of Science 的数据格式。

（3）提取研究前沿术语。

出现频次增长率快速增加的专业术语将被确定为研究前沿术语。

（4）时区分割（Time Slicing）。

在 CiteSpace 中需要明确要分析的时间跨度（即开始时间和结束时间），以及这个时间跨度的分段长度（即单个时区的长度）。时区选择错误可能会导致 CiteSpace 无法运行。

（5）阈值的选择。

CiteSpace 允许用户使用三种方法（分别为 Top N 法、Top N%法以及 Threshold Interpolation 法）来设定阈值。新手可按默认设置运行。

（6）网络精简和合并。

在 CiteSpace 中提供两种网络精简算法，分别为 Pathfinder 和 MST。在对数据进行初始分析时，一般不做任何精简。通过初步得到的结果，再决定采用何种精简方法。

（7）可视化显示。

CiteSpace 的标准视图（默认）为网络图，此外还有 Timeline 和 Timezone 视图。

（8）可视化编辑和检测。

得到图谱之后可以借助 CiteSpace 可视化界面提供的网络可视化编辑功能美化图形，也可以利用提供的网络计算功能对网络进一步分析。

（9）分析结果的验证。

使用 CiteSpace 得到分析结果后，突出的关键点的作用可以通过咨询该领域的专家（例如关键点文章的作者），或是查阅文献（比如包含关键点文章引文的段落）来得以验证。

二、其他可视化工具

1．VOSviewer

VOSviewer 是一个用于构建和可视化文献计量网络的软件工具。VOSviewer 采用的是 VOS 图谱技术（VOS mapping technique），VOS 的含义是“相似性的可视化”（visualization of similarities，简称 VOS）。

VOSviewer 可用于构建期刊、研究者、文献的网络关系。这些网络中的项目可以通过合著、共现、引用、书目耦合或共被引来构建。VOSviewer 还提供文本挖掘功能，可用于构建和可视化从科学文献中提取的重要术语间的共现网络。VOSviewer 可以通过 API（即 Microsoft Academic API、Crossref API、Europe PMC API 和其他几个 API）下载数据。与其他文献计量软件相比，VOSviewer 最大的优势就是图形展示能力强，适合大规模数据，且通用性强，适配于各种数据库各种格式的来源数据。

2．UCINET

UCINET（University of California at Irvine NETwork）是一款功能强大的社会网络分析软件。UCINET 集成了包括 Netdraw 在内的多个可视化软件，主要用于社会科学的社会调查数据的分析。它具有大量的指标，可以用来描述整个网络和网络节点的位置。它还提供一些分析技术，如发现凝聚子群（聚类）性和多元统计分析。

UCINET 包含大量的网络分析指标，如中心度、二方关系凝聚力测度、位置分析算法、派系分析、随即二方关系模型以及对网络假设进行检验的程序；还包括常见的多元统计分析工具，如多维量表（MDS）、对应分析、因子分析（factor analysis）、聚类分析（cluster analysis）、针对矩阵数据的多元回归（multiple regression）。此外，UCINET 还提供数据管理的转换工具，可以从图论程序转换为矩阵代数程序。在 UCINET 中，全部数据都用矩阵形式来存储、展示和描述。UCINET 软件可以处理 32767 个点的网络数据。从实际操作来看，当节点数在 500～1000 之间时，程序的运行会很慢。

3．Gephi

Gephi 可用于探索性数据分析、链接分析、社交网络分析、生物网络分析等。

Gephi 和 Ucinet 是目前在图书情报领域使用较多的两款社会网络分析工具，两款工具各有优势，在功能与软件操作中也有诸多相通的地方。Ucinet 更适于处理多重关系复杂问题的中大型数据，其综合性较强、运算功能强大、兼容性较强；Gephi 更适于处理用于观测性分析的动态大数据，其可视化功能强大、动态分析性较强。

4．Pajek

Pajek（斯洛文尼亚语中“蜘蛛”的意思）是一个在 Windows 环境下运行的大型网

络可视化和分析程序，是基于图论、网络分析以及可视化软件等发展而来的，用于处理大型网络分析。它的特点是将信息可视化，允许人们对大量抽象的数据进行分析。事实上，人的创造性不仅取决于人的逻辑思维，而且取决于人的形象思维。海量的数据只有通过可视化变成形象，才能激发人的形象思维，才能从表面上看来是杂乱无章的海量数据中找出隐藏的规律，为科学发现、工程开发和业务决策等提供依据。

设计者设计 Pajek 的主要目的：支持将大型网络分解成几个较小的网络，以便使用更有效的方法进一步处理；向使用者提供一些强大的可视化操作工具；执行分析大型网络有效算法。Pajek 的主要功能包括：在一个网络中搜索类（组成、重要节点的邻居、核等）；获取属于同一类的节点，并分别显示出来，或者反映出节点的连接关系（更具体的局域视角）；在类内收缩节点，并显示类之间的关系（全局视角）。Pajek 有利于从全局的角度分析复杂网络的结构，提供的一整套算法又可以方便地计算复杂网络结构的各个特性，使用户还可以具体地分析复杂网络中各个节点和各条边的特点。因此，Pajek 从具体和抽象两方面综合分析复杂网络，为我们更好地理解复杂网络的机构特性提供了极其有效的工具。

5. Bibexcel

Bibexcel 是由瑞典科学计量学家 Persson 开发的专门文献计量免费软件。其分析功能强大，可从 WOS、Scopus 等众多数据库中读取数据，提取多种知识单元及关系数据，并通过不同方法简化和规范化数据。但是它的可视化功能弱，常常用于知识可视化前期的数据预处理。然后将数据输出到 Pajek、NetDraw 或者 SPSS 进一步可视化分析。

6. HistCite

HistCite 即 history of cite（引文历史），是引文图谱分析软件。利用 HistCite 可以发现某一研究领域的核心文献，研究该学科领域的发展历史，对所分析文献的出版、引用等情况进行对比；并且能够方便地绘出这一领域文献历史关系，生成引文编年图，使得该领域的发展、关系、人物一目了然，帮助研究者更好地理解某个科学领域的结构和历史。SCI 引文分析的 Citation Map 只能显示单篇文章的引证关系，无法展示多篇文献之间的相互关系。HistCite 可有效地弥补 SCI 引文分析的局限性，展示某一领域不同文献之间的关系，定位出该领域的重要文献。

7. SCI2

Science of Science（SCI2）是一款知识图谱分析软件。它集时空、主题、网络分析于一体，以及支持大中小三个尺度的可视化，也是一个开源的软件框架，易于集成和应用数据集、算法和工具。SCI2 可以构建常见的知识单元网络，还能形成作者引证、论文引证、作者论文等直接关系网络，可通过多种算法可视化地实现学术团体检测和骨干鉴定；历时分析可对数据进行时间段分割并进行突变检测；空间分析通过地理编码和地理空间主题图完成；主题分析通过对词语的突变检测和共词分析来执行；网络分析则可进行统计分析和在网络上应用不同算法。SCI2 主要支持英文文献的分析，支持多种数据和数据格式，比如期刊文献、专利、基金和临床试验等数据类型以及.xml、.net、.isi、.csv、.bib、.enw、.nsfdeng 等数据格式，可分析 WOS、Scopus 和 Google Scholar

数据。

8. SATI

SATI是国内应用比较广泛的文献题录信息统计分析可视化软件，基于.NET开发平台使用C♯编程开发，旨在通过对期刊全文数据库题录信息的字段抽取、频次统计和共现矩阵构建，利用一般计量分析、共现分析、聚类分析、多维尺度分析、社会网络分析等数据分析方法，挖掘和呈现出可视化数据结果。通过导入预处理后的数据，利用其内部的数据分析处理方法，可使数据转化为可视化的图像形式。为方便后期进一步使用分析数据，SATI可对导入数据进行预处理，将其转化为XML格式（SATI专用格式）数据文件。SATI主要功能包括数据格式转换、抽取字段信息、词频统计以及矩阵构建、聚类分析，并且可以自动生成Ucinet、NetDraw、SPSS和Gephi等软件使用的源文件。

第三节　信息道德与学术规范

人类社会进入信息时代，以计算机、通信、网络等为核心的信息技术已经在社会各个领域得到广泛的应用，信息传播活动已成为最主要的社会活动之一。人们的信息活动一方面为社会创造了巨大的价值，另一方面也带来了诸如计算机犯罪、危害信息安全、侵犯知识产权、计算机病毒、信息垃圾、信息污染、网络黑客等一系列社会问题。

世界各国在信息立法方面已取得一定进展，我国政府也颁布实施了《中华人民共和国计算机信息网络国际联网暂行规定》等相应的法律法规。在加强法律约束的同时，建立信息活动的伦理道德规范，净化信息环境、规范信息行为也具有非常重要和深远的意义。

信息道德是指在信息的采集、加工、存贮、传播和利用等信息活动各个环节中，用来规范其间产生的各种社会关系的道德意识、道德规范和道德行为的总和。它通过社会舆论、传统习俗等，使人们形成一定的信念、价值观和习惯，从而自觉地通过自己的判断规范自己的信息行为。

信息道德作为信息管理的一种手段，与信息政策、信息法律有密切的关系，它们各自从不同的角度实现对信息及信息行为的规范和管理。信息道德以其巨大的约束力在潜移默化中规范人们的信息行为；而在自觉、自发的道德约束无法涉及的领域，以法制手段调节信息活动中的各种关系的信息政策和信息法律则能够发挥充分的作用。

一、信息道德

1. 网络信息安全

互联网的快速发展，极大地改变了人们的生活方式，越来越多的人从互联网上获取信息，各类日常应用（如购物、办公等）的网络化也使得网络成为人们交互的巨大平台。与此同时，网络安全问题也变得越来越重要，一些突发的网络信息安全事件给国家和社会造成了巨大的影响，也给普通互联网用户造成了不可挽回的经济损失。

网络信息安全主要是指网络系统的硬件、软件及其系统中的数据受到保护，不因偶然的或者恶意的原因而遭到破坏、更改、泄露，系统连续可靠正常地运行，网络服务不中断，涉及计算机科学、网络技术、通信技术、密码技术、信息安全技术、应用数学、数论、信息论等多种学科。

网络信息安全最根本的就是保证信息安全的基本特征发挥作用，主要具有以下特征：

（1）完整性。

完整性指信息在传输、交换、存储和处理过程中保持非修改、非破坏和非丢失的特性，即保持信息原样性，使信息能正确生成、存储、传输，这是最基本的安全特征。

（2）保密性。

保密性指信息按给定要求不会泄露或提供其利用的特性给非授权的个人、实体或过程，即杜绝有用信息泄露给非授权个人或实体，强调有用信息只能被授权对象使用的特征。

（3）可用性。

可用性指网络信息可被授权实体正确访问，并按要求能正常使用或在非正常情况下能恢复使用的特征，即在系统运行时能正确存取所需信息，当系统遭受攻击或破坏时，能迅速恢复并能投入使用。

（4）不可否认性。

不可否认性指通信双方在信息交互过程中，确信参与者本身及参与者所提供的信息的真实同一性，即所有参与者都不可能否认或抵赖本人的真实身份，以及提供信息的原样性和完成的操作与承诺。

（5）可控性。

可控性指对流通在网络系统中的信息传播及具体内容能够实现有效控制的特性，即网络系统中的任何信息要在一定传输范围和存放空间内可控。除了采用常规的传播站点和传播内容监控这种形式外，最典型的如密码的托管政策，当加密算法交由第三方管理时，必须严格按规定可控执行。

信息法律是防范信息犯罪的首要防线，但计算机个人用户也应从多方面注意网络安全，主要包括以下三方面。

一是杀毒软件、防火墙。防火墙是在两个网络通信时执行的一种访问控制，它能最大限度地阻止网络中的黑客来访问内部网络，防止他们更改、拷贝、毁坏网络上的重要信息。在主机资源占用不多的情况下尽量打开杀毒软件和防火墙，特别是上网的时候，如果发现主机运行状况异常，很有可能是中了病毒或木马，此时应根据这些异常特征，到专业的网络安全公司主页下载病毒专杀工具。

二是做好备份。当系统运行不正常或者不能正常启动时，可选择“系统还原”恢复到以前的设置。

三是增强安全意识。网络安全包括物理安全、网络系统安全、信息内容安全、信息基础设施安全、数据安全等，应了解网络安全方面的相关知识，提高安全意识；同时对浏览信息具有一定的鉴别能力，并能对计算机实施一些简单的安全防范措施。

2. 信息资源知识产权

知识产权又称智力财产权、知识所有权，是指人们对脑力劳动创造的智力成果所依法享有的专有权利，主要包括著作权、邻接权、发现权、专利权、发明权和其他专利成果权、商标权。本书以其中几项常见权利为例进行说明。

（1）著作权。

著作权也叫版权，是指自然人、法人或者其他组织对文学、艺术或科学作品依法享有的财产权利和人身权利的总称，分为著作人身权和著作财产权。其中著作人身权包括署名权、发表权、修改权、保持作品完整权，著作财产权包括复制权、发行权、出租权、展览权、表演权、放映权、广播权、信息网络传播权、摄制权、改编权、翻译权和汇编权等。

（2）发现权。

法律意义上的发现是指科学发现，是通过观察、研究、试验或推理，从而以明确的方式得出前人未知的对客观世界固有的事物、规律、特性、现象的认识。科学发现具有给人类认识水平带来根本变化的价值，其内容具有“新颖性”。这种“新颖性”在空间上是“世界范围”，时间上为“前所未有”。

二、学术规范

学术规范是指学术活动过程中，尊重知识产权和学术伦理，严禁抄袭剽窃，充分理解、尊重前人及今人已有的相关学术成果，并通过引证、注释等形式加以明确说明，从而在有序的学术对话、学术积累中加以学术创新。

1. 合理使用

合理使用是指在一定的条件下使用受著作权保护的作品，可以不经著作权人的许可，也不必向其支付报酬。

合理使用最直观的考虑，是不允许使用他人的作品时出现阻碍自由思想的表达和思想交流的情形。它最关注的是个人性的使用和非直接为营利的使用。用户出于个人的研究和学习目的，可以对网络数据库进行以下合理使用：

（1）检索网络数据库。

（2）阅读检索结果。

（3）打印检索结果。

（4）下载检索结果存储在自己个人计算机上。

（5）传送检索结果到自己的电子邮件信箱里或者个人存储空间（不对外共享）。

（6）承担使用单位正常研究生教学任务的授权用户，可以将作为教学参考资料的少量检索结果，下载并组织到供本单位教学使用的课程参考资料包（coursepack）中，置于内部网络中的安全计算机上，供选修特定课程的研究生在该课程进行期间通过内部网络阅读。

超出合理使用范围的行为主要有：

（1）恶意下载行为。

对文摘索引数据库中某一时间段、某一学科领域或某一类型的数据记录进行批量下载，对全文数据库中某种期刊（或会议录）或它们中一期或者多期的全部文章进行下载，利用下载工具对网络数据库进行自动检索和批量下载。

（2）恶意传播。

将存储于个人计算机的用于个人研究或学习的资料以公共方式提供给非授权用户使用；把课程参考资料包中的用于特定课程教学的资料以公共方式提供给非授权用户使用；设置代理服务器为非授权用户提供服务；在使用用户名和口令的情况下，有意将自己的用户名和口令在相关人员中散发或通过公共途径公布。

（3）谋取利益。

直接利用网络数据库对非授权单位提供系统的服务；直接利用网络数据库进行商业服务或支持商业服务；直接利用网络数据库内容汇编生成二次产品，提供公共或商业服务。

2. 剽窃与引用

（1）开放获取。

公有领域（Public Domain）是人类的一部分作品与一部分知识的总汇，包括文章、艺术品、音乐、科学、发明等。对于领域内的知识财产，任何个人或团体都不具所有权益（所有权益通常由版权或专利体现）。这些知识发明属于公有文化遗产，任何人可以不受限制地使用和加工它们（此处不考虑有关安全、出口等方面的法律）。例如谷歌图书搜索、百度图书搜索中均有大量的公有领域的图书。

创作共用（Creative Commons，简称 CC，也称为知识共享）是一种创作的授权方式。其主要宗旨是增加创意作品的流通可及性，作为其他人据以创作及共享的基础，并寻找适当的法律以确保上述理念。如维基百科、分享网站（照片、收藏夹）、协作翻译、开放目录等，把同行评议过的科学论文或学术文献放到互联网上，使用户可以免费获得，而不需考虑版权或注册的限制。

开放获取运动旨在打破学术研究的人为壁垒（不要用于牟利）。开放获取的信息资源类型已经不仅只限于最开始的学术期刊，还包括电子印本（e−Print）、电子图书、学位论文、会议论文、研究报告、专利、标准、多媒体、数据集、工作论文、课程与学习资料等。

（2）剽窃与引用。

对具有著作权的文献，参考、引用时应标明出处。当参考其中的观点或受到启发的文献，可在文章后面列出参考文献或做标注，当引用原文章中的完整的字句一般应该在文章中做标注。

美国现代语言联合会《论文作者手册》对剽窃（或抄袭）的定义是：剽窃是指在你的写作中使用他人的观点或表述而没有恰当地注明出处。……这包括逐字复述、复制他人的写作，或使用不属于你自己的观点而没有给出恰当的引用。

对论文而言，剽窃有两种：一种是剽窃观点，用了他人的观点而不注明，让人误以为是你自己的观点；另一种是剽窃文字，照抄别人的文字表述而没有注明出处和用引号，让人误以为是你自己的表述。

我国《图书期刊保护试行条例实施细则》第十五条明确规定：“引用非诗词类作品不得超过2500字或被引用作品的十分之一。”“凡引用一人或多人的作品，所引用的总量不得超过本人创作作品总量的十分之一。”

3. 参考文献写法

（1）文中标注方法与写法。

顺序编码制度：这种体系是按在正文中引用的文献出现的先后顺序使用阿拉伯数字连续编码，用方括号括注在文中提及的文献著者或理论系统名的右上角，如“进化论[7]认为……”。如果只提及引用内容而未提及著者，则括注在所引用文字群的右上角，如“根据遗传学原理，可以推论出这种变异是受基因控制的，是可以遗传的[8]”。如果所提及的文献作为文字叙述中的直接说明语时，则应与正文平排，并且每个序号都应加上方括号，如“紫色土壤主要分布在我国西南地区（参见文献[11]、[20]、[32]）”。

作者-出版年制：这种参考文献由著者姓名与出版年代构成。标注方法是在被引用的著者姓名之后用圆括号标注参考文献的出版年代。如“徐道一（1983）认为，生物变革时期与太阳系在银河系的运行轨迹可能有一定联系”。文中只提及所引用的资料内容而未提及著者，则在引文叙述文字之后用圆括号标注著者姓（用汉字姓名的著者要用完整的姓氏和名字）和出版年代，两者之间空一格，不用逗号，如“孟德尔发现了一个很重要的现象，即红、白花豌豆杂交后所结的种子第二年长出的植株的红白花色比例为3∶1（方宗熙　1962）”。

（2）参考文献编排。

①专著。

作者. 书名[M]. 版本. 出版地：出版者，出版年：页码。如果是译文，则应在文献名后加上译者姓名。

②论文集。

作者. 文章名[C]//论文集编者. 论文集名. 出版地：出版者，出版年：文章的起讫页码.

③刊物。

作者. 文章名[J]. 刊物名称，出版年，卷（期）：文章的起讫页码.

④报纸。

作者. 文章名[N]. 报纸名称，年-月-日（版面第次）.

若为来自网络的报纸，还应列出网址，如：

傅刚，赵秉，李佳路. 大风沙过后的思考[N/OL]. 北京青年报，2005-04-12[2005-07-12]. http://www.bjyouth.com.cn/Bqb/20000412/GB/4216%5EDD412B1401.htm.

（3）文献类型和标志代码。

参考文献中常常需要列出文献类型和标识代码，主要代码如表10-3-1所示。

表 10-3-1　文献类型主要代码

文献类型	标志代码
普通图书	M
会议录	C
汇编	G
报纸	N
期刊	J
学位论文	D
报告	R
标准	S
专利	P
数据库	DB
计算机程序	CP
电子公告	EB

电子文献载体和标志代码如表 10-3-2 所示。

表 10-3-2　电子文献载体和标志代码

载体类型	标志代码
磁带（magnetictape）	M
磁盘（disk）	C
光盘（CD-ROM）	G
联机网络（online）	N

参考文献

[1] 张玲媛，王禾．医学论文写作指南 [M]．北京：人民卫生出版社，2005.
[2] 孟庆仁．实用医学论文写作 [M]．北京：人民军医出版社，2012.
[3] 殷国荣，杨建一．医学科研方法与论文写作 [M]．北京：科学出版社，2009.
[4] 李达，吴军．医学文献分析管理软件的应用 [M]．北京：人民军医出版社，2009.
[5] 代涛．医学信息检索与利用 [M]．北京：人民卫生出版社，2010.
[6] 罗爱静．医学文献信息检索 [M]．北京：人民卫生出版社，2010.
[7] 张士靖．医学信息素养研究与实践 [M]．武汉：湖北科学技术出版社，2010.
[8] 杨萍．高校学术道德与学术诚信体系建设问题研究 [M]．成都：西南财经大学出版社，2015.
[9] 韩冬，傅兵．文献信息检索与利用 [M]．北京：清华大学出版社，2014.
[10] 陈怡婷，胡伟力，陈地龙，等．医学研究生学术道德规范体系的构建与实践 [J].

学位与研究生教育，2015（7）：35－39.

［11］赵蓉英．信息计量分析工具理论与实践［M］．武汉：武汉大学出版社，2017.

［12］邓君，马晓君，毕强．社会网络分析工具 Ucinet 和 Gephi 的比较研究［J］．情报理论与实践，2014，37（8）：133－138.

［13］刘启元，叶鹰．文献题录信息挖掘技术方法及其软件 SATI 的实现——以中外图书情报学为例［J］．信息资源管理学报，2012（1）：50－58.

［14］林丹红．中医药文献信息检索与利用［M］．北京：中国中医药出版社，2016.

［15］杨静，程昌秀．文献“大数据”分析软件 Citespace 和 SCI2 的对比分析研究［J］．计算机科学与应用，2017，7（6）：580－589.

附　录

附录1　《中国图书馆分类法》（第五版）R类简表

R 医药、卫生
R—0 一般理论
R—01 方针、政策及其阐述
R—02 医学哲学
R—05 医学与其他学科的关系
R—09 医学史
R—1 现状与发展
R—3 医学研究方法
　R—33 实验医学、医学实验
R1 预防医学、卫生学
　R11 卫生基础科学
　R12 环境医学、环境卫生
　R13 职业卫生
　R14 放射卫生
　R149 战备卫生
　R15 营养卫生、饮食卫生
　R16 个人卫生
　R169 生殖健康与卫生
　R17 妇幼卫生
　R179 儿童、少年卫生
　R18 流行病学与防疫
　R19 卫生事业管理（保健组织与事业）
R2 中国医学
　R21 中医预防、卫生学
　R22 中医基础理论
　R24 中医临床学

R25 中医内科学
R26 中医外科学
R271 中医妇产科学
R272 中医儿科学
R273 中医肿瘤科学
R274 中医骨伤科学
R275 中医皮肤科学与性病学
R276 中医五官科学
R277 中医其他学科
R278 中医急症学
R28 中药学
R289 方剂学
R29 中国少数民族医学
R3 基础医学
R31 医用一般科学
R32 人体形态学
R33 人体生理学
[R34] 人体生物化学
[R35] 人体生物物理学
R36 病理学
R37 医学微生物学（病原细菌学、病原微生物学）
R38 医学寄生虫学
R392 医学免疫学
R393 医学分子生物学
R394 医学遗传学
R395 医学心理学、病理心理学
R4 临床医学
R41 临床诊疗问题
R44 诊断学
R45 治疗学
R47 护理学
R48 临终关怀学
R49 康复医学
R499 临床医学的其他分支学科
R5 内科学
R51 传染病
R52 结核病
R53 寄生虫病

R535 人畜共患病
R54 心脏、血管（循环系）疾病
R55 血液及淋巴系疾病
R56 呼吸及胸部疾病
R57 消化系及腹部疾病
R58 内分泌腺疾病及代谢病
R59 全身性疾病
R599 地方病学
R6 外科学
R602 外科病理学、解剖学
R604 外科诊断学
R605 外科治疗学
R608 外科诊疗器械与用具
R61 外科手术学
R62 整形外科学（修复外科学）
R63 外科感染
R64 创伤外科学
R65 外科学各论
R68 骨科学（运动系疾病、矫形外科学）
R69 泌尿科学（泌尿生殖系疾病）
R71 妇产科学
R711 妇科学
R713 妇科手术
R714 产科学
R715 临床优生学
R717 助产学
R719 产科手术
R72 儿科学
R720.5 儿科治疗学
R722 新生儿、早产儿疾病
R723 婴儿的营养障碍
R725 小儿内科学
R726 小儿外科学
R729 小儿其他疾病
R73 肿瘤学
R730 一般性问题
R732 心血管肿瘤
R733 造血器及淋巴系肿瘤

R734 呼吸系肿瘤
R735 消化系肿瘤
R736 内分泌腺肿瘤
R737 泌尿生殖器肿瘤
R738 运动系肿瘤
R739.4 神经系肿瘤
R739.5 皮肤肿瘤
R739.6 耳鼻咽喉肿瘤
R739.7 眼肿瘤
R739.8 口腔、颌面部肿瘤
R739.9 其他部位肿瘤
R74 神经病学与精神病学
R741 神经病学
R749 精神病学
R75 皮肤病学与性病学
R751 皮肤病学
R759 性病学
R76 耳鼻咽喉科学
R762 耳鼻咽喉外科学
R763 耳鼻咽喉科真菌病
R764 耳科学、耳疾病
R765 鼻科学、鼻疾病
R766 咽科学、咽疾病
R767 喉科学、喉疾病
R768 气管与食管镜学
R77 眼科学
R770.4 眼科诊断学
R771 眼的一般性疾病
R772 眼纤维膜疾病
R773 眼色素层（葡萄膜）疾病
R774 视网膜与视神经疾病
R775 眼压与青光眼
R776 晶状体与玻璃体疾病
R777 眼附属器官疾病
R778 眼屈光学
R779.1 眼损伤与异物
R779.6 眼外科手术
R779.7 小儿眼科学

R779.9 热带眼科学
R78 口腔科学
R780.1 口腔疾病的预防与口腔卫生
R780.2 口腔病理学
R781 口腔内科学
R782 口腔颌面部外科学
R783 口腔矫形学、牙科美学
R787 老年口腔疾病
R788 儿童口腔疾病
R79 外国民族医学
R8 特种医学
R81 放射医学
R82 军事医学
R83 航海医学
R84 潜水医学
R85 航空航天医学
R87 运动医学
[89] 法医学
R9 药学
R91 药物基础科学
R917 药物分析
R918 药物设计
R92 药典、药方集（处方集）、药物鉴定
R93 生药学（天然药物学）
R94 药剂学
R95 药事管理
R96 药理学
R97 药品
R99 毒物学（毒理学）

附录 2　MeSH 范畴表主要类目（2023）

（https://meshb.nlm.nih.gov/treeView）

A. Anatomy（解剖学类）
A01 Body Regions 身体部位
A02 Musculoskeletal System 肌肉骨骼系统

A03 Digestive System 消化系统
A04 Respiratory System 呼吸系统
A05 Urogenital System 泌尿生殖系统
A06 Endocrine System 内分泌系统
A07 Cardiovascular System 心血管系统
A08 Nervous System 神经系统
A09 Sense Organs 感觉器官
A10 Tissues 组织
A11 Cells 细胞
A12 Fluids and Secretions 体液和分泌物
A13 Animal Structures 动物结构
A14 Stomatognathic System 口颌系统
A15 Hemic and Immune Systems 血液和免疫系统
A16 Embryonic Structures 胚胎结构
A17 Integumentary System 皮肤系统
A18 Plant Structure 植物结构
A19 Fungal Structure 真菌结构
A20 Bacterial Structure 细菌结构
A21 Viral Structure 病毒结构

B. Organisms（有机物类）
B01 Eukaryota 真核生物
B02Archaea 古细菌
B03Bacteria 细菌
B04Viruses 病毒
B05Organism Forms 有机物形态

C. Organisam（疾病类）
C01 Bacterial Infections and Mycoses 细菌感染和真菌病
C02 Virus Diseases 病毒性疾病
C03 Parasitic Diseases 寄生虫病
C04 Neoplasms 肿瘤
C05 Musculoskeletal Diseases 肌骨骼系统疾病
C06 Digestive System Diseases 消化系统疾病
C07 Stomatognathic Diseases 口颌疾病
C08 Respiratory Tract Diseases 呼吸道疾病
C09 Otorhinolaryngologic Diseases 耳鼻咽喉疾病
C10 Nervous System Diseases 神经系统疾病

C11 Eye Diseases 眼疾病
C12 Urogenital Diseases 生殖泌尿疾病
C13 Female Urogenital Diseases and Pregnancy Complications 女性生殖泌尿疾病与妊娠并发症
C14 Cardiovascular Diseases 心血管疾病
C15 Hemic and Lymphatic Diseases 血液和淋巴系统疾病
C16 Congenital，Hereditary，and Neonatal Diseases and Abnormalities 先天性遗传性新生儿疾病和畸形
C17 Skin and Connective Tissue Diseases 皮肤和结缔组织疾病
C18 Nutritional and Metabolic Diseases 营养和代谢性疾病
C19 Endocrine System Diseases 内分泌系统疾病
C20 Immune System Diseases 免疫系统疾病
C21 Disorders of Environmental Origin 环境因素诱发疾病
C22 Animal Diseases 动物疾病
C23 Pathological Conditions，Signs and Symptoms 病理状态，体征和症状
C24Occupational Diseases 职业病
C25Chemically－Induced Disorders 化学诱导疾病
C26Wounds and Injuries 创伤和损伤

D. Chemicals and Drugs（化学品与药物类）
D01 Inorganic Chemicals 无机化学品
D02 Organic Chemicals 有机化学品
D03 Heterocyclic Compounds 杂环化合物
D04 Polycyclic Compounds 多环化合物
D05 Macromolecular Substances 大分子物质
D06 Hormones，Hormone Substitutes，and Hormone Antagonists 激素代用品和激素拮抗剂
D08 Enzymes and Coenzymes 酶类和辅酶类
D09 Carbohydrates 碳水化合物
D10 Lipids 脂类
D12 Amino Acids，Peptides，and Proteins 氨基酸类，肽类和蛋白质类
D13 Nucleic Acids，Nucleotides，and Nucleosides 核酸类，核苷酸类和核苷类
D20 Complex Mixtures 复合混合物
D23 Biological Factors 生物因子
D25 Biomedical and Dental Materials 生物医学和牙科材料
D26 Pharmaceutical Preparations 药用制剂
D27 Chemical Actions and Uses 化学作用和用途

E. Analytical，Diagnostic and Therapeutic Techniques and Equipment（分析、诊断与治疗技术与仪器类）

E01 Diagnosis 诊断

E02 Therapeutics 治疗学

E03 Anesthesia and Analgesia 麻醉和镇痛

E04 Surgical Procedures，Operative 外科手术

E05 Investigative Techniques 研究技术

E06 Dentistry 牙科学

E07 Equipment and Supplies 设备和供应

F. Psychiatry and Psychology（精神病学与心理学类）

F01 Behavior and Behavior Mechanisms 行为和行为机制

F02 Psychological Phenomena 心理现象

F03 Mental Disorders 精神障碍

F04 Behavioral Disciplines and Activities 行为训练和活动

G. Phenomena and Processes（现象与过程类）

G01 Physical Phenomena 物理现象

G02 Chemical Phenomena 化学现象

G03Metabolism 新陈代谢

G04 Cell Physiological Phenomena 细胞生理现象

G05 Genetic Phenomena 遗传现象

G06 Microbiological Phenomena 微生物学现象

G07 Physiological Phenomena 生理现象

G08 Reproductive and Urinary Physiological Phenomena 生殖与泌尿系统生理现象

G09 Circulatory and Respiratory Physiological Phenomena 循环系统和呼吸系统生理现象

G10 Digestive System and Oral Physiological Phenomena 消化系统与口腔生理现象

G11 Musculoskeletal and Neural Physiological Phenomena 骨骼肌与神经生理现象

G12 Immune System Phenomena 免疫系统现象

G13 Integumentary System Physiological Phenomena 皮肤系统生理现象

G14 Ocular Physiological Phenomena 眼生理现象

G15 Plant Physiological Phenomena 植物生理现象

G16 Biological Phenomena 生物学现象

G17 Mathematical Concepts 数学概念

H. Disciplines and Occupations（领域与职业类）

H01 Natural Science Disciplines 自然科学学科

H02 Health Occupations 卫生职业

I. Anthropology，Education，Sociology and Social Phenomena（人类学，教育，社会学与社会现象类）

I01 Social Sciences 社会科学

I02 Education 教育

I03 Human Activities 人类活动

J. Technology，Industry，Agriculture（技术、工业、农业类）

J01 Technology，Industry，and Agriculture 工艺学，工业和农业

J02 Food and Beverages 食品和饮料

J03 Non-Medical Public and Private Facilities 非医疗公共和私人设施

K. Humanities（人文科学类）

K01 Humanities 人文科学

L. Information Science（信息科学类）

L01 Information Science 信息科学

M. Named Groups（命名组类）

M01 Persons 人

N. Health Care（卫生保健类）

N01 Population Characteristics 人口特征

N02 Health Care Facilities，Manpower，and Services 卫生保健设施，人力和服务

N03 Health Care Economics and Organizations 卫生保健经济学和组织

N04 Health Services Administration 卫生服务管理

N05 Health Care Quality，Access，and Evaluation 卫生保健质量，实施和评估

N06 Environment and Public Health 环境和公共卫生

V. Publication Characteristics（出版物特征类）

V01 Publication Components 出版物组分［出版类型］

V02 Publication Formats 出版物类型［出版类型］

V03 Study Characteristics 研究类型［出版类型］

V04 Support of Research 研究资助来源

Z. Geographicals（地理分布类）

Z01 Geographic Locations 地理位置

附录 3 MeSH 副主题词等级表（2023）

（https://www.nlm.nih.gov/mesh/subhierarchy.html）

analysis 分析

blood 血液

cerebrospinal fluid 脑脊髓液

isolation&purification 分离和提纯

urine 尿

anatomy&histology 解剖学和组织学

blood supply 血液供给

cytology 细胞学

ultrastructure 超微结构

embryology 胚胎学

abnormalities 畸形

innervation 神经支配

pathology 病理学

chemistry 化学

agonists 激动剂

analogs&derivatives 类似物和衍生物

antagonists&inhibitors 拮抗剂和抑制剂

chemical synthesis 化学合成

diagnosis 诊断 diagnostic imaging 诊断成像

pathology 病理学

radiography 放射照相术摄影术

radionuclide imaging 放射性核素显像

ultrasonography 超声检查

etiology 病因学

chemically induced 化学诱导

complications 并发症

secondary 继发性
congenital 先天性
embryology 胚胎学
genetics 遗传学
immunology 免疫学
microbiology 微生物学
virology 病毒学
parasitology 寄生虫学
transmission 传播

organization&administration 组织和管理
economics 经济学
legislation&jurisprudence 立法和法学
standards 标准
supply&distribution 供应和分配
trends 发展趋势

pharmacology 药理学
administration&dosage 投药与剂量
adverse effects 副作用
poisoning 中毒
toxicity 毒性
agonists 激动剂
antagonists&inhibitors 拮抗剂和抑制剂
禁忌证
pharmacokinetics 药代动力学

physiology 生理学
genetics 遗传学
growth&development 生长和发育
immunology 免疫学
metabolism 代谢
biosynthesis 生物合成
blood 血液
cerebrospinal fluid 脑脊髓液
deficiency 缺乏
enzymology 酶学
pharmacokinetics 药代动力学

urine 尿
physiopathology 病理生理学
分泌

statistics&numerical data 统计学和数值数据
epidemiology 流行病学
ethnology 人种学
mortality 死亡率
supply&distribution 供应和分配

therapeutic use 治疗应用
administration&dosage 投药和剂量
adverse effects 副作用　禁忌证
poisoning 中毒

therapy 治疗
diet therapy 膳食疗法
drug therapy 药物疗法
nursing 护理
prevention&control 预防和控制
radiotherapy 放射疗法
rehabilitation 康复
surgery 外科学
transplantation 移植

未进入树状表的 12 个副主题词
classification 分类
drug effects 药物作用
education 教育
ethics 伦理学
history 历史
injuries 损伤
instrumentation 仪器和设备
methods 方法
pathogenicity 致病力
psychology 心理学
radiation effects 辐射效应
veterinary 兽医学